요약정리 및 핵심문제

혈액학 및 수혈 검사학

김동혁 • 김정현 • 박미숙 • 박미영 • 박인원 • 서충원
송창섭 • 이미란 • 이민정 • 조장은 공저

정문각 JMK

PART 01 혈액학 이론 5

PART 02 혈액학 실험 119

CONTENTS

HEMATOLOGY
AND BLOOD
TRANSFUSION
TESTING

Part 01 혈액학 이론

Chapter

01 총론

1 혈액의 용량

1) 정상 성인의 총 혈액량 : 체중의 7~8%(1/12~1/13, 4~6ℓ)

2) 혈액의 pH : 7.4

3) 정상골수에서 1일 생산량 : 약 20㎖

4) 비중 : 혈액 1.060(1.052~1.063), 혈장 1.026(1.024~1.029)

5) 정상인의 혈구비율 (백혈구 : 혈소판 : 적혈구 = 1 : 30 : 500)

2 혈액의 구성 (액체성분 + 세포성분)

1) 액체 성분(Fluid element : Serum + Plasma)

① 혈액의 약 55% (90%정도가 물)

② 혈장(Plasma)와 혈청(Serum)의 가장 큰 차이점 : 섬유소원(Fibrinogen)의 유무

- ▶ 혈장 : 응고 방지된 상태로 **섬유소원이 있음** → 항응고제 존재
- ▶ 혈청 : 응고 후 혈병으로 부터 압출된 액성분으로 **섬유소원이 없음** → 항응고제 없음

2) 세포성분(Cellular element : WBC + RBC + Platelet)

① 혈액의 약 45%

② 구성성분 : RBC, WBC,

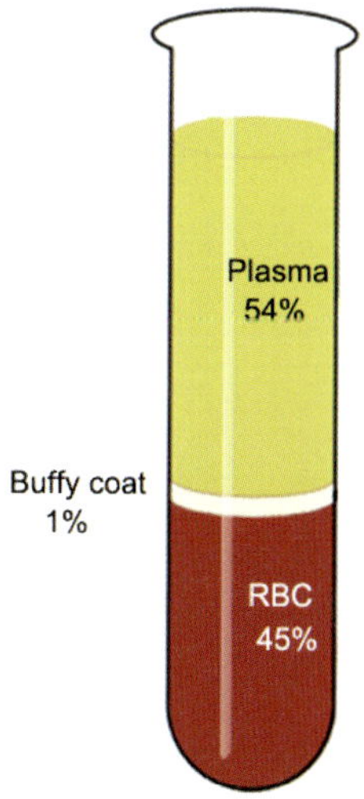

〈그림 1-1-1〉 혈액 성분의 구성

I COMPOSITION OF BLOOD I

	Water 92%	
Plasma 54%	Protenis 7%	Albumin 58%
		Globulin 38%
		Fibrinogen 4%
	other solutes 1%	Ions
		Nutrients
		Waste products
		Gases
		Regulatory substances
Buffy coat 1%	Platelet	
	WBC	Neutrophil 50–70%
		Lymphocyte 20–35%
		Monocyte 3–8%
		Eosinophil 2–4%
		Basophil 0.5–1%
RBC 45%		

3 항응고제 첨가에 따른 혈액 성분의 구성

1) Plasma : 성인 남자 – 약 52%, 성인 여자 – 약 57%

2) Buffy coat층 : 약 1%, 구성 성분 – WBC, Platelet

3) RBC층 : 성인 남자 – 약 47%, 성인 여자 – 약 42%

4 혈액의 기능

1) 적혈구 기능 : 가스 대사

2) 백혈구 기능 : 방어 작용(면역 작용)

3) 혈소판 기능 : 혈액 응고(지혈 작용)

4) 혈장 기능 : 영양분 운반, 호르몬 운반, 노폐물 운반

5) 기타 : 전해질 및 수분 조절(알부민), 적정 체온 유지(수분)

5 조혈

1) 태생 10일 : 난황낭에서 조혈 시작

2) 태생 2개월 : 간에서 시작하여 점차 지라에서도 조혈

3) 태생 4개월 : 간, 골수, 림프절

① 간에서의 조혈이 왕성하다가 5개월을 기점으로 점차 감소

② 골수 및 림프절에서 조혈시작

4) 태생 6개월 : 간, 골수, 림프절

① 간과 골수에서 각각 50%조혈

② 태생기 혈구 생성 순서 : 적모구 → 거핵구 → 과립구 → 림프구 → 단구

5) 출생 후

① 대부분 골수에서 조혈이 이루어짐

② 출생 후 간에서는 조혈기능이 없어짐

6) 골수

① 어린이는 전신의 대부분의 골수가 적골수로 혈액생성에 참여 → 5~7세가 되면 장골에서 지방이 나타나면서 퇴화

② 이후 적골수는 넓적한 뼈(편평골)에서만 조혈

③ 골수의 종류

- ▶ 황골수(Yellow marrow) : 팔, 다리 등 사지 - 조혈기능 없음
- ▶ 적골수(red marrow) : 사지를 제외한 뼈 – 조혈기능
- ▶ 잠능성형 : 조혈기능 저하 시 황골수가 적골수로 변하여 조혈작용

7) 수외조혈

① 성인에서 나타나며, 골수조혈 기능의 장애로 태생기 조혈기관에서 조혈기능을 하는것

② 골수화생 : 수외조혈이 일어나도록 조직의 변화가 일어나는 경우

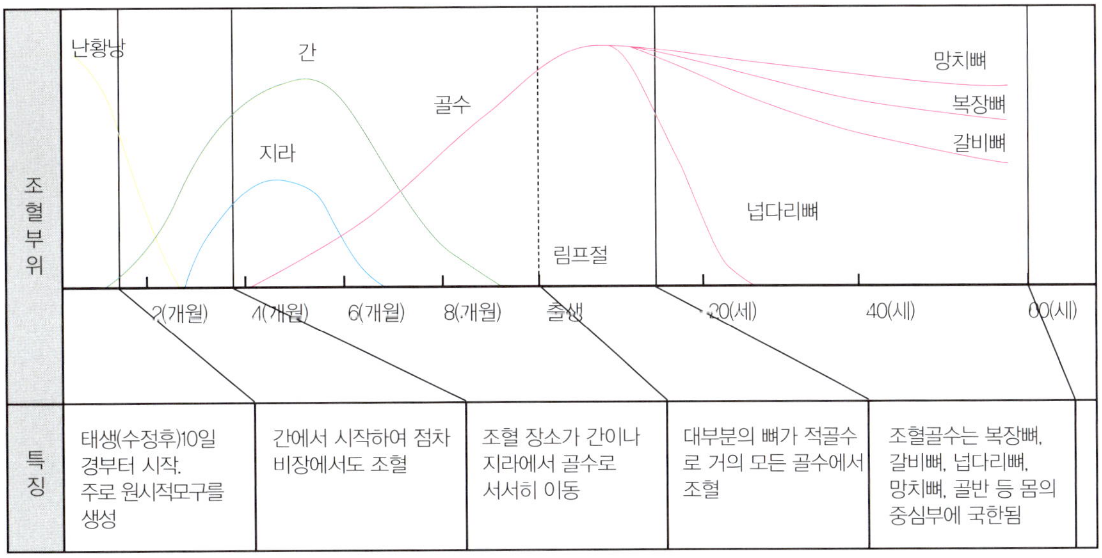

〈그림 1-1-2〉 조혈

6 혈구의 분화

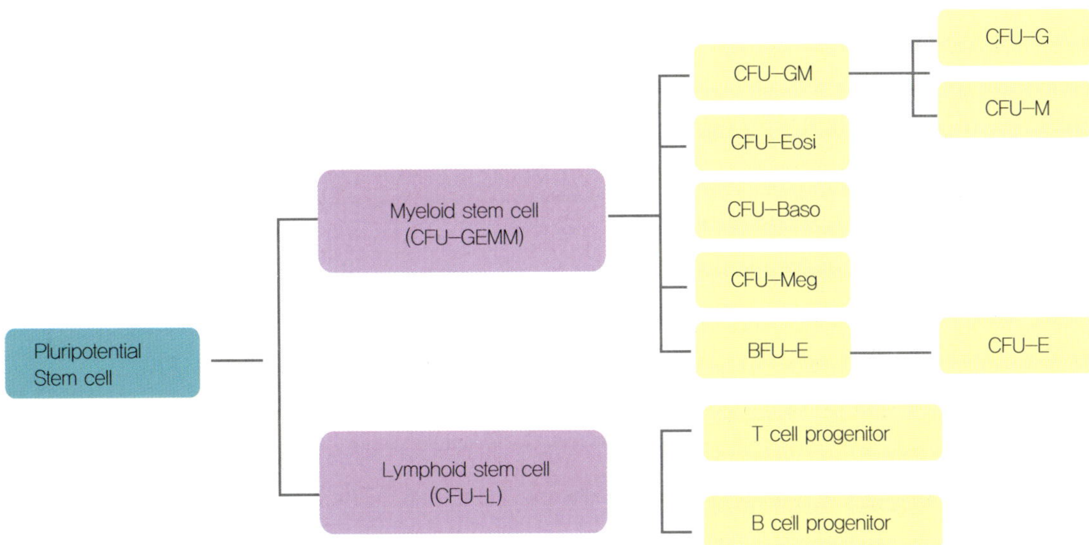

7 정상세포의 성숙

1) 세포질의 성숙(Cytoplasm Maturation)

① 미성숙 세포질은 일반적으로 RNA가 다량 함유 : 청색으로 염색

② 세포가 성숙함에 따라 세포질내의 RNA 소실 : 청색이 약해짐

③ 세포질의 과립 : 비특이적 과립 → 성숙함에 따라 특이적 과립

2) 핵의 성숙(Nuclear Maturation)

① 미성숙 세포의 핵 : 원형이거나 난원형

- ▶ N/C Ratio가 높다 : 백혈구계 세포
- ▶ 핵이 소실된다 : 적혈구계 세포

② 크기 : 성숙도에 따라 상대적으로 크기가 감소되고 여러 가지 형태, N/C Ratio 감소

③ 염색질 : 섬세하고 정밀한 형태 → 거칠고 덩어리진 형태 (염색성 : 적자색 → 청자색)

④ 핵소체는 세포가 성숙함에 따라 점차적으로 소실

3) 세포의 크기 (Cell size)

① 성숙됨에 따라 일반적으로 크기, 핵의 성분, 세포 소기관은 작아짐

② 유사분열시 세포가 약간은 커진다.

4) 세포의 식별 (Identification of cell)

① 세포의 크기 : Small(micro), Medium, Large(Macro)

② 핵의 특징 : Shape, 상대적 크기, 염색질 양상, 핵소체 존재여부

③ 세포질의 특성 : 과립성 or 무과립성, 염색성, 핵과의 비율

8 혈액 세포의 일반적인 구조

1) 세포막 (Cell membrane)

① 특징 : 반투과 막으로 탄력성과 복귀성이 있다.

② 기능 : 선택적 투과, 음세포 작용, 물질 교환

③ 구성 : 막 지질, 막 단백질, 막 탄수화물

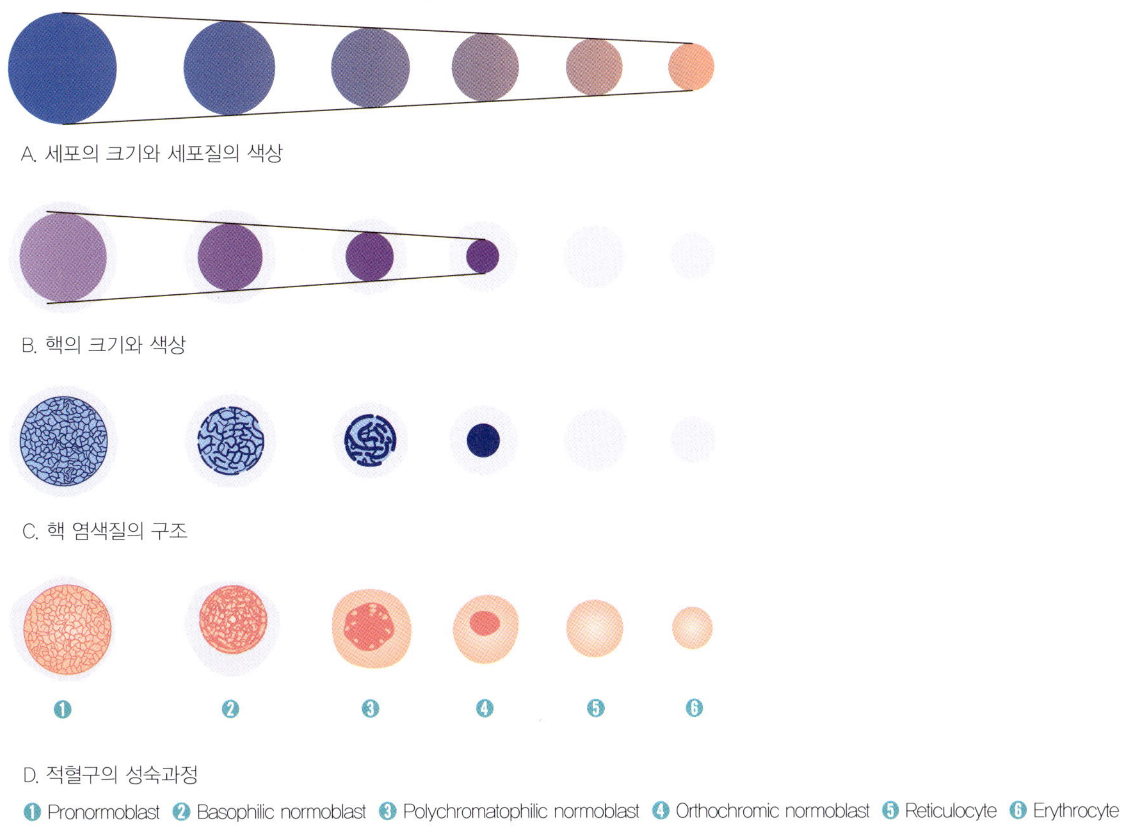

〈그림 1-1-3〉 혈구세포의 성숙과정

2) 핵 (Nucleus)

① 특징 : 풍부한 DNA, 핵산 포함(염기성 → 푸른색으로 염색)

② 기능 : 세포분열, 핵소체 - 리보솜 합성

③ 구성 : 염색질, 핵막, 핵공, 핵소체

3) 세포질 (Cytoplasm)

① 소포체 (Endoplasmic Reticulum) 단백질 합성과 물질의 수송

② 사립체 (Mitochondria) ATP 합성(에너지 생산 반응과 전달)

③ 리보좀 (Ribosome) 세포내 단백질 합성, RNA 포함(세포질 염색성과 관련)

④ 용해소체(Lysosome) 세포가 탐식한 물질의 소화와 세포융해에 관여

⑤ 골지체(Golgi apparatus) 분비기능에 관여 (고분자 물질의 변형 및 분류)

⑥ 중심소체(Centrioles) 염색체 분열 후 분극 조절(유사분열때 뚜렷하게 나타남)

⑦ 미세소체(Microbody) H_2O_2의 대사에 관여 (oxidase, catalase 함유)

⑧ 미세관(Microtubule) 세포 골격 유지, 세포의 이동, 세포 내 물질 이동

혈액학 및 수혈 검사학
HEMATOLOGY AND BLOOD TRANSFUSION TESTING

CHAPTER 01

총론 핵심 문제

01 정상 성인의 주된 조혈기관은?

① 골수 ② 비장
③ 간장 ④ 림프절
⑤ 세망 내피계

02 과립구의 성숙과정 중 나타나는 성질이 아닌 것은?

① 세포질이 커진다.
② 핵이 작아진다.
③ 과립이 나타난다.
④ 핵소체가 없어진다.
⑤ 염색질은 거칠어진다.

03 혈장과 혈청의 가장 큰 차이점은?

① 혈액 응고인자의 유무
② 수분의 함량
③ 섬유소원의 유무
④ 단백질의 유무
⑤ 혈소판의 유무

04 핵소체가 많은 세포의 상태는?

① 미성숙 상태이다.
② 핵이 작아진다.
③ 과립이 나타난다.
④ N/C Ratio가 감소한다.
⑤ 염색질이 거칠어 진다.

05 정상인 혈구의 백혈구 : 혈소판 : 적혈구의 비율로 맞는 것은?

① 1 : 50 : 300 ② 1 : 50 : 30
③ 1 : 500 : 30 ④ 1 : 300 : 50
⑤ 1 : 30 : 500

06 정상 혈액의 특징으로 바른 것은?

① 체중의 7~8%를 차지한다.
② 혈액의 비중은 약 1.024~1.029이다.
③ 정상골수에서 1일 생산량은 약 40㎖ 이다.
④ 백혈구 1개에 혈소판 500개의 비율이다.
⑤ pH는 약 6.8 정도 이다.

07 태생 2개월째 WBC의 주된 조혈장기는?

① 골수 ② 간
③ 난황난 ④ 림프절
⑤ 췌장

08 영양분, 노폐물 및 호르몬을 운반하는 역할을 하는 혈액의 구성 성분은?

① 적혈구 ② 과립구
③ 혈소판 ④ 혈장
⑤ 비과립구

정답

01	02	03	04	05	06	07	08
①	①	③	①	⑤	①	②	④

09 태생 4개월의 조혈이 일어나는 장소는?

① 간, 비장, 골수 ② 간, 골수, 림프절
③ 간, 비장 ④ 간 ⑤ 난황난

10 다음 중 수외조혈이 가장 활발하게 일어나는 장소는?

① 골수 ② 간
③ 폐 ④ 난황낭
⑤ 췌장

11 태생기 혈구의 생성 순서로 바른 것은?

① 적모구 거핵구 과립구 림프구 단구
② 적모구 거핵구 림프구 과립구 단구
③ 적모구 과립구 거핵구 림프구 단구
④ 적모구 과립구 거핵구 단구 림프구
⑤ 적모구 단구 과립구 거핵구 림프구

12 골수화생의 설명으로 옳은 것은?

① 조혈기능 저하 시 황골수가 적골수로 변하여 조혈작용을 하는 것
② 성인에서 태아기 때와 같은 조혈작용을 하는 것
③ 조혈장소가 간에서 지라로 이동하는 것
④ 수외조절이 일어나도록 조직의 변화가일어나는 것
⑤ 모든 골수에서 조혈작용이 일어나는 것

참고

잠능성형 조혈기능 저하 시 황골수가 적골수로 변하여 조혈작용을 하는 것

수외조혈 성인에서, 태아기 때와 같이 조혈작용을 하는 것

골수화생 수외조절이 일어나도록 조직의 변화가 일어나는 경우

13 Buffy coat층에 포함된 혈구는?

① 적혈구 ② 백혈구
③ 혈소판 ④ 백혈구, 혈소판
⑤ 적혈구, 백혈구

14 태생기에 조혈이 일어나는 순서로 맞는 것은?

① 난황낭 – 비장 – 골수 – 간
② 난황낭 – 비장 – 간 – 골수
③ 난황낭 – 간 – 비장 – 골수
④ 난황낭 – 골수 – 비장 – 간
⑤ 비장 – 난황낭 – 골수 – 간

15 CFU–GEMM으로부터 분화된 혈구가 아닌 것은?

① 과립구 ② 적혈구
③ 혈소판 ④ 단구
⑤ 림프구

16 적혈구계 분화세포 중 CFU–E 바로 전단계의 전구세포는?

① CFU–GEMM ② BFU–E
③ CFU–G ④ CFU–GM
⑤ CFU–M

17 폐와 조직 사이에서 산소와 이산화탄소를 운반하는 중요한 역할을 하는 혈구는?

① 적혈구 ② 림프구
③ 혈소판 ④ 단구
⑤ 호중구

정답

09	10	11	12	13	14	15	16	17
①	②	①	④	④	③	⑤	②	①

18 혈액세포에서 단백질 합성과 이물질 등의 운송에 관여하는 세포내 소기관은?

① 소포체(Endoplasmic Reticulum)
② 사립체(Mitochondria)
③ 용해소체(Lysosome)
④ 중심소체(Centrioles)
⑤ 골지체(Golgi apparatus)

19 세포가 탐식한 물질의 소화와 세포융해에 관여하는 세포내 소기관은?

① 소포체(Endoplasmic Reticulum)
② 사립체(Mitochondria)
③ 용해소체(Lysosome)
④ 중심소체(Centrioles)
⑤ 골지체(Golgi apparatus)

20 RNA 포함하고 있으며 세포질의 염색성과 관련있는 세포내 소기관은?

① 소포체(Endoplasmic Reticulum)
② 사립체(Mitochondria)
③ 리보좀(Ribosome)
④ 중심소체(Centrioles)
⑤ 골지체(Golgi apparatus)

21 세포분열 초기에 핵의 염색체를 중심으로 양극으로 방추사를 나열하고, 염색체가 분열한 후에는 분극을 조절하는 세포내 소기관은?

① 소포체(Endoplasmic Reticulum)
② 사립체(Mitochondria)
③ 리보좀(Ribosome)
④ 중심소체(Centrioles)
⑤ 골지체(Golgi apparatus)

22 세포내에서 교통량 지배에 관여하며 분비기능에 관여하는 세포내 소기관은?

① 소포체(Endoplasmic Reticulum)
② 사립체(Mitochondria)
③ 리보좀(Ribosome)
④ 중심소체(Centrioles)
⑤ 골지체(Golgi apparatus)

23 다음 중 다른 혈구들과 분화과정이 다는 세포는?

① 단핵구 ② 림프구
③ 적혈구 ④ 호중구
⑤ 혈소판

24 조혈 줄기세포의 표면항원으로 양성 표지자는?

① CD4 ② CD8
③ CD17 ④ CD34
⑤ CD38

25 다음 중 태아의 주 조혈부위 순서로 바른 것은?

① 난황낭 – 골수 – 비장 – 간
② 비장 – 골수 – 간 – 난황낭
③ 난황낭 – 간 – 비장 – 골수
④ 간 – 난황낭 – 비장 – 골수
⑤ 간 – 비장 – 골수 – 난황낭

26 적혈구로 분화할 수 있는 가장 초기 단계의 다잠능성 전구세포 (progenitor cell)는?

① BFU-E ② CFU-G
③ CFU-GM ④ CFU-GEMM
⑤ CFU-Meg

정답

18	19	20	21	22	23	24	25	26
①	③	③	④	⑤	②	④	③	④

27 **성인의 백혈구를 구성하는 혈구 중 많은 순서로 나열된 것은?**

① 호중구–호산구–호염기구–림프구–단구
② 호중구–단구–림프구–호산구–호염기구
③ 호중구–림프구–단구–호산구–호염기구
④ 단구–호중구–호산구–림프구–호염기구
⑤ 림프구–호중구–호염기구–호산구–단구

28 **혈액을 원심분리하였을 때 위쪽부터의 분리된 순서로 바른것은?**

① 혈장, 적혈구, 백혈구, 혈소판
② 혈장, 백혈구, 적혈구, 혈소판
③ 혈장, 혈소판, 적혈구, 백혈구
④ 혈장, 혈소판, 백혈구, 적혈구
⑤ 혈장, 적혈구, 혈소판, 백혈구

29 **정상인의 혈액내에 백혈구 1개당 혈소판의 비율로 적당한 것은?**

① 30 ② 100
③ 300 ④ 500
⑤ 1000

30 **태생기 4개월 이후부터 성인까지 조혈이 이루어지는 곳은?**

① 난황낭 ② 골수
③ 간 ④ 지라
⑤ 신장

31 **성숙 혈액 세포의 일반적 특성은?**

① 성숙할수록 핵의 비율은 커진다.
② 세포질의 호염기성은 점차 강해진다.
③ 핵의 염색질은 점차 농축된다.
④ 세포질에 비특이적 과립이 있다.
⑤ 성숙하면 핵소체는 뚜렷하다.

32 **혈소판으로 분화할 수 있는 초기 단계의 전구세포는 무엇인가?**

① BFU–E ② CFU–G
③ CFU–Meg ④ CFU–GEMM
⑤ CFU–GM

33 **태생 6개월 조혈작용으로 바른 것은?**

① 간에서 50%, 골수에서 50% 조혈
② 간에서 30%, 골수에서 70% 조혈
③ 간에서 40%, 골수에서 60% 조혈
④ 간에서 60%, 골수에서 40% 조혈
⑤ 간에서 40%, 골수에서 70% 조혈

34 **백혈구의 기능은?**

① 가스 대사 ② 혈액 응고
③ 영양분 운반 ④ 노폐물 운반
⑤ 방어 작용

정답

27	28	29	30	31	32	33	34
③	④	①	②	③	③	①	⑤

혈액학 및 수혈 검사학 HEMATOLOGY AND BLOOD TRANSFUSION TESTING

Chapter

02 적혈구계

1 적혈구의 조혈

1) 생성에 관여하는 인자

① Intrinsic factors(내인자 / 위에서 분비)

② folic acid, Vit. B_{12}(외인자 / 결핍 시 악성빈혈)

③ Fe, Cu, Co 등(무기질 / 결핍 시 철결핍성 빈혈)

④ Proteins

⑤ Erythropoietin(신장에서 분비)

⑥ 저산소 분압의 자극 골수에서 유사분열

2) 적혈구 생산의 증가 : 빈혈, 심맥관질환, 저산소분압 시

3) 적혈구 생산의 감소 : 과수혈시, 고산소분압 시

2 적혈구 생성자극인자(Erythropoietin)

1) CFU-E를 자극 → 적혈구 생산 (골수에서 세포의 성숙기간을 단축)

2) 전기영동시 α-globulin영역에 속함

3) 당단백질 호르몬

4) 신장(kidney)에서 생성

① 95% 이상 신장에서 생성 (세뇨관주변세포에서 생성되어 골수 자극)

② 5% 정도 간에서 생성

5) 적혈구가 자기사멸(apoptosis)하지 않도록 보호

6) 남·여 차이 없다. (단, 남자는 Testosterone에서도 조혈 자극 : 남성의 Hb가 높은 이유)

7) 그물적혈구의 방출 자극

3 적혈구 성숙에 따른 형태학적 특징

1) 전적혈모구(Pronormoblast)

① 크기 : 20㎛ (15~25㎛)

② 핵 : 암자색 , 상대적으로 크고(N/C ratio 8:1), 1~3개의 핵소체

③ 세포질 : 다량의 리보좀, 암청색(deep-blue)

④ 기타 : 혈색소 합성 시작, 골수세포의 1% 차지

2) 호염성 적혈모구(Basophilic normoblast)

① 크기 : 10~18㎛(전적혈모구 보다 작음)

② 핵 : 원형 또는 난원형(N/C ratio 6:1), 핵소체 없음, 세포분열

③ 세포질 : 암청색, 많은양의 RNA 합성, 암청색(deep-blue)

④ 특징 및 분포 : Hb(헤모글로빈)은 관찰되지 않음, 골수의 1~4% 차지

3) 다염성 적혈모구(Polychromatophilic normoblast)

① 크기 : 8~14㎛

② 핵 : 세포의 1/2 정도 크기(N/C ratio 4:1), 핵소체 없음, 세포분열 마지막 단계

③ 세포질 : 다염성(blue~pink color)

④ 특징 및 분포 : Hb 합성이 활발하게 일어남, 골수의 10~20% 차지

4) 정염성 적혈모구(Orthochromic normoblast)

① 크기 : 7~10㎛

② 핵 : 한쪽으로 편재, N/C ratio 1:2(역전)

③ 세포질 : 분홍색, 많은 Hb의 합성(80~90%)

④ 특징 및 분포 : 탈핵과정 단계, 골수에서 5~10%

5) 다염적혈구(Polychromatophilia) / 그물적혈구(Reticulocyte)

① 크기 : 7~9㎛

② 핵 : 소실

③ 세포질 : 미세한 염기성 그물구조 (핵과 세포소기관은 소실되고 남은 rRNA)

④ 특징 및 분포 : Hb 합성을 마지막으로 하는 단계, 말초 혈액에 0.2~2.0% 존재

▶ 골수에서 만들어진 마지막 적혈구이며 말초혈액에서 가장 어린 적혈구

⑤ 초생체 염색(Super vital stain) : 망상구조를 볼 수 있음

▶ Brilliant cresyl blue, New methylen blue 등

▶ Wright 염색시 – 다염성적혈구, 초생체 염색시 – 그물적혈구

⑥ 증가 : 급성출혈, 용혈성빈혈, 비장제거 시

⑦ 감소 : 조혈기능저하, 재생불량성 빈혈, 악성빈혈

6) 적혈구(Erythrocyte, Red Blood cell,)

① 크기 : 6~8㎛

② 핵 : 무핵 세포

③ 세포질 : Romanowsky 염색법에서 분홍색으로 염색

④ 특징 : Biconcave한 모양(Central pallor), 적응성 및 유연성(변형능)

4 적혈구의 에너지대사

1) Embden-Meyerhof 경로(직접경로 / 혐기적 반응)

① 적혈구 대사의 대부분을 차지(90%이상)

② Glucose는 혐기적으로 pyruvate나 lactate로 분해

③ 1 mole의 Glucose 대사당 순수한 2ATP생성

2) Hexose monophosphate 경로(Pentose phosphate 경로 / 호기적 반응)

① 적혈구 대사의 5~10% 정도 차지

② 혈색소의 산화를 방지하기 위해 glutathione의 환원 필요

③ Glucose-6-phosphate dehydrogenase(G-6-PD)의 결핍 시 glutathione 합성 불가

④ Glutathione의 부족 : Heinz body 생성

3) Leuberring-Rapaport 경로

① 적혈구내 유기인산인 2.3-DPG의 특별한 축적을 야기

② 2.3-DPG는 산소와 혈색소의 친화성을 감소시켜 조직으로의 산소운반을 증가

4) Methemoglobin reductase 경로

① 3가 철(Fe^{3+})을 2가 철(Fe^{2+})상태로 유지시키는 역할

② Met-Hb(Methemoglobin)

- ▶ Hb의 Fe^{2+}이 Fe^{3+}로 산화되면서 발생
- ▶ 정상적으로 Hb의 1%정도 유지

③ 경로 이상 시 청색증(Cyanosis) 유발

[표 1-2-1] 적혈구계 세포의 대사활동 비교

적혈구계 세포의 대사활동 비교			
주요대사 활동	유핵 적혈구	그물 적혈구	성숙 적혈구
유사분열	○	×	×
DNA 및 RNA 합성	○	×	×
지질 합성	○	○	×
Heme 합성	○	○	×
Protein 합성	○	○	×
미토콘드리아	○	○	×
Kreb's TCA 회로	○	○	×
Embden-Meyerhof 대사	○	○	○
Hexose monophosphate 대사	○	○	○
성숙 및 노화	○	○	○

5 적혈구 막

1) 적혈구 막의 구조 : 3개의 층(dark-light-dark band)

① 바깥쪽(친수성층) : 단백질, glycolipid, glycoprotein

② 중앙(소수성층) : 단백질, cholesterol, phospholipid

③ 내부(친수성층) : 단백질

2) 적혈구 막 단백질

① Integral 막 단백질 : Glycophorin, 적혈구 항원 및 단백질 운반

② Peripheral 막 단백질 : Spectrin, 적혈구 변형능 조절

3) 적혈구 막의 기능

① 변형능 : 적혈구가 길게 늘어나 손상 받지 않도록 해주는 특성

- ATP 생성 감소 → Spectrin의 산화 → 막의 변형능력 감소 → 용혈(Hemolysis)
- 적혈구 막의 손상 : 구형적혈구, 물림적혈구 등

② 투과성

- 세포 밖으로 Na^+, 세포 안으로 K^+을 능동적 운반
- 세포내로 과다한 Ca^{2+} 유입 차단 : 변형능 감소 방지

③ Na^+, K^+ Pump

- 세포 내액의 K^+의 농도가 세포 외액보다 25배 정도 높음
- 세포 내외 농도비 : Na^+ 1:12 K+ 25:1

6 적혈구의 기능(Function of Erythrocyte)

1) 산소의 운반

① 산소의 결합 친화성

- Myoglobin은 2mmHg의 O_2압력에서 산소와 이미 50%정도가 포화
- 27mmHg의 O_2압력에서는 95%이상이 포화됨
- 제 1의 산소가 결합한 뒤 혈색소의 산소 친화성은 협동적 상호작용에 의해 500배나 증가

② 산소해리 곡선에 미치는 영향인자들

- 체온 : 온도가 낮을수록 산소와 결합율 증가
- 이산화탄소분압 : 탄산가스분압이 낮을수록 산소와 결합율 증가
- pH : 혈액의 pH가 상승되면 산소와 결합율 증가
- 일산화탄소 : O_2보다 Hb의 친화성이 약 200배 정도 높아 산소와 Hb의 결합을 방해
- 2,3-DPG : deoxyhemoglobin과 결합하여 산소와의 친화성 저하

Point.

산소해리곡선의 좌방이행 인자 : Hb-F, 2-3DPG↓, pH↑, 온도↓, O_2↑, CO_2↓
산소해리곡선의 우방이행 인자 : 2-3DPG↑, pH↓, 온도↑, O_2↓, CO_2↑

2) 탄산가스 운반

① 전혈에 의해 운반되는 양의 90%가 적혈구에 의해 운반

② 적혈구 세포질에 용해되어 운반(9%), 중탄산염 형태(78%), carbamino Hb 형태(13%)

7 혈색소(Hemoglobin : Hb)

1) 구조 및 성상

① 1분자의 Globin과 4분자의 heme으로 구성

② 1g의 Hb(gm/dℓ)은 3.34~3.4mg 의 철 함유

③ 1g의 Hb(gm/dℓ)은 1.34mℓ의 산소와 결합

④ Heme(4%) : 4분자의 Fe^{2+} + 4분자의 Protoporphyrin

⑤ Globin(96%) : Polypeptide chain 2쌍 ($\alpha_2\beta_2$: α chain 2개, β chain 2개)으로 구성

- ▶ α, ζ chain : 16번 염색체, 141개 아미노산
- ▶ β, γ, δ, ε chain : 11번 염색체, 146개 아미노산

2) Heme 합성 (Heme synthesis)

① 전적혈모구에서 다염성적혈구까지 합성

② Heme 합성 순서

- ▶ Succinyl CoA + Glycine 축합반응
- ▶ δ-aminolevulinic acid (AmLevA; ALA)의 합성
- ▶ Porphobilinogen (PBG)의 합성
- ▶ Uroporphyrinogen III (Uro-gen III)의 합성
- ▶ Coproporphyrinogen III (Coprogen III)의 합성
- ▶ Protoporphyrinogen IX (Proto-gen IX)의 합성
- ▶ Protoporphyrin IX의 합성 (Fe2+ 삽입 단계)
- ▶ Heme의 합성

3) Globin 합성(Globin synthesis)

① 적모구의 세포질과 그물적혈구의 세포질에서 일어남

② mRNA가 리보솜에 의해 번역되어 tRNA가 아미노산을 운반하고, rRNA가 리보솜에서 펩타이드 결합을 촉진

4) 혈색소 종류

① Hb A1 : $\alpha_2\beta_2$, 성인 Hb의 약 97%, 출생 6~12개월 후부터 전체의 95~98%를 차지

② Hb A2 : $\alpha_2\delta_2$, 성인 Hb의 약 2%, β-thalassemia, 거대적모구성 빈혈 시 증가

▶ Hb A1 : Hb A2 = 30 : 1

③ Hb F : $\alpha_2\gamma_2$, 성인 Hb의 약 1% 이하, 태아의 약 90% 이상

▶ 낮은 산소분압에서 산소와의 친화력이 높고, 산과 알카리에 높은 저항성

▶ β-thalassemia, 재생불량성 빈혈, 소아 악성빈혈 시 증가

④ 당화 혈색소(HbA1c) : 혈액 내의 포도당 일부가 혈색소와 결합된 것

5) 비정상 이상 혈색소

① Hb Gower 1 : $\xi_2\varepsilon_2$, 배아 Hb

② Hb Gower 2 : $\alpha_2\varepsilon_2$, 배아 Hb

③ Hb Portland : $\xi_2\gamma_2$, 배아 Hb

④ Hb-H : β_4 : α-thalassemia 시 증가, Hb A보다 산소 친화력 높음

⑤ Hb-S : $\alpha_2\beta_2^{6val}$, β chain의 6번째 Glutamic acid → Valine 으로 치환

⑥ Hb-C : $\alpha_2\beta_2^{6lys}$, β chain 6번째 Glutamic acid → Lysine 으로 치환

⑦ Hb-I : δ_4 - 태아 10일경

6) 후천성 기능이상 혈색소

① Methemoglobin (Met-Hb) : 산소와의 결합능력을 잃은 혈색소의 변형으로, 화학적으로는 Fe^{2+}가 Fe^{3+}로 산화된 것

② Sulfhemoglobin (S-Hb) : 혈색소에 황이 결합한 형태로 정상혈색소보다 산소 친화성이 100배 낮음

③ Carboxyhemoglobin (CO-Hb) : 혈색소에 일산화탄소 결합

7) 혈색소의 전기영동 속도

① pH8.6의 alkali 상태의 Cellulose acetate 지지체에서의 혈색소 전기영동 속도

slow(-)	Hb C(A_2) 〈 S 〈 E 〈 F 〈 A1 〈 H(I)	fast(+)

8 적혈구의 파괴(Erythrocyte destruction)

1) 혈관 외 용혈 (Extravasclar hemolysis) – 노화 적혈구가 90% 정도 차지

① Heme (Fe^{2+} + Protoporphyrin)

▶ 철 : $Fe^{2+} \rightarrow Fe^{3+}$ 새로운 혈색소를 합성하기 위해 transferrin에 결합되어 운반, 재사용

▶ Protoporphyrin

Protoporphyrin → biliverdin → indirect bilirubin(unconjugated bilirubin)
↓ albumin과 결합하여 간으로 이동
indirect bilirubin + glucuronic acid → direct bilirubin(conjugated bilirubin)
↓ Bile(담즙)과 함께 장속으로 배설
direct bilirubin + 장내 세균 효소작용 → Urobilinogen
↓ 변으로 배설
* 약 20% 문맥을 통해 콩팥으로 들어가 여과 → 소변으로 배설

② Globin : 아미노산으로 분해되어 생체내의 아미노산 풀로 이동, 재사용

③ 혈관 외 용혈의 특징

▶ 혈청 내 빌리루빈의 증가

▶ 소변에서 Urobilinogen의 증가

2) 혈관 내 용혈(Intravassular hemolysis)

① 정상 적혈구 파괴의 5~10%정도 차지

② 용혈된 혈색소는 haptoglobin과 결합하여 간으로 운반 → 혈관 외 용혈과정으로 처리

③ 정상적인 혈관 내 용혈(노화 적혈구)은 haptoglobin만으로 처리 가능

▶ 심한 용혈로 Haptoglobin 고갈 → 혈색소혈증(hemoglobinemia)

▶ haptoglobin과 결합하지 못하고 혈장 내 존재하는 혈색소는 Methemoglobin으로 산화

④ Hemopexin : Methemoglobin을 간으로 운반

3) 용혈성 빈혈의 특징

① 혈장 : Indirect bilirubin ↑, Haptoglobin ↓, Hemopexin ↓, Methemoglobin 출현

② 골수 : 적혈구계 세포 ↑

③ 말초 혈액 : 그물적혈구 ↑, 유핵 적혈구 ↑

④ 소변 : 혈색소(Hemoglobin) 및 혈철소(Hemosiderin) 출현, Urobilinogen 출현

9 철 대사(Ferrous metabolism)

성인 체내 약 3~6g정도 존재, 60~70%는 혈색소 내 있는 혈색소철, 30% 저장철

1) 철의 흡수

① 음식물 통해 하루 10~25mg 철(Fe^{3+}) 섭취

② 그 중 5~10% 정도(0.5~1.6mg)만 흡수되고 나머지는 모두 배설

③ 흡수 촉진인자 : Vit. C, 식육성분, 위산

④ 흡수 방해인자 : 탄닌산, 제산제 등

⑤ 위산에 의해 Fe^{2+}의 상태로 흡수, 환원형태로 변화한 후 장에 도달

→ Fe^{3+} 형태로 산화되어 장점막 상피에서 흡수 → 혈액으로 옮겨져 transferrin과 결합

→ 골수로 이동

2) 철의 대사

① 저장철 : 대부분 ferritin 형태로 존재하며 일부는 hemosiderin 형태로 존재

② 혈장철 : 혈장 내의 유리철과 transferrin이 pH에 의하여 결합되어 운반

- pH 7.0 이상 : 완전한 결합
- pH 6.5 이하 : transferrin과 철 해리시작
- pH 5.0 이하 : transferrin과 철 완전 해리

3) 철의 수송

① 혈장철 또는 혈청철 : transferrin에 결합되어 운반

② Transferrin : 1분자는 Fe^{3+} 2원자와 결합

③ Ferritin : apoferritin과 철이 결합되어 생성

④ 고정 저장철(Hemosiderin) : Prussian blue 염색 시 양성과립으로 나타남

⑤ 혈색소 철

▶ 음세포작용에 의해서 ferritin과 hemosiderin의 철이 세포내로 이동

▶ Transferrin에 대한 수용체와의 상호작용에 의해서 철이 세포내로 이동

▶ transferrin의 1/3만 철과 결합, 나머지 2/3는 UIBC로 철과 결합하지 않은 상태

⑥ TIBC(총철결합능 / Total Iron Binding Capacity) : Plasma가 철과 결합할 수 있는 총 철 결합 능력

⑦ UIBC(불포화철결합능 / Unsaturated Iron Binding Capacity) : plasma 중 철과 결합하지 않은 여분의 transferrin

▶ TIBC(총철결합능) = S.I(혈청 철) + UIBC(불포화철결합능)

▶ ex) 혈액 속에 transferrin 50분자에 30원자의 철이 결합되어 있다면?

→ Transferrin 1분자에는 철 2원자 결합할 수 있으므로 transferrin이 50분자 있으면 이론상으로 철은 100원자가 결합할 수 있다. 즉, 이 transferrin 군에는 철 70원자의 빈 공간이 있었다는 것

TIBC = S.I+UIBC

TIBC(100) = S.I(30)+UIBC(70)

⑧ 빈혈과 철 결합 능

구분	S.I	UIBC	TIBC
철결핍성빈혈	감소	증가	증가
재상불량성빈혈	증가	감소	변화 없음

▶ 철결핍성빈혈 : 철 부족으로 발생하는 질환이므로 당연히 혈청철도 감소
적혈구 합성을 위해 보다 많은 철을 모으려고 transferrin이 많이 만들어진다(TIBC 증가)

▶ 재상불량성빈혈 : 골수가 적혈구를 만들 수 없는 상태이므로 원래 조혈에 사용될 철이 transferrin과 결합된 상태가 되어, 혈청철 증가, UIBC 감소, TIBC 변화 없음

⑨ 철의 결핍 및 보급 순서

▶ 철의 결핍 순서 : 저장철 → 혈청철 → 혈색소철 → 조직철

▶ 철의 보급 순서 : 조직철 → 혈색소철 → 혈청철 → 저장철

10 이상 적혈구

1) 크기의 이상

① 거대 적혈구(Megalocyte)

- vitamin B_{12}, folic acid(엽산) 등의 결핍으로 인한 이상
- 세포질 : 염색성이 증가한 것으로 보임(고색소성)
- 악성 빈혈(pernicious anemia)과 관련

② 대적혈구(Macrocyte)

- vitamin B_{12}, folic acid(엽산) 등의 결핍으로 인한 이상
- 악성빈혈, 급성 용혈성 빈혈과 관련

③ 소적혈구(Microcyte)

- 저 색소성으로 보이는 적혈구
- 철결핍성 빈혈과 관련

④ 대소 부동증(Anisocytosis) : 적혈구 크기가 크고 작은 것이 같이 존재하는 것

- 철결핍성 빈혈, 연중독 - 작은 크기의 적혈구와 정상크기의 적혈구 증가 : 좌방이행
- 악성빈혈 - 정상 크기의 적혈구와 큰 크기의 적혈구 증가 : 우방이행

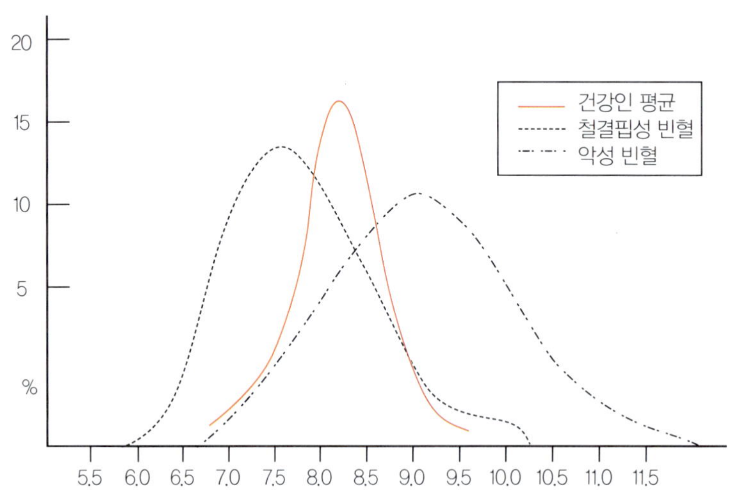

〈그림 1-2-1〉 Price-Jonce 곡선

2) 형태의 이상(abnormal shape)

① 변형 적혈구(poikilocytosis)

- ▶ 다양한 형태의 세포들이 뒤섞여 출현
- ▶ 세포막의 변성으로 원상태로 회복 불가능
- ▶ 적혈구 파괴 전 단계

② 가시 적혈구 / 유극 적혈구(Acanthocyte / Spur cell)

- ▶ 적혈구 가장자리에 2~20여개의 불가역적이며 불규칙한 가시(돌기)
- ▶ 지질대사 이상(β 지단백질 이상)
- ▶ Burr cell과 비슷

③ 톱니 적혈구 / 극피 적혈구(Echinocyte / Burr Cell)

- ▶ 적혈구막에 일정한 크기의 짧고 둔한 가역적 돌기
- ▶ 요독증(Uremia) , 악성신생물(stomach cancer), 출혈성 소화기 궤양, 신부전

④ 투구 적혈구(Helmet cell)

- ▶ 포진상 세포(Blister cell)의 포진이 파열된 것
- ▶ 부정형의 삼각형 세포

⑤ 분열 적혈구(Schistocyte)

- ▶ 적혈구가 기계적 손상을 받아 파괴된 세포
- ▶ 중증 화상, DIC, TTP

⑥ 타원적혈구 / 난형적혈구(Ovalocyte)

- ▶ 적혈구가 계란과 같이 길게 늘어난 모양
- ▶ ovalocyte보다 길게 나타난 cell : elliptocyte
- ▶ 악성빈혈에서 증가, 용혈성 빈혈을 수반, 대부분 무증상

⑦ 구형 적혈구(Spherocyte)

- ▶ Biconcave를 볼 수 없고 혈색소가 농후하게 포함
- ▶ 삼투압 취약성 증가(삼투압 저항성 감소)
- ▶ 유전구형적혈구증가증, 후천성 용혈성 빈혈, DIC, 수혈부작용, ABO 용혈성 빈혈
- ▶ 선천적인 적혈구의 막 이상으로 발생

⑧ 겸상 적혈구 / 낫 적혈구(Sickle cell)

- ▶ Hb-S → 주로 흑인에게 유전, 지중해성 빈혈과 낫적혈구 빈혈이 동시에 나타나기도 함
- ▶ 삼투압취약성 감소(삼투압 저항성 증가)

⑨ 표적 적혈구(Target cell)

- ▶ 표면적/용적비의 증가

- 삼투압 취약성 감소(삼투압 저항성 증가)
- 지중해성 빈혈, 만성 간장 질환, Hb-S 및 C 질환, 폐쇄성 황달

⑩ 구순 적혈구(Stomatocyte)

- Central pallor가 입술모양
- 적혈구내 Na^{+} 증가와 K^{+} 감소로 인한 한쪽 혈구 면이 돌출
- 급성 알코올 중독, 간경변, 연중독, 용혈성질환

⑪ 누적 적혈구(Tear drop cell / Dacryocyte)

- 눈물방울 모양
- 지중해성 빈혈, 골수 섬유종

변형 적혈구 (poikilocytosis)	가시 적혈구 (Acanthocyte)	톱니적혈구 (Echinocyte)	투구 적혈구 (Helmet cell)
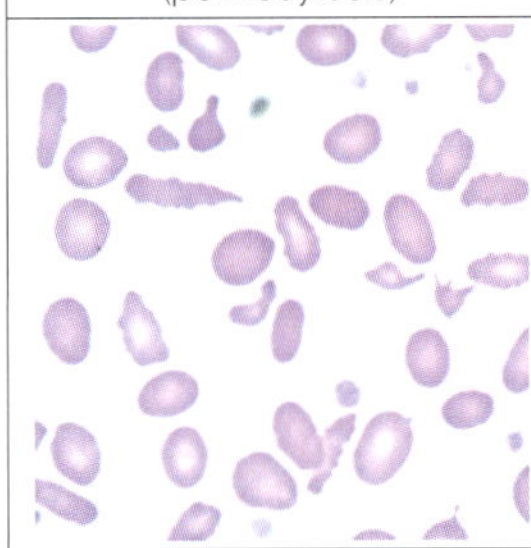	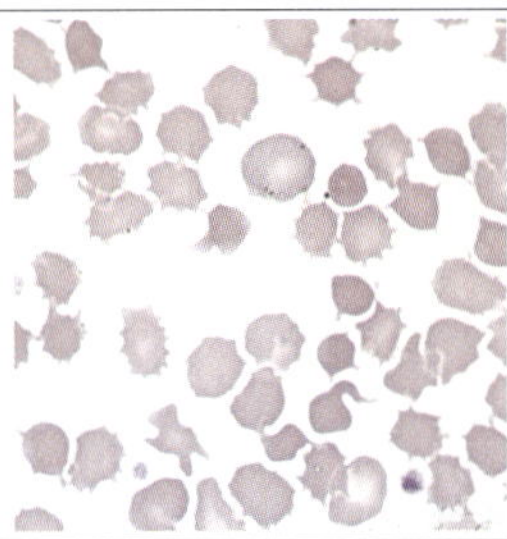	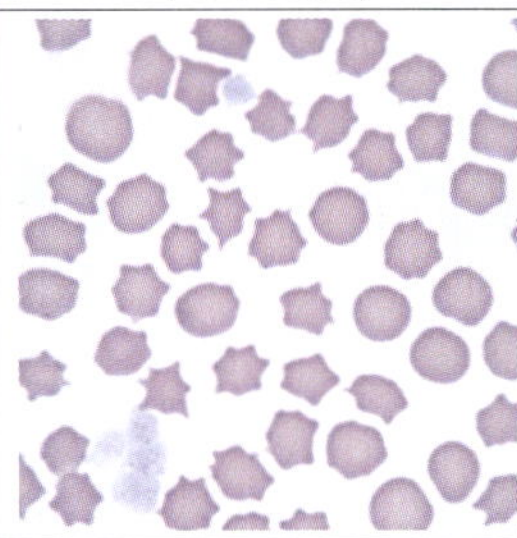	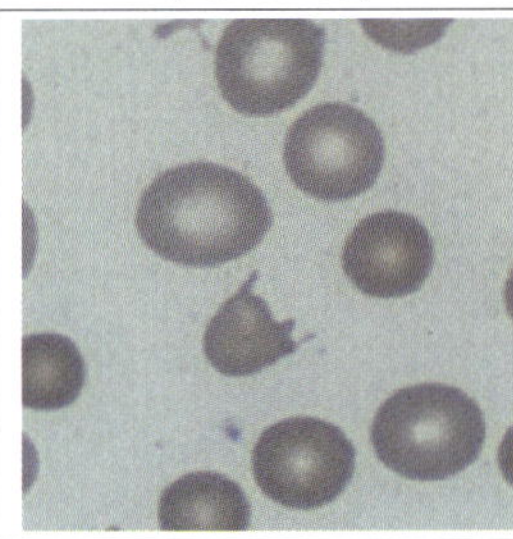
분열 적혈구 (Schistocyte)	타원적혈구 (Ovalocyte)	구형 적혈구 (Spherocyte)	겸상 적혈구 (Sickle cell)
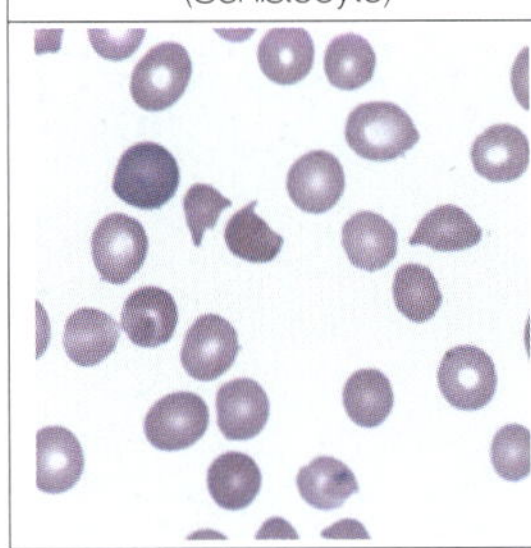	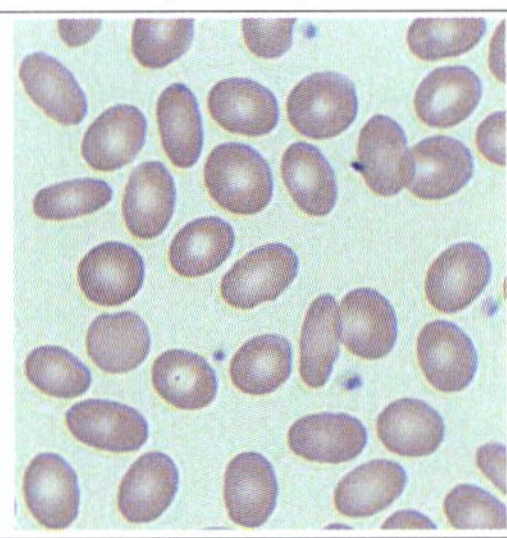	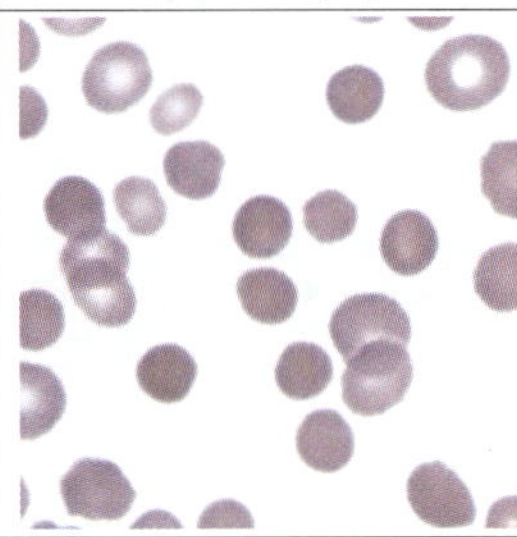	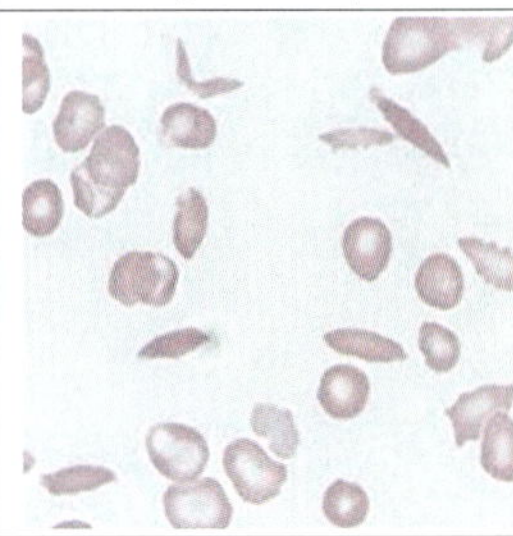
표적 적혈구 (Target cell)	구순 적혈구 (Stomatocyte)	누적 적혈구 (Dacryocyte)	
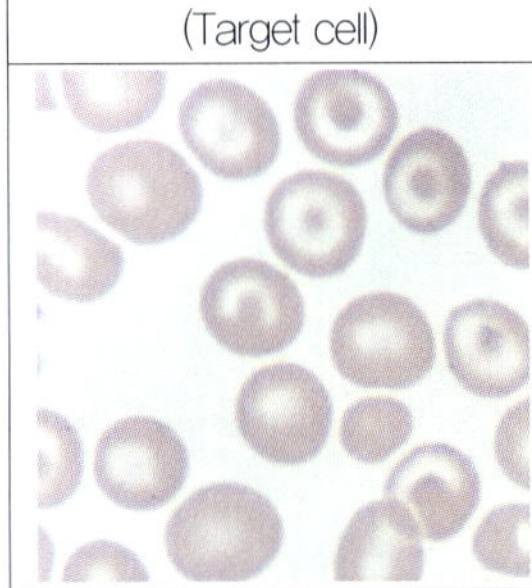	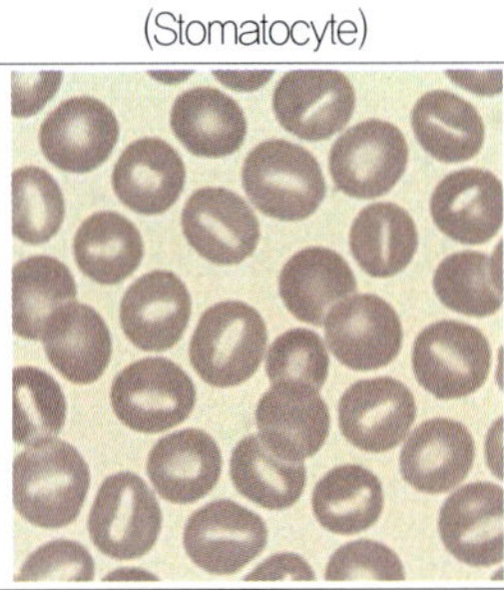	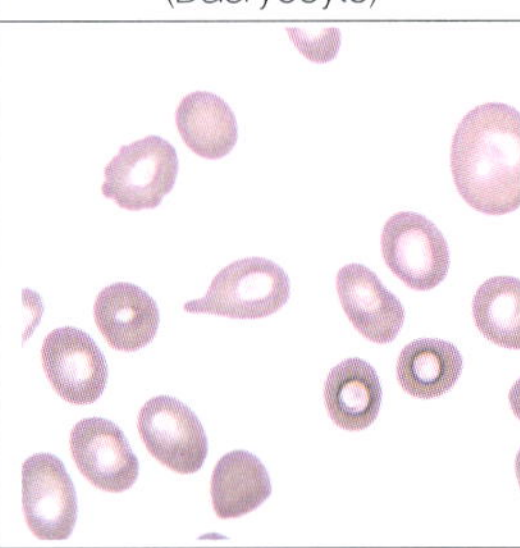	

3) 이상 봉입체(abnormal inclusion bodies)

① 하월-졸리 소체(Howell jolly bodies)

- ▶ 핵내 DNA의 잔재물
- ▶ 악성빈혈, 용혈성 빈혈, 비장 절제 후
- ▶ Feulgen 반응 양성

② 호염기성 빈점(Basopilic stippling)

- ▶ Wright stain 적혈구 내에 미세하거나 조대한 청자색 점상 구조의 봉입물
- ▶ 납중독, 중증 빈혈
- ▶ 리보솜의 응집물
- ▶ 초염색체 염색 시 그물적혈구와 비슷

③ 카보트 고리(Cabot's rings)

- ▶ 적혈구 내에 실 같이 섬세한 8자 또는 원형 모양으로 된 적자색 봉입물
- ▶ 납중독, 백혈병, 악성빈혈
- ▶ 변성된 단백질 or 방추사(spindle fiber)의 잔유물

④ 헤인즈 소체(Heinz bodies)

- ▶ 적혈구 막에 나타나는 변성 혈색소 또는 globin의 침전물

  → 불안정 혈색소에 의한 혈색소증
- ▶ 비장 적출 후나 G-6-PD결핍증, 용혈성빈혈
- ▶ 초생체 염색(Super vital stain)에서 확인 가능

  → Wright stain or Giemsa stain에서는 볼 수 없음

⑤ 파펜하이머 소체(Pappenheimer body)

- ▶ 혈색소 합성에 이용되지 못한 철의 성분 → 철적혈구(적혈구에 철 과립이 존재)
- ▶ Sideroblast - 유핵 적혈구의 세포질에 철 과립이 존재
- ▶ prussion blue stain(reaction)으로 감별 - blue color
- ▶ 철적혈모구빈혈, 악성빈혈, 알코올 중독, 비장 적출 후, 혈색소 병증

⑥ Hb C 결정(Hb C crystal)

- ▶ Wright or Giemsa stain 혈액도말 표본에서 관찰되는 봉입물
- ▶ 몇 개의 적혈구 내에 침상, 각상의 불투명한 적갈색 결정

⑦ Hb H 봉입물

- ▶ 초생체 염색에서는 관찰 → Wright or Giemsa stain에서는 볼 수 없음
- ▶ 불안정한 Hb H 색소에 기인하여 발생

⑧ 쉬프네르 반점(Schüffner's dot)과 마우어스 반점(Mauer's dot)

- ▶ Schüffner's dot : Plasmodium vivax에 의한 삼일열 말라리아에서 관찰
- ▶ Mauer's dot : Plasmodium falciparum에 의한 열대열 말라리아에서 관찰

4) 이상 분포(anomaly distribution)

① 자가응집(Auto agglutination)

- ▶ 한랭응집소(항체)를 가지고 있는 환자에게서 적혈구가 응집되는 현상
- ▶ 자동혈구 분석기 측정 시 → 적혈구 수 거짓 감소, MCV 거짓 증가

② 연전 현상(Rouleaux formation)

- ▶ 적혈구가 동전을 쌓아 놓은 것 같이 차곡차곡 쌓이는 현상
- ▶ 다발성 골수종, 고분자글로부린혈증에서 주로 발견

하월-졸리소체 (Howell jolly bodies)	호염기성 반점 (Basopilic stippling)	카보트 고리 (Cabot's rings)	헤인즈 소체 (Heinz bodies)
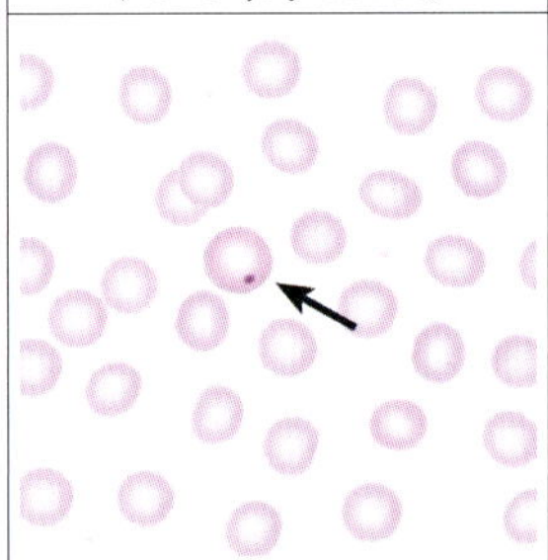	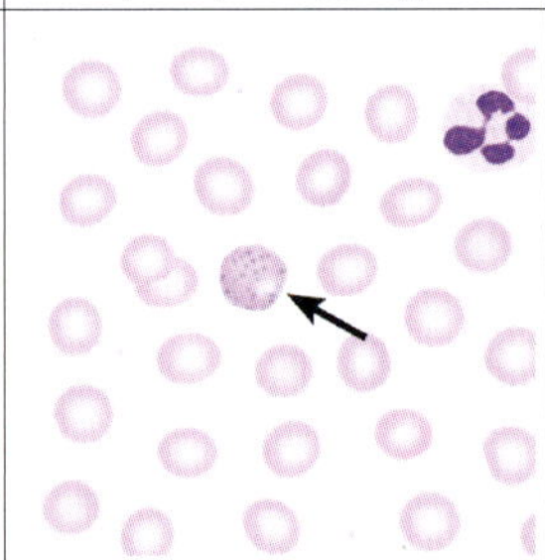	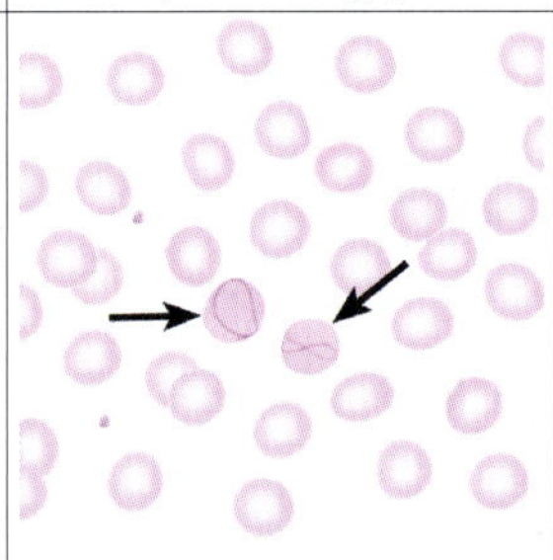	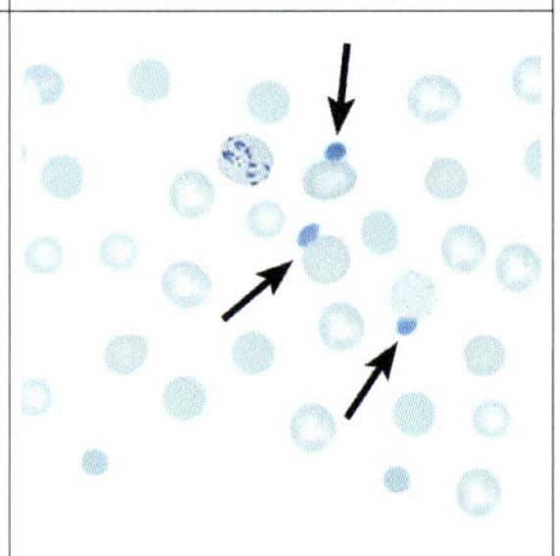
파펜하이머 소체 (Pappenheimer body)	Hb C 결정 (Hb C crystal)	Hb H 봉입물 (Hb H body)	쉬프네르 반점 (Schüffner's dot)
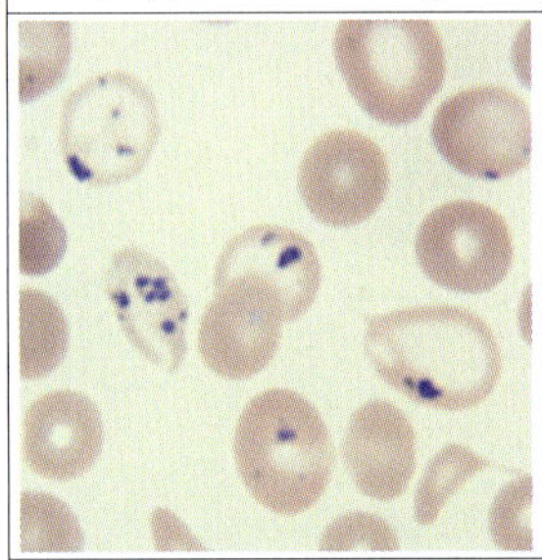	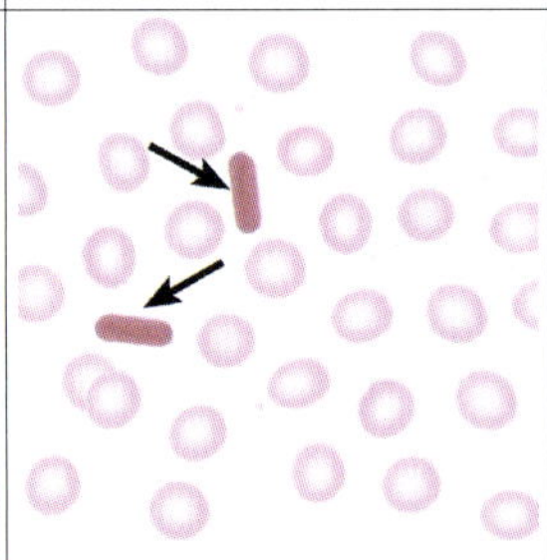	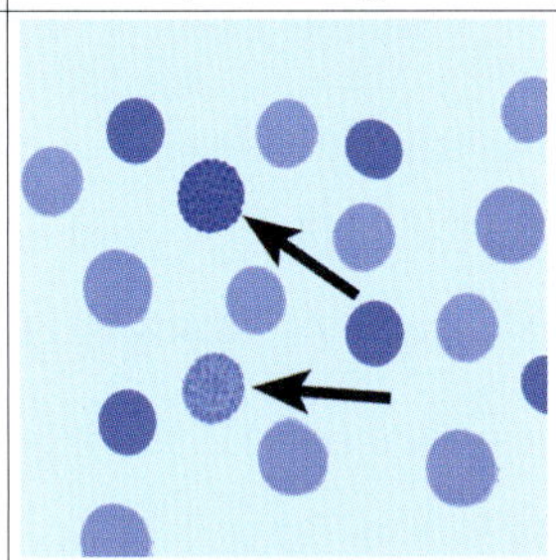	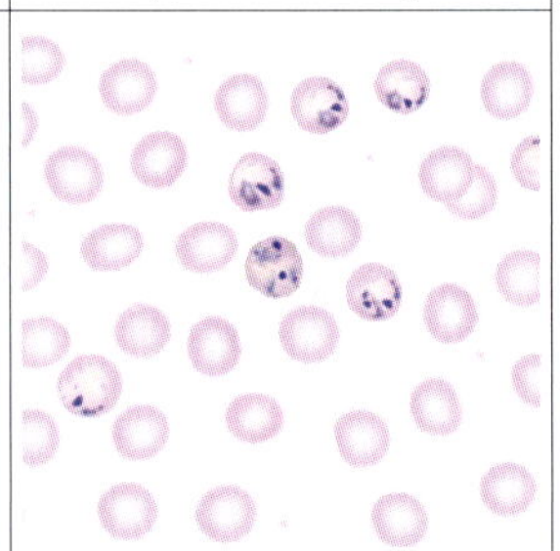
마우어스 반점 (Mauer's dot)	자가응집 (Auto agglutination)	연전 현상 (Rouleaux formation)	
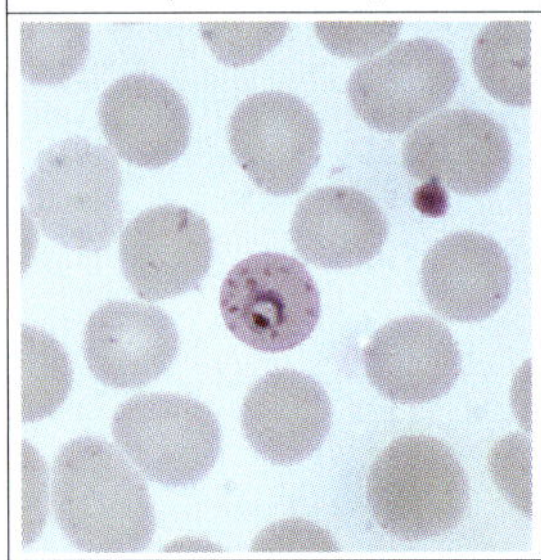	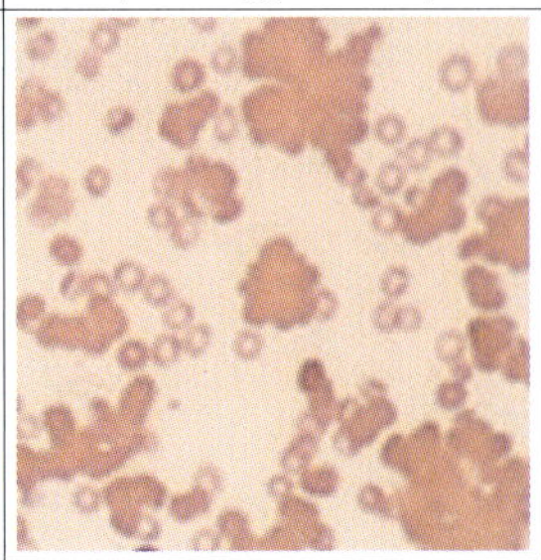	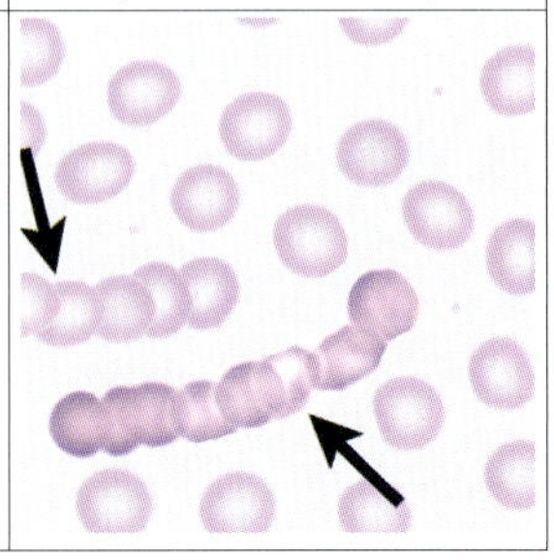	

5) 이상 염색성(abnormal stain)

① Hypochromia : 정상보다 연할 때

② Normochromia : 정상

③ Hyperchromia : 정상보다 진할 때

CHAPTER 02

적혈구계 핵심 문제

01 정상 성인의 주된 조혈기관은?

① 골수 ② 비장
③ 간 ④ 림프절 ⑤ 세망내피계

02 적혈구 생성에 관여하는 인자가 아닌 것은?

① Intrinsic factors
② folic acid, Vit. B_{12}
③ Fe, Cu, Co 등의 무기질
④ 고산소 분압
⑤ Erythropoietin

03 Erythropoietin의 설명으로 바르지 않은 것은?

① 적혈구 생성자극인자이다.
② 95% 이상이 간에서 생성된다.
③ 전기영동시 α-globulin영역에 속한다.
④ 적혈구가 자기사멸(apoptosis)하지 않도록 보호한다.
⑤ 그물적혈구의 방출을 자극한다.

04 적혈구의 성숙단계로 옳은 것은?

① 전적혈모구 → 호염성 적혈모구 → 다염성 적혈모구 → 정염성 적혈모구 → 다염 적혈구 → 적혈구
② 전적혈모구 → 호염성 적혈모구 → 정염성 적혈모구 → 다염성 적혈모구 → 다염 적혈구 → 적혈구
③ 전적혈모구 → 정염성 적혈모구 → 호염성 적혈모구 → 다염성 적혈모구 → 다염 적혈구 → 적혈구
④ 전적혈모구 → 다염성 적혈모구 → 호염성 적혈모구 → 정염성 적혈모구 → 다염 적혈구 → 적혈구
⑤ 정염성 적혈모구 → 다염성 적혈모구 → 호염성 적혈모구 →전적혈모구 → 다염 적혈구 → 적혈구

05 적혈구의 성숙과정에서 핵소체가 보이는 단계는?

① 전적혈모구 ② 호염성 적혈모구
③ 다염성 적혈모구 ④ 정염성 적혈모구
⑤ 다염적혈구

06 적혈구의 성숙과정에서 세포분열이 일어나는 마지막 단계는?

① 전적혈모구 ② 호염성 적혈모구
③ 다염성 적혈모구 ④ 정염성 적혈모구
⑤ 다염적혈구

정답

01	02	03	04	05	06
①	④	②	①	①	③

07 **다염적혈구의 특징으로 바른 것은?**

① 세포질은 미세한 호기성 그물구조
② 말초혈액에서 가장 성숙한 세포
③ Wright 염색 시 그물적혈구 관찰
④ 급성출혈 시 감소
⑤ Hb 합성을 마지막으로 하는 단계

08 **적혈구의 성숙과정에서 조혈기능의 촉진이 있을 시 말초혈액에서 증가하는 세포는?**

① 전적혈모구 ② 호염성 적혈모구
③ 다염성 적혈모구 ④ 정염성 적혈모구
⑤ 다염적혈구

09 **다음 중 염기성 색소와 산성 색소에 모두 염색되는 세포는?**

① 전적혈모구
② 호염성 적혈모구
③ 정염성 적혈모구
④ 다염적혈구
⑤ 적혈구

10 **적혈구 애너지 대사에서 Embden-Meyerhof 경로의 주된 기능은?**

① 2-3-DPG의 농도를 조절한다.
② Glutathione을 환원한다.
③ Glucose를 분해하여 ATP를 생성한다.
④ Fe^{3+}를 Fe^{2+}상태로 유지한다.
⑤ G-6-PD가 필요하다.

11 **3가 철(Fe^{3+})을 2가 철(Fe^{2+})상태로 환원 시키는 대사과정은 무엇인가?**

① Embden-Meyerhof 경로
② Hexose monophosphate 경로
③ Leuberring-Rapaport 경로
④ Methemoglobin reductase 경로
⑤ Pentose phosphate 경로

12 **적혈구 성숙과정에 대한 설명이다. 보기에 해당하는 혈구는?**

- 증식능력이 있는 마지막 단계이다.
- DNA가 존재한다.
- RNA가 존재한다.
- 핵은 대체로 중심성이며 N : C ratio는 4 : 1을 보인다

① 전적혈모세포
② 호염기적혈모세포
③ 다염적혈모세포
④ 정염적혈모세포
⑤ 그물적혈구

13 **헴(heme) 합성과정 중 사립체에서 글리신(glycine)과 숙시닐 보조효소 A(succinyl co-A)의 축합 반응에 의해 생성되는 것은?**

① 아미노레불린산(ALA)
② 포르포빌리노겐(PBG)
③ 우로포르피리노겐(UROgen)
④ 프로토포르피린 Ⅸ(PROTO Ⅸ)
⑤ 코프로포르피리노겐(COPROgen)

정답

07	08	09	10	11	12	13
⑤	⑤	④	③	④	③	①

14 태아의 주된 혈색소로 정상 혈색소의 1% 이하로 존재하며 낮은 산소 분압에서도 산소와의 친화력이 매우 높은 것은?

① HbA ② HbA2
③ HbF ④ HbS
⑤ Hb Barts

15 말초혈액도말에서 관찰된 적혈구에 대한 설명이다. 어떤 세포인가?

- 크기가 대체적으로 작다.
- 고색소성을 보인다.
- 세포 중앙에 창백대가 보이지 않는다.
- 삼투압취약성 증가를 보였다.

① 낫적혈구(sickle cell)
② 타원적혈구(elliptocyte)
③ 톱니적혈구(echicocyte)
④ 표적적혈구(target cell)
⑤ 구형적혈구(spherocyte)

16 적혈구 성숙과정 중 다음에 해당하는 혈구는?

- RNA가 남아있어 라이트 염색에서 다염성을 보인다.
- 중앙에 창백대가 없다.
- 초생체 염색에서 그물구조가 관찰된다.

① 그물적혈구(reticulocyte)
② 성숙적혈구(erythrocyte)
③ 호염기적혈모세포(basophilic normoblast)
④ 정염적혈모세포(orthochromic normoblast)
⑤ 다염적혈모세포(polychromatic normoblast)

17 적혈구 포도당 대사 경로에 대한 설명이다. 다음에 해당하는 경로는?

- 포도당 대사의 5~10% 담당
- 항산화 작용 경로
- 산화제가 중화되지 못하면 혈색소를 변성시켜 Heinz body 형성
- G-6-PD 효소 결핍이 가장 흔함

① Entner-Doudoroff 경로
② Embden-Meyerhof 경로
③ Leubering-Rapoport 경로
④ Hexose monophosphate 경로
⑤ Methemoglobin reductase 경로

18 혈색소 Barts(Hb Barts)의 글로빈 구조로 옳은 것은?

① β_4 ② γ_4
③ $\alpha_2\beta_2$ ④ $\alpha_2\delta_2$
⑤ $\alpha_2\gamma_2$

참고

Hb Barts의 글로빈 구조는 γ_4이다. 출생 후 대부분 사망한다.

정답

14	15	16	17	18
③	⑤	①	④	②

19 말초혈액도말 표본에서 HbS 질환으로 인해 나타날 수 있는 적혈구 형태는?

① 눈물적혈구(dacrocyte)
② 낫적혈구(drepanocyte)
③ 분열적혈구(schistocyte)
④ 변형적혈구(poikilocyte)
⑤ 입모양적혈구(stomatocyte)

20 혈액 내 운반 단백질과 결합물질이 바르게 연결된 것은?

① 헤모펙신 – 헴(heme)
② 알부민 – 메트헴(metheme)
③ 글로불린 – 제2 철이온(Fe^{3+})
④ 트랜스페린 – 제1 철이온(Fe^{2+})
⑤ 합토글로빈 – 혈색소이합체(hemoglobin dimer)

참고

혈액 내 운반단백질과 결합물질은 다음 표와 같다.
Transferrin – Iron(Fe^{3+})
Haptoglobin – Hemoglobin αβ dimer
Hemopexin – Metheme
Albumin – Bilirubin, Metheme

21 정상 혈색소의 98%를 차지하는 글로빈 구조는?

① $\alpha_2\beta_2$
② $\alpha_2\delta_2$
③ $\alpha_2\gamma_2$
④ β_4
⑤ γ_4

22 하인츠 소체(Heinz bodies)에 대한 설명으로 옳은 것은?

① DNA의 변성물이다.
② G-6-PD 증가 시 관찰할 수 있다.
③ 환원형 글루타티온(GSH)의 농도가 증가하면 생성된다.
④ 산화형 글루타티온(GSSG)의 농도가 증가하면 생성된다.
⑤ 라이트 염색(Wright stain)으로 관찰가능하다.

23 적혈구의 성숙과정에 대한 설명으로 옳은 것은?

① 성숙할수록 염색질이 흐려진다.
② 성숙할수록 핵의 크기가 커진다.
③ 성숙할수록 세포의 크기는 커진다.
④ 성숙할수록 세포질은 적등색을 띤다.
⑤ 성숙할수록 세포질내 염기성 색소가 뚜렷해진다

24 혈색소에 대한 설명으로 옳은 것은?

① 혈색소의 기능은 적혈구 생성이다.
② 1g의 혈색소는 3.4 mL의 산소와 결합한다.
③ 성인의 대부분을 차지하는 혈색소는 Hb F이다
④ 일산화탄소(CO)보다 산소(O_2)와 친화성이 높다.
⑤ 헴(heme)과 글로빈(globin)이 결합한 색소단백질이다.

정답

19	20	21	22	23	24
②	⑤	①	④	④	⑤

25 **적혈구 조혈과정에서 비타민 B_{12}와 엽산이 결핍되면 나타나는 혈구의 특징은?**

① 소적혈구(Microcyre)
② 거대적혈구(Megalocyte)
③ 분열적혈구(Schistocyte)
④ 표적 적혈구(Target cell)
⑤ 구형 적혈구(Spherocyte)

26 **혈색소 S(Hb-S)에 대한 설명으로 옳은 것은?**

① α chain의 6번 아미노산인 valine이 glutamic acid로 치환
② β chain의 6번 아미노산인 valine이 glutamic acid로 치환
③ α chain의 6번 아미노산인 glutamic acid가 valine으로 치환
④ β chain의 6번 아미노산인 glutamic acid가 valine으로 치환
⑤ α chain의 6번 아미노산인 glutamic acid가 glycine으로 치환

27 **적모구의 성숙에 따른 변화로 옳은 것은?**

① 세포의 크기가 점점 커진다.
② 핵의 염색질이 점점 섬세해진다.
③ 세포질의 호염기성이 더욱 강해진다.
④ 성숙하면서 핵소체가 출현하게 된다.
⑤ 성숙할수록 핵이 소실되어 세포질의 비율이 커진다.

28 **다음 중 적혈구와 관련 있는 것은?**

① Heinz body ② Auer body
③ Sezary cell ④ Drum stick
⑤ Toxic granule

29 **적혈구에서 핵의 좌방이행(left to shift)이란?**

① 혈색소가 낮다.
② 적아구가 가끔 보인다.
③ 미성숙 적혈구가 많다.
④ 직경이 작은 적혈구가 많다.
⑤ central pallor가 왼쪽으로 치우쳐 있다.

30 **적혈구의 모든 성숙단계에서 일어나는 작용은?**

① 자기복제 ② DNA합성
③ Heme 합성 ④ 단백질 합성
⑤ 성숙과 노화

31 **분열할 수 있는 마지막 단계의 적혈모구는?**

① pronormoblast
② basophilic normoblast
③ polychromatophilic normoblast
④ orthochromic normoblast
⑤ reticulocyte

32 **Erythropoietin의 작용에 가장 민감하게 반응하는 전구세포는?**

① Myeloid stem cell
② CFU-GEMM
③ CFU-E
④ pronormoblast
⑤ basophilic normoblast

정답

25	26	27	28	29	30	31	32
②	④	⑤	①	④	⑤	③	③

33 적혈구 대사에서 Hexose monophosphate 경로의 특징으로 바른 것은?

① 2,3-DPG농도 조절

② 1 mole의 Glucose 대사당 2ATP 생성

③ 3가 철(Fe^{3+})을 2가 철(Fe^{2+})상태로 유지

④ glucose대사의 90% 담당

⑤ G-6PD 효소 결핍 시 Heinz body 형성

34 성숙한 적혈구에서 90% 이상의 포도당이 분해되어 ATP 에너지를 생성하는 대사 과정은?

① Embden-Meyerhof 경로

② Hexose-monophosphate 경로

③ Methemoglobin reductase 경로

④ Leubering-Rapaport 경로

⑤ TCA cycle

35 Heme 합성과정에서 protoporphyrin이 합성되는 곳은?

① 사립체　② 골지체

③ 소포체　④ 핵　⑤ 리보좀

36 Heme 합성과정의 순서로 맞는 것은?

A. Porphobilinogen
B. Uroporphyrinogen
C. Protoporphyrinogen
D. Coproporphyrinogen

① A→ B → C → D

② B→ A → C → D

③ C→ B → A → D

④ D→ C → B → A

⑤ A→ B → D → C

37 태아의 대부분을 차지하는 혈색소형은?

① IIb A1　② IIb A2

③ Hb F　④ Hb C

⑤ Hb S

38 정상 성인에서 발견되는 혈색소는?

① Hb F, Hb S, Hb A2

② Hb A1, Hb F, Hb A2

③ Hb S, Hb Gower

④ Hb Portland

⑤ Hb H

39 혈색소의 산소 해리곡선에서 산소 친화도가 증가되는 경우는?

① 온도 상승　② pH의 감소

③ 2,3-DPG의 증가　④ pCO_2의 증가

⑤ Hb F 증가

40 전혈 중 45%를 차지하는 성분은?

① 적혈구　② 호산구

③ 호염구　④ 호중구

⑤ 혈장

정답

33	34	35	36	37	38	39	40
⑤	①	①	⑤	③	②	⑤	①

41 혈색소(Hb) A1의 구조는?

① α2 + γ2　② α2 + ζ2
③ α2 + δ 2　④ α2 + β2
⑤ γ 2 + β2

42 적혈구의 모든 성숙단계에서 일어나는 작용은?

① 자기복제 작용　② DNA합성작용
③ TCA cycle작용　④ 단백질 합성작용
⑤ Embden-Meyerhof 대사작용

43 고도가 높은 곳에서 Leubering - Rapaport 경로의 활성이 증가되어 일어나는 것은?

① G-6PD 효소 결핍 시 Heinz body 형성
② 조직으로의 산소공급은 아무영향이 없다.
③ 조직으로 산소방출이 증가된다.
④ 조직으로 산소방출이 감소된다.
⑤ glucose대사의 90% 담당

44 CFU-GEMM으로부터 분화되지 않는 혈구는?

① 림프구　② 적혈구
③ 혈소판　④ 호산구
⑤ 호중구

45 성인에서 대부분을 차지하는 혈색소는?

① Hb A1　② Hb A2
③ Hb F　④ Hb C
⑤ HbS

46 적혈구 막에 대한 설명으로 맞는 것은?

① calcium이 침작되면 변형능이 커진다.
② ATP 에너지가 증가되면 변형능은 감소한다.
③ 적혈구 막은 양이온이 음이온보다 더 쉽게 통과한다.
④ 적혈구 세포내에는 K^+보다 Na^+비율이 높다.
⑤ 양이온의 수송에는 ATP 에너지가 필요하다.

47 탄산가스(CO_2)의 운반형태 중 가장 많은 부분을 차지하는 것은?

① 혈장을 통하여 운반
② 적혈구 세포질에 용해되어 운반
③ 중탄산염(HCO^{3-}) 형태로 운반
④ carbamino Hb 형태로 운반
⑤ 백혈구 세포질에 용해되어 운반

48 혈색소의 산소포화곡선이 정상에 비해 우방이행(right shift)하는 경우는?

① 체온의 저하
② pH의 저하
③ pCO_2의 저하
④ 2,3-DPG의 저하
⑤ Hb F인 경우

정답

41	42	43	44	45	46	47	48
④	⑤	③	①	①	⑤	③	②

49 **적혈구 에너지 대사과정 중에 조직 내 산소해리를 촉진하는 것은?**

① Embden-Meyerhof 경로
② Hexose-monophosphate 경로
③ Methemoglobin reductase 경로
④ Leubering-Rapaport 경로
⑤ TCA cycle

50 **적혈구 대사에서 Hexose monophosphate pathway의 주된 기능은?**

① 2,3-DPG 농도 조절
② 3가 철(Fe^{3+})을 2가 철(Fe^{2+})상태로 유지
③ 막의 기능을 위한 에너지 공급
④ 1 mole의 Glucose 대사당 2ATP생성
⑤ 혈색소의 산화방지를 위한 glutathione의 환원

51 **철대사에 관한 내용 중 맞는 것은?**

① None-heme 철은 위산에 의해 3가 철(Fe^{3+}) 상태로 흡수된다.
② 철결핍 빈혈에서 SI가 증가하고 TIBC는 감소된다.
③ Fe^{3+} 형태로 산화되어 장점막 상피에서 흡수
④ SI는 UIBC의 약 3배 정도에 해당한다.
⑤ Transferrin : 1분자는 Fe^{2+} 3원자와 결합

52 **적혈구내 봉입체 성분 중 철과 관련된 것은?**

① 카보트고리(Cabot's ring)
② 호염기반점(Basophilic stippling)
③ Pappenheimer 소체
④ Howell Jolly 소체
⑤ Heinz body

53 **이상적혈구와 질환이 맞게 연결된 것은?**

① 유극적혈구 - 지중해빈혈
② 소적혈구 - 거적모구성빈혈
③ 표적적혈구 - 악성빈혈
④ 대적혈구 - 철결핍빈혈
⑤ 분열적혈구 - 파종성혈관내응고증(DIC)

54 **혈색소 분자의 구조는?**

① 4분자의 heme + 2개의 iron + 2개의 globin chain
② 2분자의 heme + 2개의 iron + 4개의 globin chain
③ 2분자의 heme + 4개의 iron + 4개의 globin chain
④ 4분자의 heme + 4개의 iron + 4개의 globin chain
⑤ 4분자의 heme + 4개의 iron + 2개의 globin chain

정답

49	50	51	52	53	54
④	⑤	③	③	⑤	④

55 적혈구가 노화되면서 나타나는 주된 특징은?

① 적혈구내 NA^+ 감소

② 적혈구내 K^+ 감소

③ 적혈구의 변형능 증가

④ 적혈구내 Ca^+ 이온 감소

⑤ 적혈구 취약성 감소

56 철부족으로 인한 인체내의 철 감소의 순서로 옳은 것은?

① 혈청철 → 혈색소 → 조직철 → 저장철

② 저장철 → 혈청철 → 조직철 → 혈색소

③ 저장철 → 혈청철 → 혈색소 → 조직철

④ 혈색소 → 조직철 → 저장철 → 혈청철

⑤ 조직철 → 혈색소 → 혈청철 → 저장철

57 악성빈혈에서 특징적으로 관찰되는 이상 적혈구는?

① 소구성 적혈구 ② 표적적혈구

③ LE Cell ④ 대구성 적혈구

⑤ 겸상 적혈구

58 철결핍성 빈혈의 일반적인 적혈구 형태로 바른것은?

① 소구성 저색소성

② 대구성 저색소성

③ 소구성 고색소성

④ 대구성 고색소성

⑤ 정구성 정색소성

59 적혈구가 기계적 손상을 받아 파괴된 세포는?

① 유극적혈구 ② 분열적혈구

③ 표적적혈구 ④ 구순적혈구

⑤ 누적적혈구

60 포진상 세포(Blister cell)의 포진이 파열된 것은?

① 유극적혈구 ② 분열적혈구

③ 투구적혈구 ④ 구순적혈구

⑤ 누적적혈구

61 유전적인 적혈구 막 단백의 이상으로 적혈구 저항성이 감소되는 혈구는?

① 표적적혈구 ② 낫 적혈구

③ 구상적혈구 ④ 거대적모구

⑤ 가시적혈구

62 혈장 내에서 철을 운반하는 단백질은?

① Ferritin ② Transferrin

③ Hemopexin ④ Bilirubin

⑤ haptoglobin

63 RBC의 크기가 일정하지 않고 비정상적인 분포를 보이는 것은?

① Dimorphism ② Anisocytosis

③ Poikilocytosis ④ Polychromasia

⑤ Polychromatophilia

정답

55	56	57	58	59	60	61	62	63
②	③	④	①	②	③	③	②	②

64 적혈구의 모양이 일정하지 않고 여러 가지 비정상적인 적혈구가 말초혈액에 나타나는 것은?

① Dimorphism ② Anisocytosis
③ Poikilocytosis ④ Polychromasia
⑤ Polychromatophilia

65 지중해성 빈혈에서 흔히 관찰되는 Bull's eye 처럼 보여지는 세포는?

① 표적적혈구 ② 낫 적혈구
③ 구상적혈구 ④ 거대적모구
⑤ 가시적혈구

66 표적적혈구가 흔히 관찰되는 질환은?

① 악성빈혈 ② 철결핍성 빈혈
③ 지중해성 빈혈 ④ 유전성구상적혈구증
⑤ 간질환

67 Maurer dot가 적혈구 내에 나타나는 질환은?

① 신생아 적모구증 ② 납중독
③ 다혈증 ④ 거대적혈모세포 빈혈
⑤ 열대열 말라리아

68 그물적혈구에 대한 설명으로 바르지 않은 것은?

① 정상적혈구보다 조금 크다.
② 조혈기능항진 시 증가한다.
③ 그물모양구조는 RNA 성분이다.
④ 말초혈액에서 관찰되지 않는다.
⑤ 초생체 염색으로 그물모양을 확인할 수 있다.

69 Haptoglobin이 심하게 감소되는 질환은?

① 재생불량성 빈혈
② 혈관 내 용혈
③ 거대적모구성 빈혈
④ 철결핍성 빈혈
⑤ 혈관 외 용혈

70 Howell-Jolly body의 원인으로 옳은 것은?

① 핵내 RNA의 잔존물
② 핵내 DNA의 잔존물
③ 말라리아 도트
④ Hb의 침착물
⑤ 납중독

정답

64	65	66	67	68	69	70
③	①	③	⑤	④	②	②

Chapter

03 적혈구계 질환

1 빈혈 Anemia

1) 혈액중의 혈색소량이 감소 → 신체의 조직과 장기에 산소의 양이 감소된 상태

① RBC수 저하

② Hemoglobinb 감소

③ Hematocrit 감소

④ 산소 운반 등 적혈구 기능 감소

⑤ 빈혈 지표 검사 : Hb와 Hct 측정

WHO 빈혈 판정 기준

나이		Hb(g/dL)	Hct(%)
성인	남자	〈 13.0	39
	여자	〈 12.0	36
	임신	〈 11.0	33
어린이(5세~12세)		〈 11.5	35
아동(6개월~5세)		〈 11.0	33

2) 빈혈의 분류

빈혈의 형태학적 분류			
	대구성 (macrocytic)	정구성 (normochromic)	소구성 (microcytic)
정색소성 (Normochronia)	(1) 비타민B_{12}, 엽산 부족 ① 거대적혈모구빈혈 ② 악성빈혈 ③ 위 절제술 후 (2) 간 질환	(1) 혈구 형성의 결함 및 골수 내 종양 세포의 원인 ① 재생불량빈혈 ② 백혈병 ③ 다발골수종 ④ 콩팥질환과 관련 빈혈 ⑤ 염증성 질환 관련 빈혈 (2) 비정상 혈색소와 적혈구 파괴의 원인 ① 후천용혈빈혈 ② 발작성야간혈색소뇨증 ③ 낫적혈구빈혈 ④ 신생아 용혈빈혈	
저색소성 (Hypochromia)			(1) 철결핍빈혈 (2) 지중해빈혈 (3) 철적혈모구빈혈

빈혈의 원인에 따른 분류		
적혈구 생산 저하	적혈구 파괴 및 상실	혈장의 증가
백혈병 재생불량빈혈 다발골수종 골수섬유증 철결핍빈혈 비타민 B_{12} 및 엽산 결핍 악성빈혈 철적혈모구빈혈 지중해빈혈	급성실혈 유전성 구형적혈구증가증 유전성 타원적혈구증가증 낫적혈구성 빈혈 C혈색소성 질환 G-6-PD 결핍증 발작성야간혈색소뇨증	임산말기 고단백혈증

2 철결핍성 빈혈 Iron Deficiency Anemia : IDA

1) 도말상의 특징

① 소구성(Microcytic), 저색소성(Hypochromia)

② 대소부동증 ↑ (RDW 증가)

2) 철결핍 변화의 과정

① 골수에서 저장철의 고갈 → 혈청철 감소 → 혈색소 철 감소 → 조직철 감소

3) 철결핍의 원인

① 식이적 철분 섭취부족

② 성장기, 임신 중 철 요구량 증가에 못 미치는 철분 섭취

③ 십이지장충 감염

4) 혈액학 및 생화학적 검사결과

① anisocytosis(RDW 증가)

② MCV, MCH, MCHC 모두 감소

③ 혈청내 TIBC 및 UIBC의 증가

④ 혈청철 감소

⑤ 유핵적혁구 증가

⑥ 혈청 ferritin 감소

⑦ protoporphyrin 증가

⑧ poikilocytosis, small target forms

⑨ Infection(간염), Malignacy(암), Nephrosis(신증) : Fe ↓, TIBC ↑

3 거대적혈모구 빈혈 Megaloblastic anemia

1) 도말상의 특징

① 대구성(Macrocytic), 정색소성(Normochromia)

② 골수내에서 Megaloblasts 출현

2) 빈혈의 원인

① 비타민B_{12} 와 Folic acid 결핍 → 섭취, 흡수 부족으로 DNA 합성 장애

▶ 세포의 거대화, 세포분열 장애

▶ 비타민B_{12} 결핍 : 내인자 분비장애, 하부공장 흡수 부전 – 악성빈혈

▶ 엽산결핍 : DNA 합성에 필요한 thymidylate, histidine, formiminoglutamic acid 장애

3) 혈액학 및 생화학적 검사결과

① 과분엽 호중구(Hypersegmentation Neutrophil) : 우방이행(Shift to the right)

② 혈소판 감소증(Thrombocytopenia)

③ MCV 증가, MCH 증가, MCHC 정상

④ 범혈구 감소증(Pancytopenia)

⑤ 거대난형적혈구증(Macroovalocytosis)

⑥ 거대적혈모구(Megaloblast) 증가

⑦ 대소부동증(Anisocytosis), 변형적혈구증(Poikillocytosis)

⑧ 그물적혈구(Reticulocyte) 감소

⑨ 하웰–졸리소체(Howell–Jolly body) 출현

4) 진단 방법

① 악성빈혈 구분 진단에 Vit B_{12} Absorption test : Schilling test 양성

4 철적혈모구 빈혈 Sideroblast Anemia

1) 도말상의 특징

① 소구성(Microcytic), 저색소성(hypochromia)

② Ring sideroblast(철함유 과립이 핵 주변으로 축적)의 출현

2) 빈혈의 원인

① Heme 합성의 생화학적 결함 → 선천적, 후천적 혈액 질환

▶ 선천적 : δ–aminolevulinic acid synthetase 활성도의 장애

▶ 후천적 : 화학약품, 의약품(알코올, chloramphenicol, isoniazid) 등이 heme합성 저해

▶ 2차적 : 백혈병, 용혈빈혈, 종양성 질환, 염증성 질환, 요독증과 같은 다른 질환으로 인한 2차적 질환

3) 혈액학 및 생화학적 검사결과

① 철적혈모세포(ringed sideroblast)의 증가

② 골수 내 heme 합성에서 사용되지 않은 저장철 증가

③ 표적적혈구(target cell), 호염기반점(basophilic stippling)

④ 혈청철과 ferritin, transferrin 증가, TIBC 감소

⑤ 적혈구 용적(Hct) 감소

⑥ 약간의 anisocytosis와 poikilocytosis

5 만성 질환에 의한 빈혈 Anemia of Chronic Disorders

1) 도말상의 특징

① 정구성(Normocytic), 정색소성(Normochromia)

2) 빈혈의 원인

① 만성신부전증 환자 → 신장에서 erythropoietin 생성 부족

② 적혈구조혈에 결함

3) 혈액학 및 생화학적 검사결과

① burr cell 의 출현

② TIBC 정상 또는 감소, 혈청철 감소, CRP 증가, 혈청 hepcidin 증가

철결핍빈혈과 만성 질환 빈혈의 비교		
	철결핍성 빈혈	만성질환 빈혈
혈청 ferritin	감소	정상 또는 증가
TIBC(총철결합능)	증가	정상 또는 감소
CRP(C-반응성 단백)	정상	증가
혈청 hepcidin	감소	증가

6 실혈에 의한 빈혈 Anemia of blood lose

1) 빈혈의 원인

① 많은 양의 혈액을 일시에 소실함으로 발생
- ▶ 위장관 계통 출혈이 대표적 : 위궤양, 위암, 십이지장 궤양 등
- ▶ 산과적 합병증 : 자궁외 임신, 전치태반, 제왕절개술 등

2) 혈액학적 검사 결과

① 총혈액량 측정(total blood volume)이 가장 이상적

② Normocytic, normochromic한 혈액도말상

③ 망상적혈구는 급성 출혈후 2-3일 부터 증가

7 재생불량성 빈혈 Aplastic Anemia

1) 도말상의 특징

① 정구성(Normocytic), 정색소성(Normochromia)

2) 빈혈의 원인

① 원인을 찾을 수 없어서 특발성(idiopathic)

② 화학 요법제 등 일정량의 약물 투여에 따른 조혈줄기세포의 감소

③ 유기 용매, 살충제, 염색제 등의 화학 물질의 영향

④ 자연 방사선, 방사성 동위원소 등의 노출

3) 혈액학 및 생화학적 검사결과

① 범 혈구감소증(panhypoplasia)

② 상대적 림프구 증가증 - 호중구 감소

③ 혈소판 감소에 의한 Bleeding Time 연장

④ 골수 내 지방세포 증가 – 세포충실도 저하

⑤ 혈청철 증가, TIBC 정상

8 포르피린증 Porphyria

1) 빈혈의 원인

① heme 합성에 필요한 특수한 효소 결함이 원인

- Porphyria Cutanea tarda의 한 형만이 유전적 또는 후천적 독성 장애로 발생
- 포르피린 및 그 전구물질의 생산성과 배설성이 증가되는 것이 특징

2) 혈액학 및 생화학적 검사 결과

① 요, 변 중에서 포르피린, 포르포빌리노겐(porphobilinogen) 검출

9 말라리아 Malaria

1) Plasmodium, vivax(삼일열 Schuffner), Plasmodium, falciparum(열대열 말라리아)

① 포자충류의 기생충

선천성 용혈빈혈(Congenital Hemolytic Anemia)

10 유전성구형적혈구증 Hereditary spherocytosis

1) 빈혈의 원인

① 적혈구막 단백질인 spectrin 결핍

② 세포막 내 Na^+ 침투 증가 → 구상적혈구 → 비장 통과 시 용혈

2) 혈액학 및 생화학적 검사결과

① 구상적혈구 증가

② 그물적혈구 증가

③ Hb 농도 감소

④ 빌리루빈 증가, haptoglobin 감소

⑤ 삼투압 취약성(osmotic fragility) 증가, 저항성 감소

11 유전성타원적혈구증 Hereditary Elliptocytosis

1) 빈혈의 원인

① 상염색체의 우성 유전

2) 혈액학 및 생화학적 검사결과

① 적혈구의 15% 이상이 난형적혈구를 보임

② 유핵적혈구와 그물적혈구의 모양은 정상

③ 환자의 10~12% 정도에서 용혈빈혈 증상

12 적혈구효소결핍증 Erythrocytic enzyme deficiency

1) G-6-PD(Glucose-6-phosphate dehydrogenase) 결핍증

① G-6-PD 효소는 적혈구 에너지 대사에 중요한 역할

② 결핍 시 NADPH가 미생성 → 적혈구 내 산화성 물질 축적 → 용혈성 빈혈, 황달 발생

③ G-6-PD 효소의 유전자는 성염색체(X) 유전으로 발생

④ 결핍 시 적혈구 산화로 혈색소 변성 → Heinz body (소체) 형성

⑤ 산화성 용혈을 일으키는 약제

- ▶ 해열제, 설파제, 항말라리아제, 소염진통제 등
- ▶ 약물 복용 후 48~96시간 후 용혈 발생
- ▶ 헤모글로빈혈증, 헤모글로빈뇨증, Heinz body의 관찰 등이 특징

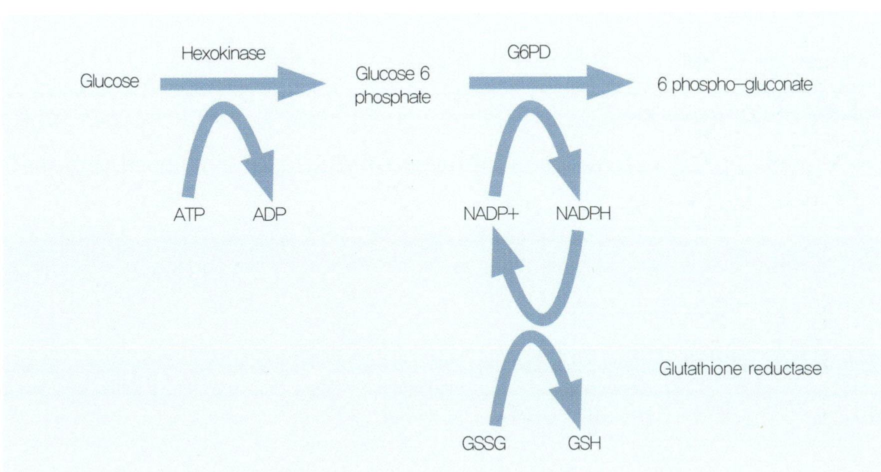

2) PK(Pyruvate kinase) 결핍증

① 해당 과정의 Embden-Meyerhof 경로에서 유전적 결함에 의한 용혈빈혈

② PK 효소 결핍 → ATP 생성장애 → 적혈구 생존기간 단축 → 용혈성 빈혈

③ 상염색체(1q21) 열성 유전, 동종 접합 또는 이중의 이형접합에 의해 유전

④ 임상 증상

- ▶ 경한 용혈성 빈혈부터 심한 용혈성 빈혈로 수혈이 필요한 경우까지 다양
- ▶ 대개 영유아기나 어린 소아기에 진단
- ▶ 중등도의 만성용혈빈혈, 황달, 경증~중등도의 비장비대, 간혹 담석 발생 등 다양

13 지중해성 빈혈 Thalassemia

1) 도말상의 특징

① 소구성(Microcytic), 저색소성(Hypochromia)

2) 빈혈의 원인

① 혈색소 한분자의 polypeptide chain 중 하나가 제대로 합성되지 못해서 생김

→ Beta-chain의 손상이 흔하며, β-thalassemia라 부름

- ▶ β-thalassemia Minor(이형접합) : 경미한 소구성 저색소성 빈혈
- ▶ β-thalassemia Major(동형접합) : 심각한 선천성 용혈성 빈혈

3) 혈액학 및 생화학적 검사결과

① β- Thalassemia Major

- ▶ microcytic, hypochromic
- ▶ anisocytosis, poikilocytosis, basophilic stippling, polychromatophilia, target cell, Howell-Jolly body, Siderocyte 출현
- ▶ RBC의 삼투압 취약성 감소
- ▶ 유핵적혈구 및 그물적혈구 수 증가
- ▶ 적혈구 삼투압 취약성 감소
- ▶ 혈색소의 전기영동 → Hb F(40~60%), A2(간혹) 증가

② β− Thalassemia Minor

- microcytic, hypochromic
- basophilic stippling, polychromatophilia, target cell, 간혹 유핵적혈구 출현
- Hb : 10~11g/dL
- 혈색소의 전기영동 → Hb F(2~6%), A2(3~7%), 나머지는 Hb A

14 낫적혈구 빈혈 Sickle cell anemia

1) 빈혈의 원인

① SS 혈색소 동형 접합형으로 발현 → 주로 흑인에게 발병

2) 임상 증상

① 삼투압 취약성 감소

② 적혈구 용적(Hct) 감소

③ 그물적혈구 증가, 혈소판 증가, 호중구 증가

④ 적혈구 침강속도(ESR) 지연

⑤ Sickle−cell preparation 시 즉각 강한 양성

- Hb S가 90% 이상
- Hb F 증가

3) 겸상적혈구성 형질(Sickle cell Trait)

① 미국 흑인 중 10% 정도에서 발견

② Hb S : 20~40%, Hb A : 60~80%

③ 정상 상태에서 낫 적혈구의 임상 증상 경미 → 특수 상황에서 증상 발현

15 M 혈색소 질환 Hemoglobin M disease

1) 빈혈의 원인

① NADH−methemoglobin 환원 효소의 결핍

② 상염색체 열성 형질로 유전

③ 후천적으로 다양한 화합물 폭로

2) 임상 증상

① 청색증(Cyanosis) → 피부와 점막이 푸른색

16 C 혈색소 질환 Hemoglobin C Disease

1) 빈혈의 원인

① 아프리카 또는 미국계 흑인 혈통의 사람들에게 주로 발생하는 유전질환

▶ 서아프리카 지역에서 17~28%, 미국 흑인의 2~3%

2) 임상 증상

① 비장비대

3) 혈액학적 검사 결과

① Normocytic, Normochromic

② Wright 염색 시 적혈구 내에서 긴 결정 발견

③ 전기영동 : Hb C (93~100%), Hb F (7% 미만)

후천성용혈성 빈혈(Acquired Hemolytic Anemia)

17 자가면역용혈성빈혈 Autoimmune Hemolytic Anemia

1) 빈혈의 원인

① 항체(혈장인자)에 의한 적혈구의 파괴 : 면역학적 변화에 의한 용혈

② 온난항체에 의한 용혈 : 전신성 홍반성 루프스, 만성림프백혈병, 결합조직 장애

③ 한랭항체에 의한 용혈 : Mycoplasma성 폐렴, 전염성 단핵구증, 발작성 한냉혈색뇨증

④ 약제에 의한 용혈 : 약제에 의해 면역 기전에 의한 용혈빈혈 초래

2) 임상 증상

① 황달, 비장 종대

3) 혈액학적 검사 결과

① MCV, MCHC의 증가

② 연전(Rouleaux) 형성

③ Anisocytosis, pokilocytosis, spherocyte, 유핵적혈구의 출현

④ 고빌리루빈혈증(Hyperbilirubinemia), Haptoglobin의 감소

⑤ Coombs' test 양성

18 발작성 한랭혈색소뇨증 Paroxysmal Cold Hemoglobinuria, PCH

1) 빈혈의 원인

① 면역계에 이상으로 온도에 따라 적혈구에 대한 항체가 생성 → 용혈

② Donath-Landsteiner 항체 생성 → 온도가 낮은 곳에서 따뜻한 곳으로 가게 되면 용혈

③ 한랭항체에 의한 용혈 : Mycoplasma성 폐렴, 전염성 단핵구증, 발작성 한냉혈색뇨증

2) 혈액학적 검사 결과

① Donath-Landsteiner 검사에서 양성

② Coombs' test에서 IgG 및 보체에 대해 약양성

③ 고빌리루빈혈증(Hyperbilirubinemia), Haptoglobin의 감소

④ Coombs' test 양성

19 발작성 야간혈색뇨증 Paroxysmal Nocturnal Hemoglobinuria, PNH

1) 빈혈의 원인

① 적혈구막의 이상으로 용혈현상이 반복되는 혈액질환

② 적혈구가 면역반응에 관여하는 보체 (complement)의 과도한 반응에 의해 발생

- ▶ 주로 야간에 잘 발생 : 주로 호흡 부족에 의한 호흡성 산혈증이 원인
  야간에 CO_2 축적 → pH 감소 → 보체 활성 → RBC 용혈
- ▶ 적혈구를 보호하는 막 단백인 CD55, CD59의 막 단백 결손으로 발생

2) 혈액학적 검사 결과

① 그물적혈구증가증, 혈소판 감소, 과립구 감소

② LAP 감소

③ 분석 방법

- ▶ Sugar water test, HAM's test
- ▶ 유세포 분석기를 통한 분석 방법 : CD 55나 CD 59에 대한 항체 분석

다혈구증(Polycythemia)

20 상대적 적혈구증가증

1) 원인

① 혈액 내 액성분(혈장)이 감소 → 상대적인 적혈구 증가

② 탈수, 신경 자극 등이 원인

2) 혈액학적 검사 결과

① 혈액내의 plasma 감소

③ 정구성(Normocytic), 정색소성(Normochromia)

④ 혈색소, 적혈구 용적, 적혈구 수 증가, 총 혈액량 감소

21 절대적 적혈구증가증

1) 이차적 적혈구 증가증 (Secondary polycythemia)

① 원인 : 기저질환에 의해서 발생

- 혈액내의 산소포화도의 감소 또는 산소운반능력 감소
- 간, 뇌하수체 등의 종양, 신장암, Cushing's disease

② 혈액학적 검사 결과

- 정구성(Normocytic), 정색소성(Normochromia)
- 혈색소, 적혈구 용적, 적혈구 수 증가, 총 혈액량 증가
- 백혈구, 혈소판 정상

2) 진성 적혈구 증가증 (Polycythemia vera)

① 원인

- 원인을 알 수 없는 만성적인 질환
- 60대 이후의 환자에서 주로 발병

② 혈액학적 검사 결과

- 정구성(Normocytic), 정색소성(Normochromia)
- Anisocytosis
- 범혈구 증가증(주로 호중구며 호산구, 호염기구 증가)
- 그물적혈구 수 증가, 적혈구 침강 속도 감소
- LAP의 증가
- 비타민 B_{12} 결핍증 증가

CHAPTER 03

적혈구계 질환 핵심 문제

01 재생불량성 빈혈 환자의 말초혈액 도말상에서 볼 수 있는 적혈구의 형태는?

① 대부분 큰적혈구가 관찰된다.
② 대부분 작은 적혈구가 관찰된다.
③ 대부분 정상 크기의 적혈구가 관찰된다.
④ 대부분 고색소성을 보이는 적혈구가 관찰된다.
⑤ 대부분 저색소성을 보이는 적혈구가 관찰된다.

02 재생불량빈혈 환자의 최종 진단을 위해 실시하는 검사는?

① 골수생검 검사 ② 뇌척수액 검사
③ 적혈구 수 검사 ④ 그물적혈구 수 검사
⑤ 혈색소 전기영동 검사

03 빈혈 소견을 보이는 환자가 내원하였다. 혈액검사 결과 말초혈액도말에서 대부분 정상 적혈구의 형태를 보였다면 예상되는 질환은?

① 지중해빈혈 ② 철결핍빈혈
③ 낫적혈구빈혈 ④ 재생불량빈혈
⑤ 거대적혈모구빈혈

04 DNA 합성장애로 인한 빈혈환자의 말초혈액 도말표본에서 특징적으로 나타나는 혈구는?

① 골수구 ② 띠호중구
③ 형질세포 ④ 과분엽호중구
⑤ 비정형림프구

05 진성적혈구증가증(polycythemia vera)의 특징으로 옳은 것은?

① 혈색소량이 감소한다.
② 백혈구 수가 감소한다.
③ 작은 적혈구를 보인다.
④ 적혈구용적률이 증가한다.
⑤ 고색소성 적혈구가 보인다.

참고

진성적혈구증가증은 원인불명으로 적혈구형성인자와는 무관하며 적혈구 수, 혈색소량 및 적혈구용적률 증가, 정구성, 정색소성을 보이며, 백혈구 수 증가 및 호중구의 증가와 혈소판 수가 증가하는 것이 특징이다.

정답

01	02	03	04	05
③	①	④	④	④

06 지중해빈혈(Thalassemia)의 감별과 확인을 위한 검사법은?

① 골수 검사 ② 용해도 검사
③ 혈청 철 검사 ④ 삼투압취약성 검사
⑤ 혈색소전기영동 검사

07 한랭응집소 질환을 앓고 있는 환자의 검체가 도착했다. 자동혈구분석기로 분석 시 나올 수 있는 오류는?

① 백혈구 수 증가
② 적혈구 수 증가
③ 적혈구용적률(Hct) 증가
④ 평균적혈구용적(MCV) 증가
⑤ 평균적혈구혈색소농도(MCHC) 감소

08 적혈구의 분화성숙 과정에서 DNA의 합성장애로 인해 발생하는 질환은?

① 악성빈혈 ② 지중해성빈혈
③ 재생불량성빈혈 ④ 태아적아구증
⑤ 철결핍성빈혈

09 재생불량성 빈혈 환자의 말초혈액 도말상 적혈구 형태 연결로 옳은 것은?

① microcytic, hypochromic
② macrocytic, hypochromic
③ macrocytic, hyperchromic
④ microcytic, normochromic
⑤ normocytic, normochromic

10 적혈구 저항성이 강하고, 적혈구 막에 유리 콜레스테롤과 lecithin이 축적된 경우 높게 나타나며, 지중해성 빈혈에 다수 출현하는 혈구는?

① 겸상적혈구(sickle cell)
② 표적적혈구(target cell)
③ 유극적혈구(acanthocyte)
④ 누적적혈구(Dacryocyte)
⑤ 구순적혈구 (stomatocyte)

11 악성빈혈에서 특징적으로 관찰되는 이상 적혈구는?

① 소구성 적혈구 ② 표적적혈구
③ LE Cell ④ 대구성 적혈구
⑤ 겸상 적혈구

12 Macrocytic normochromic anemia에 속하는 것은

① 철적혈모구성 빈혈
② 철결핍성 빈혈
③ 지중해성 빈혈
④ 악성빈혈
⑤ 재생불량성 빈혈

13 Microcytic hypochromic anemia에 속하는 빈혈은?

① 악성빈혈 ② 철결핍성 빈혈
③ 지중해성 빈혈 ④ 철적혈모구성 빈혈
⑤ 재생불량성 빈혈

정답

6	7	8	9	10	11	12	13
⑤	④	①	⑤	②	④	④	②

14 유전적인 적혈구 막 단백의 이상으로 발생되는 빈혈은?

① 악성빈혈
② 철결핍성 빈혈
③ 유전성구상적혈구 빈혈
④ 철적혈모구성 빈혈
⑤ 재생불량성 빈혈

15 빈혈 분류중 소구성 저색소성(microcytic hypochromic)에 속하는 것은?

① 급성출혈
② 용혈성빈혈
③ 거대적혈모세포빈혈
④ 철결핍빈혈
⑤ 재생불량빈혈

16 대구성 빈혈에 속하는 것은?

① 악성빈혈 ② 만성빈혈
③ 지중해빈혈 ④ 철결핍빈혈
⑤ 철적혈모세포빈혈

17 철적혈모세포빈혈 (Sideroblastic anemia)의 원인은?

① 철의 과잉소비 ② 철의 흡수불량
③ 저장철 감소 ④ Heme 합성의 이상
⑤ Globin 합성의 이상

18 철결핍빈혈에 대한 설명으로 맞는 것은?

① TIBC 증가 ② SI증가
③ 혈청 ferritin증가 ④ MCH 증가
⑤ MCV증가

19 TIBC 증가, SI 감소, 소적혈구, 저색소적혈구를 보일경우 의심되는 질환은?

① 악성빈혈 ② 만성빈혈
③ 지중해빈혈 ④ 철결핍빈혈
⑤ 철적혈모구빈혈

20 정구성 정색소성 빈혈에 속하는 경우는?

① 재생불량빈혈 ② 철적혈모구빈혈
③ 악성빈혈 ④ 비타민 B_{12} 결핍
⑤ 지중해빈혈

21 재생불량 빈혈의 적혈구 형태는?

① 소구성 저색소성 ② 정구성 정색소성
③ 정구성 저색소성 ④ 소구성 정색소성
⑤ 대구성 정색소성

22 DNA 합성장애로 인한 거대적혈모구 빈혈의 검사소견은?

① 범혈구 증가 ② 과분엽호중구 증가
③ 그물적혈구 증가 ④ MCV감소
⑤ 낫적혈구 증가

23 소구성 저색소성 혈구상을 보이며, 총철결합능(TIBC)가 증가하였고, 혈장철(SI)은 감소되었다. 예상되는 빈혈은?

① 재생불량빈혈 ② 철결핍빈혈
③ 악성빈혈 ④ 철적혈모구빈혈
⑤ 지중해빈혈

정답

14	15	16	17	18	19	20	21	22	23
③	④	①	④	①	④	①	②	②	②

24 **유전구형적혈구증의 특징으로 틀린 것은?**

① 적혈구 막 단백질 spectrin의 결핍
② 빌리루빈 증가
③ 말초에 그물적혈구 증가
④ 삼투압에 저항성이 강함
⑤ 골수에서 M/E ratio 증가

25 **겸상적혈구빈혈의 특징으로 옳은 것은?**

① 적혈구 삼투압취약성 증가
② Hb A에 비해 용해도가 높다.
③ 헤모글로빈 F의 증가
④ 적혈구 침강속도 연장
⑤ 말초혈액에 그물적혈구 감소

26 **악성빈혈(pernicious anemia)에 대한 설명으로 틀린 것은?**

① 과분엽 호중구
② 혈소판 감소증
③ Vit. B_{12} 결핍
④ 범혈구 감소증(Pancytopenia)
⑤ 말초에 그물적혈구 증가

27 **진성적혈구 증가증의 특징은?**

① 백혈구 수 감소
② 그물적혈구 수 증가
③ erythropoietin 증가
④ 혈소판 수 감소
⑤ 총 혈액량 감소

28 **상대적 적혈구 증가증의 원인은?**

① erythropoietin 증가
② 탈수
③ 신장암
④ 골수증식성질환
⑤ 혈장증가

29 **감염된 적혈구의 세포질 내에 Schuffner's dot이 나타나는 말라리아는?**

① 삼일열 말라리아
② 사일열 말라리아
③ 열대열 말라리아
④ 난원형 말라리아
⑤ 삼일열과 열대열 말라리아

30 **겸상적혈구성 빈혈 시 가장 많이 보이는 혈색소는?**

① Hb A1 ② Hb A2
③ Hb F ④ Hb S
⑤ Hb C

31 **Schilling 시험은 다음 어느 질환의 진단에 사용되는가?**

① 용혈성 빈혈 ② 철결핍성 빈혈
③ 재생불량성 빈혈 ④ 지중해성 빈혈
⑤ 악성 빈혈

32 **적혈구와 백혈구 및 혈소판이 모두 증가하는 질환은?**

① 빈혈 ② 지반병
③ 백혈병 ④ 진성다혈구증
⑤ 백혈병유사반응

정답

24	25	26	27	28	29	30	31	32
④	④	⑤	②	②	①	④	⑤	④

Chapter 04

백혈구계

1 백혈구의 분류

1) 과립구(Granulocyte)

① 호중구(Neutrophil) : 식균 작용, 탐식 능력, 급성 화농성 질환 시 증가

② 호산구(Eosinophil) : 독소 중화, allergy, 기생충 감염 시 증가, 섬유소용해효소 활성화

③ 호염기구(Basophil) : Histamin, Heparin 운반

2) 무과립구(Nongranulocyte)

① 림프구(Lymphocyte) : Blast Transformation, 항체 형성

② 단구(Monocyte) : 식균 작용, 말초혈액에서 가장 큼, 림프구에 항원 제공

2 과립구계 백혈구의 성숙과정 및 특징

명 칭	형 태	특 징
골수모구 (Myeloblast)	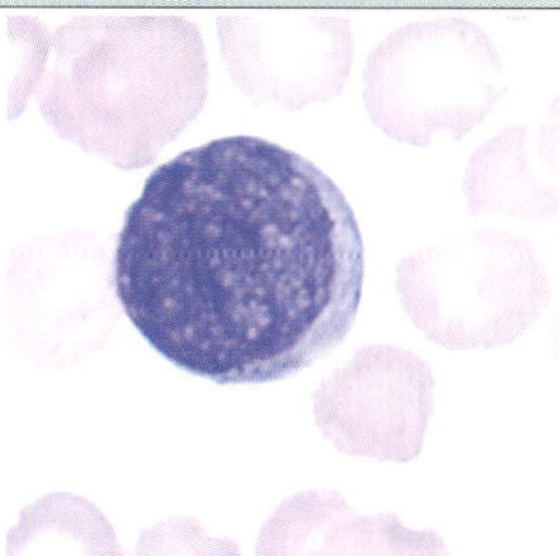	① Size : 15～20㎛ ② 핵 : 대형, 난원형 / 핵소체 : 2～5개 ③ 염색질 : 섬세하고 적자색 ④ 세포질 : 과립 없음 ⑤ N/C ratio = 7:1 ⑥ CD34, CD33, CD13 ⑦ 급성백혈병에서 Auer body 관찰
전골수구 (Promyelocyte)	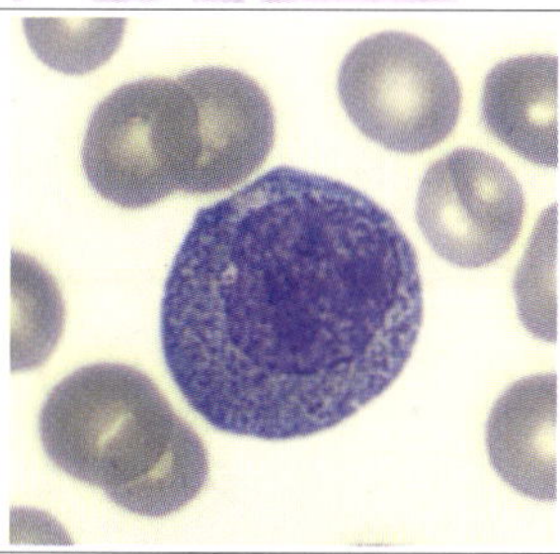	① Size : 15～21㎛ ② 핵 : 원형 혹은 난원형으로 편재 ③ 핵소체 : 분명치 않음 (간혹 1～3개) ④ 염색질 : 약간 농축 ⑤ 세포질 : 비특이적인 1차 과립이 존재 ⑥ N/C ratio = 4:1 ⑦ AML M3에서 faggot cell이 나타남
골수구 (Myelocyte)	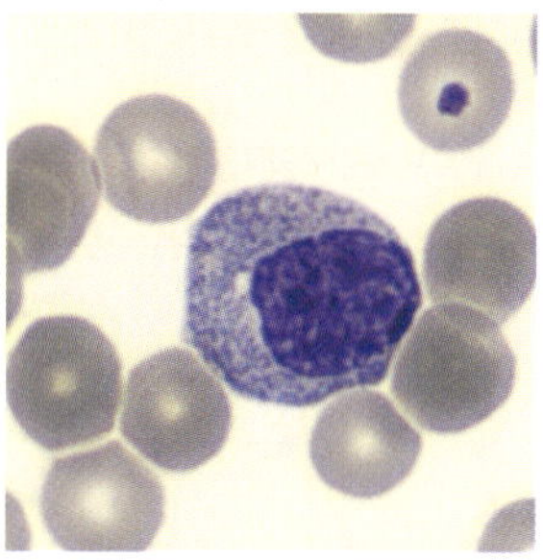	① Size : 12～18㎛ ② 핵 : 원형 혹은 난원형 / 핵소체 : 없음 ③ 염색질 : 농축 ④ 세포질 : 특이적 과립 출현 (과립구 분류 시작) ㉮ 호중구(Neutrophilic) : 중성 색조, pink ㉯ 호산구(Eosinophilic) : 산성 색조, 적색 ㉰ 호염기구(Basophilic) : 염기성 색조, dark blue ⑤ N/C ratio = 2:1
후골수구 (Metamyelocyte)	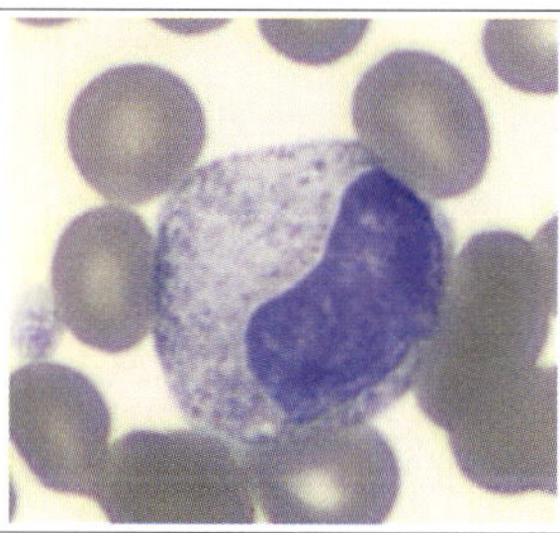	① Size : 10～15㎛ ② 핵 : 농축, 편재, 만입(신장모양) ③ 염색질 : 불규칙, 농축(두껍거나 엷게 농축) ④ 세포질 : 풍부하며 pink색으로 염색 ⑤ N/C ratio = 1:1
간상핵구 (Band Cell)	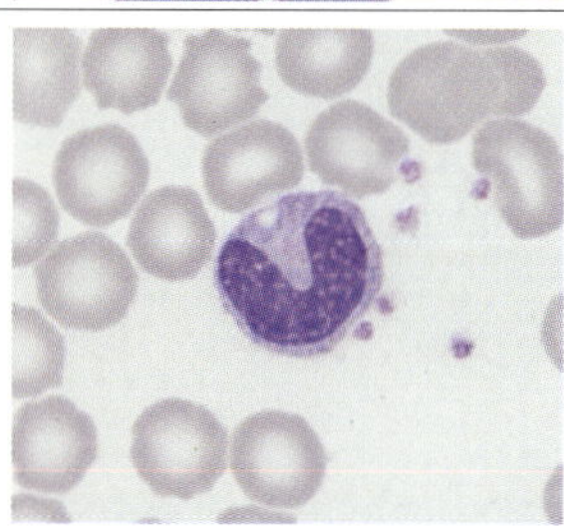	① Size : 9～15㎛ ② 핵 : 길게 만곡(말 발굽 모양) ③ 염색질 : 연속, 조밀 ④ 세포질 : 염색성이 없고 특수과립 ⑤ N/C ratio = 1:2

명 칭		형 태	특 징
과립구 (granulocyte)	호중구 (Neutrophil)	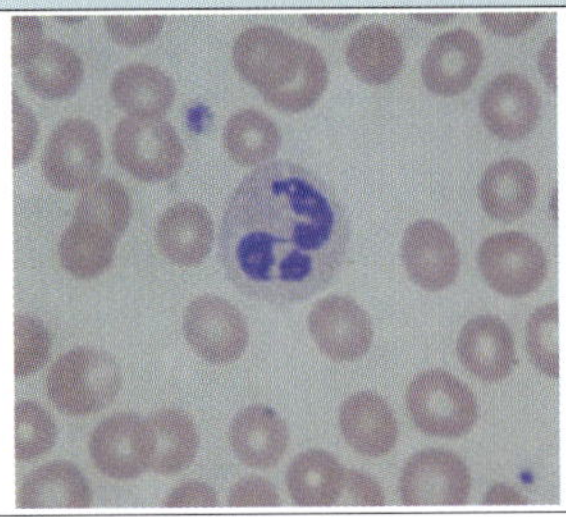	① Size : 9~15㎛ ② 핵 : 3~5개 분엽(6개 이상 과분엽) ③ 악성 빈혈 시 핵이 6개 이상 되는 과분엽 증상 ④ 농축된 염색질 ⑤ 바이러스 감염 시 감소 ⑥ N/C ratio = 1:2
	호산구 (Eosinophil)	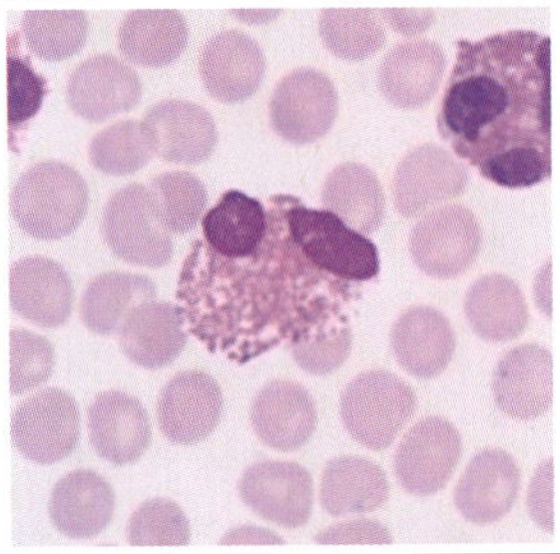	① Size : 9~15㎛(호중구보다 약간 크다.) ② 핵 : 보통 2분엽(3개 이상 과분엽) ③ 악성 빈혈 시 핵이 3개 이상 되는 과분엽 증상 ④ 과립 : 오렌지색의 균일한 크기로 대형 ⑤ 항원, 항체 복합물 탐식 – allergy 반응억제 ⑥ Allergy 반응 때의 basophil의 histamine 방출 억제(조직 손상 작용 방지)
	호염기구 (Basophil)	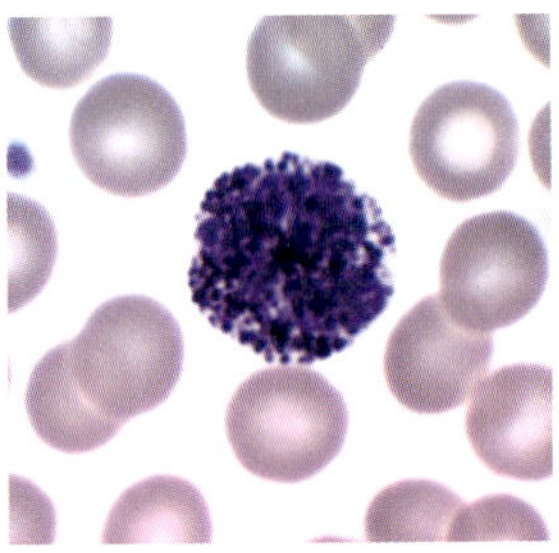	① Size : 9~15㎛(호산구보다 약간 작다.) ② 핵 : 만입, S자, 핵위에 Granule – 핵 관찰 불가 ③ 과립 : Granule의 size가 다양 (violet granule) ④ Basopilic granule은 수용성 ⑤ 과립 중 heparin histamine 함유 ⑥ Allergy 반응 관여 ⑦ Histamine 방출 – 담 마진, 기관지 천식 등

1) 호중구의 성숙과정

Pluripotential stem cell → Myeloid stem cell → CFU–GEMM → CFU–GM

↓

CFU–G → Myeloblast → Promyelocyte → Myelocyte

↓

Band neutrophil → Segmented neutrophil

2) 호중구의 분포

① 골수 : 골수모구부터 분엽호중구까지 모든 세포가 존재

▶ 간상핵구와 분엽호중구 : 순환혈액의 25배

② 말초혈액 : 간상핵구와 분엽호중구가 존재 (1 : 10 비율)
- ▶ 순환과립구 풀(CGP) : 변연 과립구 풀(MGP) = 50 : 50
- ▶ 백혈구 수 계산 시 순환과립구 풀(CGP)에 있는 백혈구들만 계산
- ▶ 간상핵구의 비 증가 : 백혈구의 좌방이행(Shift to left)
- ▶ 과분엽 호중구의 출현 : 백혈구의 우방이행(Shift to right)

3) 호중구의 과립

① 1차 과립 : Primary or non-specific or azurophilic granules

② 2차 과립 : Secondary or specific granules

4) 호중구의 증가 및 감소

① 호중구증가증(Neutrophilia) : 절대호중구 수가 7.0×10^9/L 이상으로 증가된 경우
- ▶ 생리적으로 변동이 심하여 시간에 따라 차이가 있을 수 있음
- ▶ 극심한 운동, 약물 투여 : 변연풀 호중구 → 순환풀로 이동 → 백혈구 수 증가

② 호중구감소증(Neutropenia) : 절대호중구 수가 $1.0\sim1.5\times10^9$/L 이하로 감소된 경우
- ▶ 골수에서의 생산 감소
- ▶ 원인 : 항암 화학 치료, 항생제 등의 약물 치료, 방사능, 독소 등

5) 호산구 및 호염기구

① 호산구의 분포 : 변연풀로 들어가면 순환풀로 나오지 못함 → 순환 호산구는 전체의 1%

② 호염기구의 분포 : 말초혈액 백혈구의 0.5~1%
- ▶ 비만세포(mast cell) : 조직이나 골수에서 보이는 호염기성 세포

3 무과립구계 백혈구의 성숙과정 및 특징

단핵구계

명 칭	형 태	특 징
단핵모구 (Monoblast)	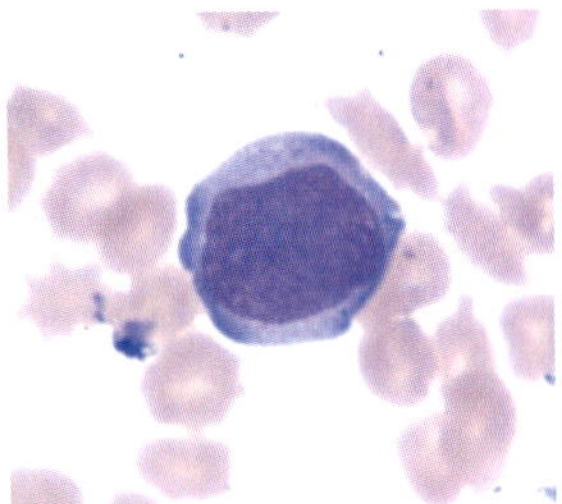	① 크기 : 14~18㎛ ② 핵 : 원형 or 난원형, 만입, 핵소체는 1~2개, 연한 청자색 ③ 세포질 : 약간의 azure 과립을 가지고 있으며, 담청색 내지 회색으로 염색 ④ auer 소체 및 PAS 양성 → 급성골수구성백혈병(AML) 시사
전단핵구 (Promonocyte)	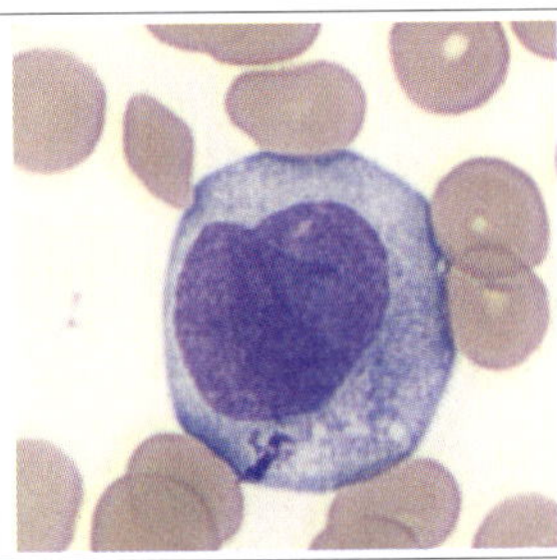	① 크기 : 15~20㎛ ② 핵 : 난원형 or 원형, 대형, 만입 ③ 세포질 : 엷은 회청색, azure 과립을 가짐
단핵구 (Monocyte)	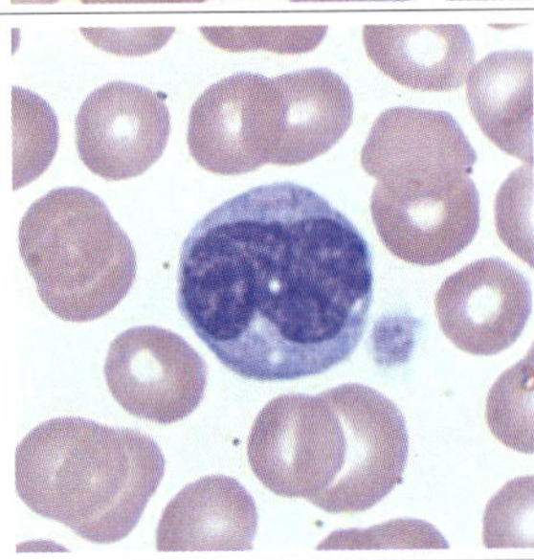	① 크기 : 14~20㎛ ~ 30~40μm 다양 ② 핵 : 편재, 중앙, 대부분 콩팥모양으로 분엽 ③ 세포질 : 미세한 azure 과립, 공포 ④ 핵의 농축도가 가장 낮음 ⑤ 말초혈액내에서 가장 큼 * Tart cell : Monocyte가 식균한 후에 남은 잔존물이 있는 세포
대식세포 (Macrophage)	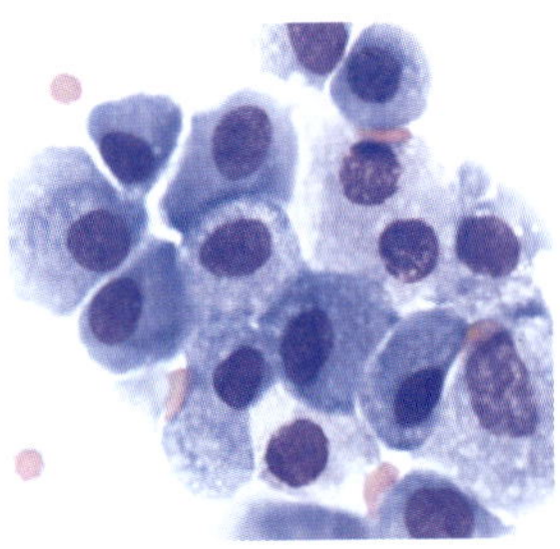	① 크기 : 30~40㎛ ② 핵 : 난원형, 핵소체는 1~2개 ③ 세포질 : 담회색, 청색 반점, azure과립 ④ 단핵구의 가장 성숙한 단계의 세포 ⑤ 조직 및 골수에서 발견 → 조직구(Histiocyte)

림프구계

명 칭	형 태	특 징
림프모구 (Lymphoblast)	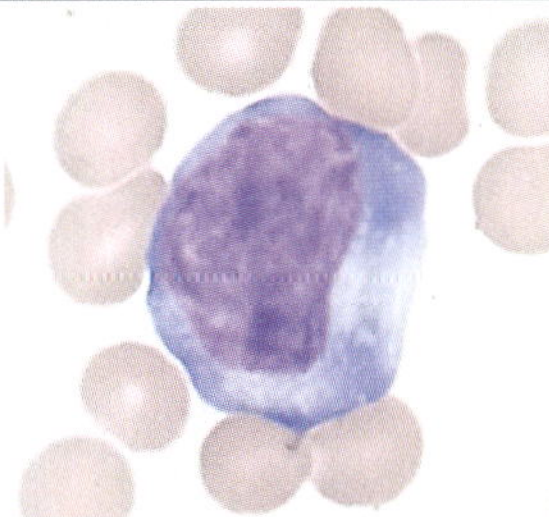	① 크기 : 10~18㎛ ② 핵 : 중앙, 원형 or 난원형, 명료, 윤곽이 분명한 1~2개의 핵소체 ③ 세포질 : 과립은 없고, 세포의 주변은 암청색
전림프구 (Prolymphocyte)	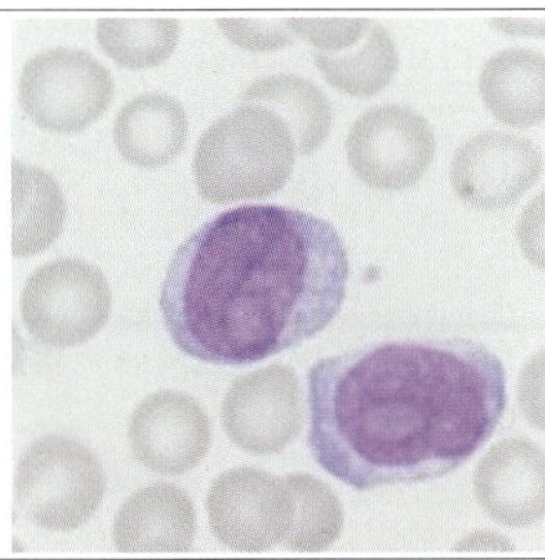	① 크기 : 15~18㎛ ② 핵 : 난원형, 약간 만입, 희미한 핵소체, 염색질은 조금 농축, 모자이크상 ③ 세포질 : 약간의 azure과립, 공포
림프구 (Lymphocyte)	Small Lymphocyte 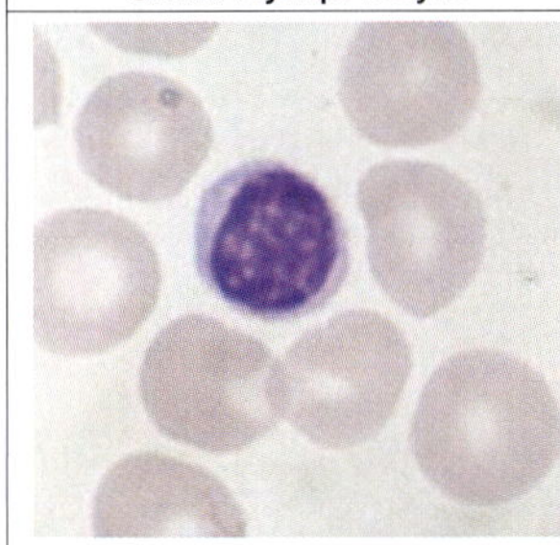 Large Lymphocyte 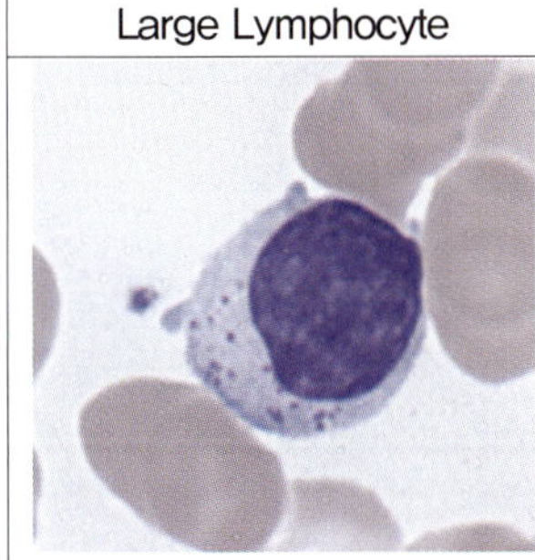	① P.B 20~40% : 성인, 성인<소아 ② B.M 5~15% ③ 면역 반응의 주체적 세포 ⑨ 증가 : 감염성 단핵구증 ④ 감소 : TB, 호킨스 질환 – 소림프구(Small Lymphocyte) ⑤ 크기 : 8~10㎛ ⑥ 핵 : 원형 or 난원형, 핵소체 불분명 ⑦ 세포질 : light(sky) blue – 대림프구(Large Lymphocyte) ⑧ 크기 : 12~16㎛ or 17–30㎛ ⑨ 핵 : 난원형, 울퉁불퉁 만입, 중앙 or 편재 핵소체 불분명 ⑩ 세포질 : 회색 or 담청색 ⑪ 30~60% 세포에 azurophilic 과립, 공포
형질세포 (plasma cell)	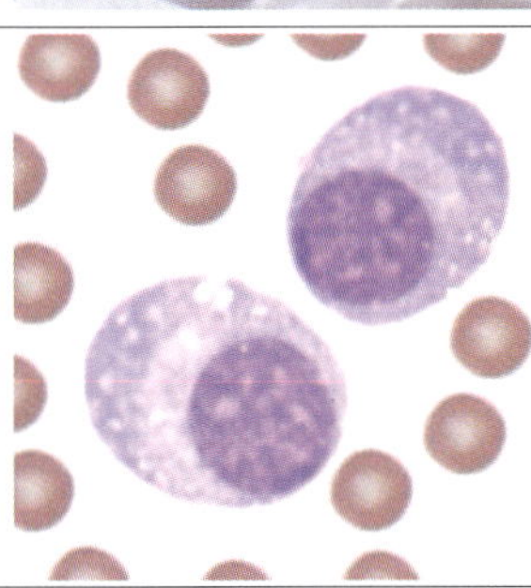	① 크기 : 8~20㎛ ② 핵 : 편재, 염색질은 거친 차륜 모양 ② 세포질 : 풍부, RNA에 의한 호염기성 ③ 형질세포의 이상 형태 : Grape cell, flame cell, Russell body, Dutcher body 등 ④ 정상적으로는 말초혈액에 존재하지 않음

1) 단핵구계의 성숙과정

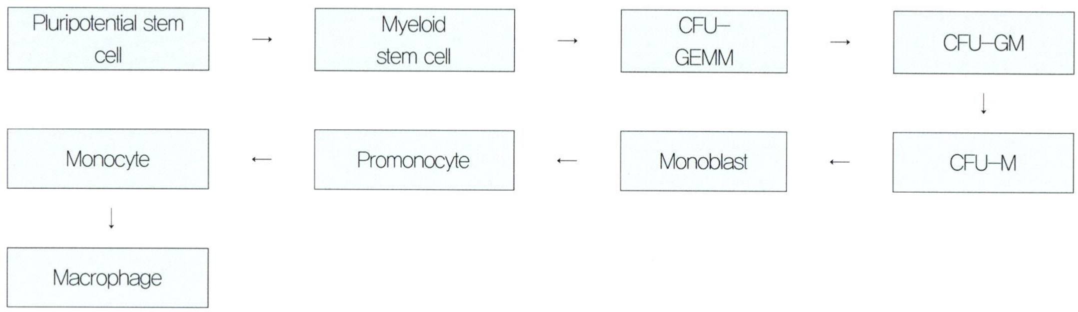

2) 단핵구의 역학 및 기능

① 항원제시(antigen presentation)

② 탐식작용(Phagocytosis)

③ 세균의 성장억제 또는 죽임

④ 암세포의 성장억제 또는 세균용해(Cytolysis)

⑤ 분비기능 : Interferon, Plasminogen activator

⑥ 혈관생성 자극 및 상처치유

3) 림프구계의 성숙과정

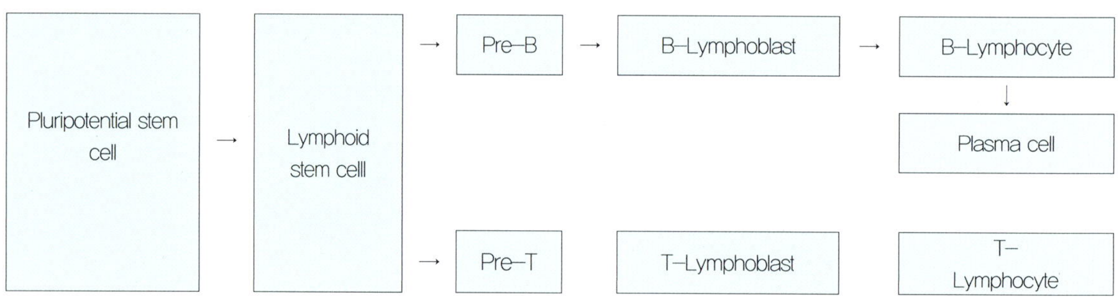

4) 림프구의 역학 및 기능

① 재 순환 : 대부분 림프절 등 림프 조직 출입 반복 작용

② 림프구계의 발생 및 분화

- ▶ 1차 림프구 조혈기관 : 골수(B림프구), 흉선(T 림프구)
- ▶ 2차 림프구 조혈기관 : 림프절, 림프조직 (B 림프구, T 림프구)
- ▶ 골수와 흉선에서 림프구생성 자극 → 2차 림프기관에서 성숙

③ 림프구 아집단의 기능

▶ B-lymphocyte

- 말초혈액 중 약 10~20%
- 표재성 면역 globulin으로 IgG, IgA, IgM, IgD를 가지며
- Epstein-barr virus (EBV)항원 수용체도 가짐
- 체액성 면역
- B세포의 마지막 단계는 Plasma cell로 성숙

▶ T-lymphocyte

- 말초혈액 중 약 70~80%
- 특징적인 표식인자는 B세포의 IgG에 대응하는 T세포수용체(TCR)
- 세포성 면역
- 면양적혈구와 반응시 Rosette formation 형성

▶ Null-lymphocyte 및 K-lymphocyte

- 말초혈액 중 약 10%

* 림프구의 표지 항원

세포의 종류		표지 항원
B-림프구	BCR(B cell receptor)	CD19, CD20
	C3d 수용체	CD21
T-림프구	TCR(T cell receptor)	CD3
	LFA-3 수용체	CD2
	조력 T-림프구(T-helper)	CD3, CD4
	세포독성 T-림프구(T-cytotoxic)	CD3, CD8
	억제 T-림프구(T-suppressor)	CD3, CD4, CD8
자연살해 세포(NK-cell)		CD16, CD56

5) 형질세포

① 형질세포의 성숙과정

Plasmoblast → Proplasmocyte → plasmocyte

② 형질세포의 분포 및 기능

▶ Lympocyte의 B cell에서 유래 - 정상혈액에서는 발견되지 않음

- ▶ 핵은 편재성이며, 염색질은 거칠고 차륜 모양(cart wheel)
- ▶ 골수, 림프절, 지라, 조직세포(histiocyte) 등에서 발견
- ▶ 형질세포의 이상 형태 : Russell 소체

4 백혈구의 기능 및 특징

1) 백혈구의 기능

① 주화성(Chemotaxis)

- ▶ 화학주성물질(활성화된 보체, 세균, 세균대사 물질)쪽으로 유도
- ▶ 감염으로 인한 농이 생길시 집결

② Phagocytosis

③ 살균능 : Peroxidase에 의함

2) CSF(Colony stimulating factor)

① 백혈구 형성 자극 인자

② Hormone 일종

③ Endotoxin의 단핵구(대식 세포)에서의 생산 분비를 증가

3) 백혈구의 분포

① Neutrophil band : 3~5%

② Neutrophil : 55~60%

③ Lymphocyte : 30~40%

④ Monocyte : 3~8%

⑤ Eosinophil : 1~3%

⑥ Basophil : 0~1%

4) 과립구 성숙에 따른 일반적인 형태변화

① Chromatin(염색질)이 섬세한 것이 거칠어짐

② 핵소체는 아주 미숙한 세포에서 출현하고 성숙하면 소실함

③ 핵은 미숙하면 거의 원형이거나 난원형이고, 성숙하면서 함몰 또는 분절됨

④ 세포질의 염색성은 청색이던 것이 옅어지고 등적색(bulish~pink)이 됨

⑤ 과립은 성숙하면서 비특이적인 과립, 다음으로 특이과립(Specific granule)이 출현

⑥ N/C ratio는 점점 작아짐

⑦ Peroxidase 염색에서 골수모구는 일부 음성, 전골수구 이하는 대부분 양성

5 백혈구의 이상 형태

분 류	특 징
중독과립(Toxic granulation) 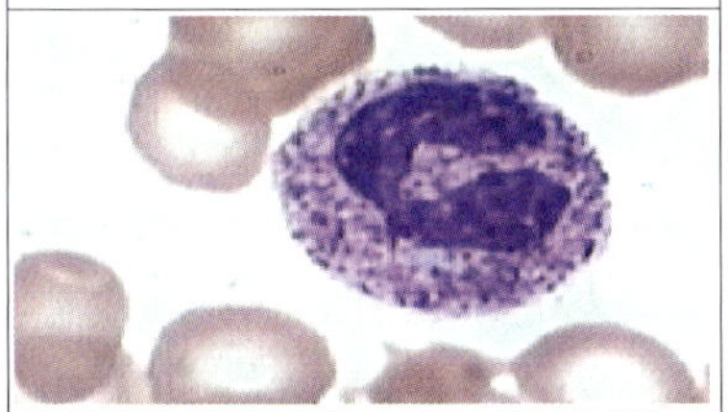	① 감염증, 약물중독, 심한 화상, 악성종양 상태 ② 분엽핵 호중구의 세포질에 흑청색 과립 ② Lysosomes 또는 면역복합
될 소체(Dőhle body) 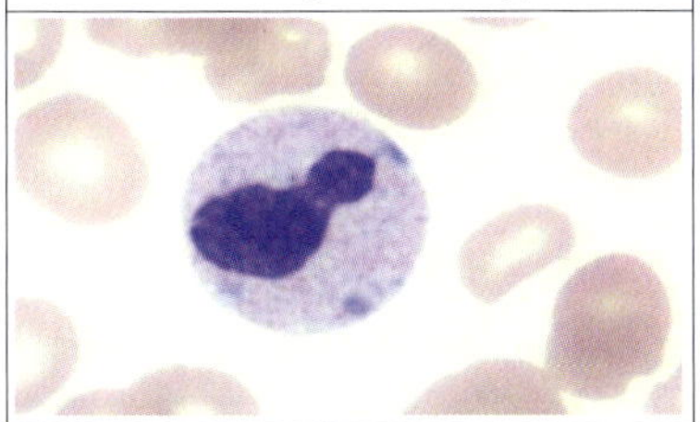	① 연한 청색으로 염색되는 호중구의 세포질 내 봉입물 ② ribosome이나 조면세포질 세망(rER)의 잔유물 ③ 세균 감염, 화상, 독성 물질 노출, 암 등에서 관찰 ④ May-Hegglin 이상에서도 관찰(Döhle 소체 약간 다름)
아우어 소체(Auer body) 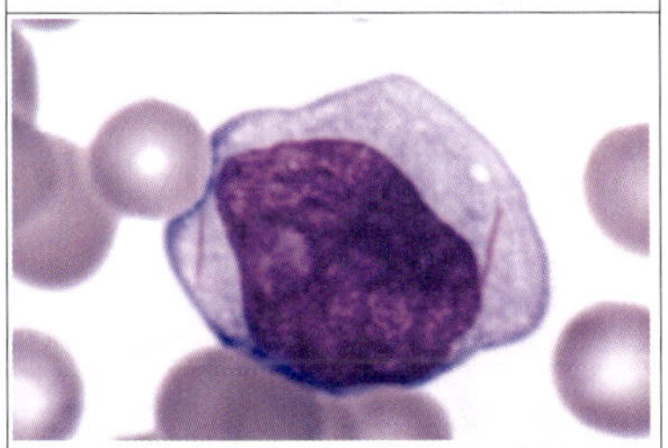	① Lymphoblast에는 나타나지 않음 ② 급성 골수성 백혈병에서 관찰됨 (골수모구, 전골수구, 골수구, 단핵모구) ③ 가늘고 긴 막대모양의 구조를 한 적색의 봉입물 ④ Auer 소체가 다발로 존재 : 파곳세포(faggot cell) → 급성 전골수성 백혈병
Alder-Reilly 과립이상 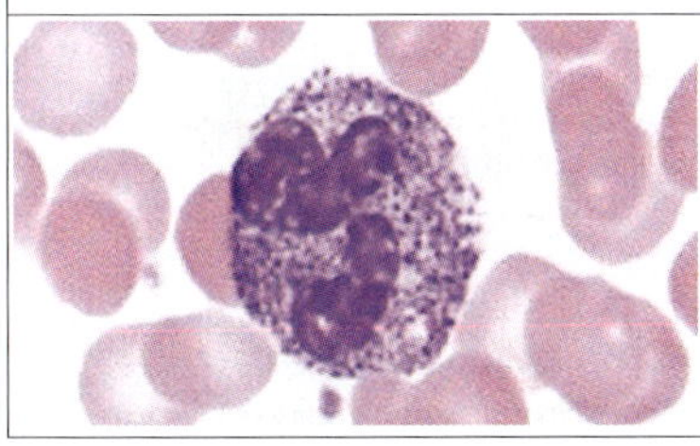	① 호중구의 핵분엽이 2개 이하인 저분엽 상태 ② 점액 다당류를 분해하는 효소의 결핍 → 유전성 질환 ③ Toxic granulation(중독과립) 과립크기가 크다.

분 류	특 징
Chediak-Higashi 증후군 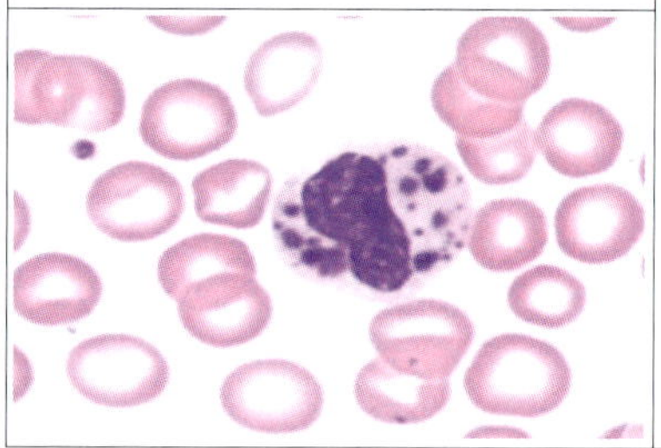	① 상염색체 열성 질환 ② 백색증, 출혈성 질환을 일으킴 ③ 과립구, 단핵구, 림프구에 대형의 용해소체 과립 함유 ④ 크기 및 색조는 다양(청색~적색) ⑤ 호중성구내에 대형의 봉입체
May-Hegglin 이상 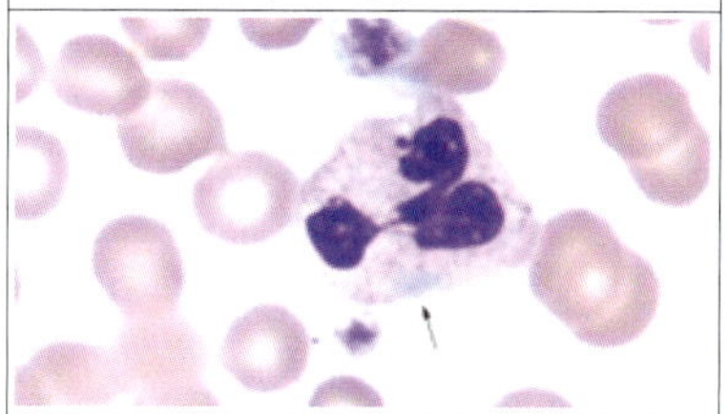	① 호중구의 X염색체가 불활성화된 것으로 여성에서 주로 나타남 ② 성염색체에 이상이 있는 XXY 남성에서도 종종 관찰 ③ 호중구에 푸른색 봉입체, 거대 혈소판, 혈소판 감소증
공포(Vacuolation) 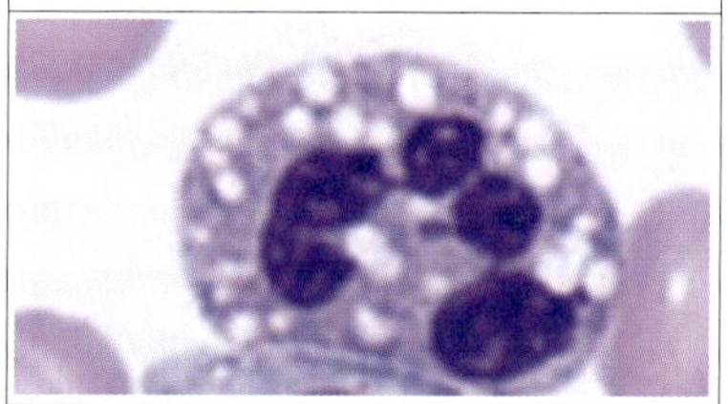	① 패혈증, 면역복합체 질환, 중독과립 동반 ② 알코올중독증에서도 보임 ③ 지방변성 혹은 autophagosomesa에 의한 것
압좌세포(Basket cell) 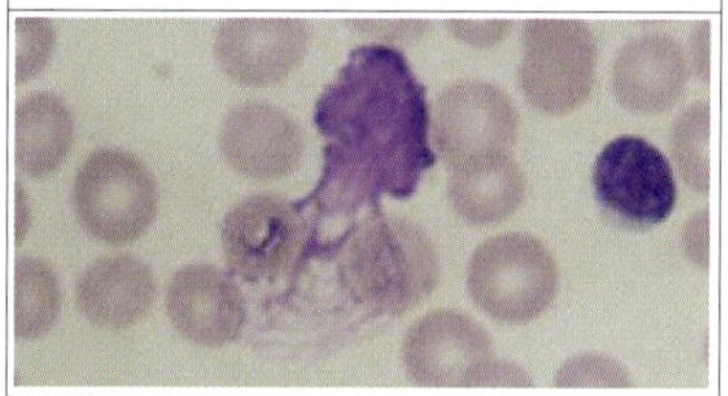	① Smudge cell ② 눌려 찌그러진 세포 ③ 만성림프구성 백혈병(CLL)에서 주로 나타남
핵과분절(Hypersegmentation) 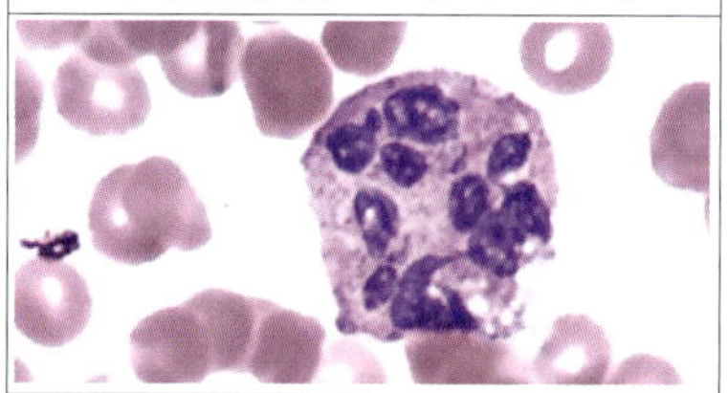	① 핵이 다수(6~10개)로 분절 (호산구, 호염기구도 과분절 보임) ② 악성 빈혈에서 많이 보임(우방이행 시) ③ 만성 빈혈, Down 증후군에서도 관찰
Pelger-Huët 이상 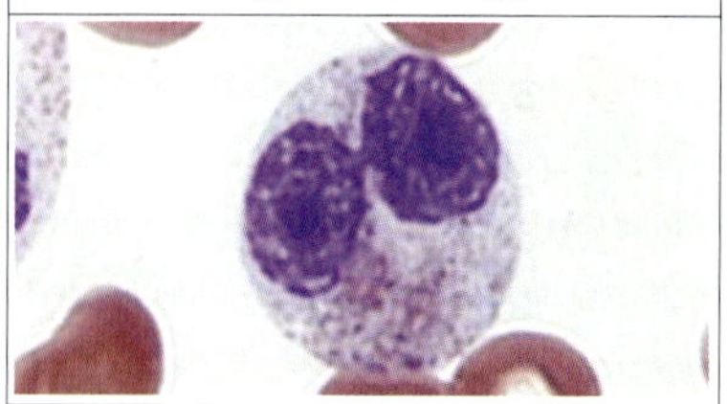	① 호중구의 핵 분절이 감소 ② 보통 2분절의 핵(둥근 안경 모양 또는 땅콩모양) ③ 유전성 질환

분　　류	특　　징
북체 소체(Drum stick) 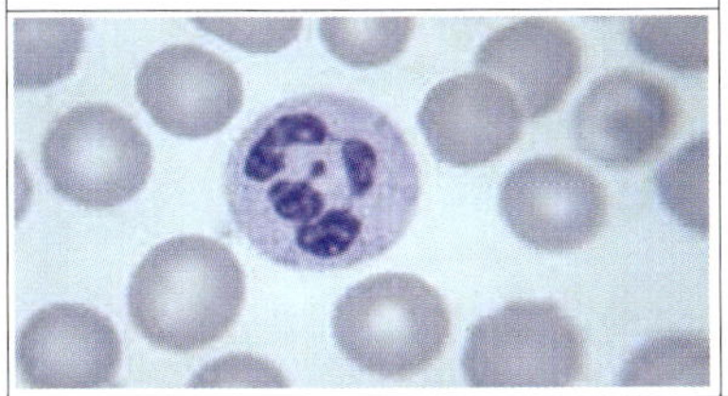	① 여성에게 나타남(호중구의 X염색체가 불활성) ② 성염색체에 이상이 있는 XXY 남성에서도 관찰 → barr body ③ 미세한 가닥에 의해 핵엽에 부착
LE 세포(LE cell) 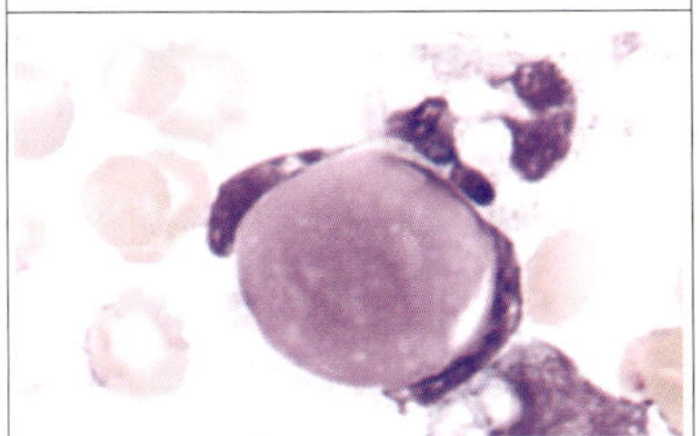	① SLE 환자(전신홍반 루푸스)의 invitro검사에서 관찰됨 ② LE factor(핵붕괴) → LE body(균질한 덩어리) → LE cell(LE body를 호중구가 탐식) ③ 세포질내 연한자색의 균질성 구형 봉입체 (주로 호중구) ④ LE cell 발견 시 rosette현상 ⑤ 자가면역질환에서 흔히 발견 ⑥ Tart cell과 구별 : Tart cell – 정상적인 단구의 핵 탐식
머리카락 세포(Hairy cell) 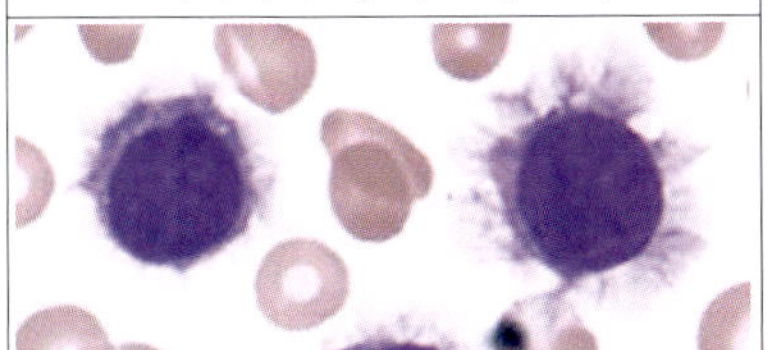	① 이상 단핵 세포 ② 세포질이 섬모 모양으로 머리카락처럼 뻗어 있음 ③ 주석산 저항검사에서 강 양성
세자리 세포(Sézary cell) 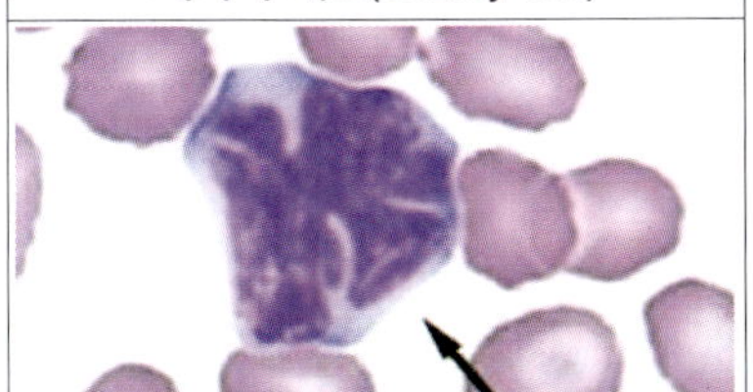	① 악성림프종과 같은 백혈병에서 발견 ② 핵은 주름이 잡혀있거나 갈라져있음 ③ 세포막성 특징은 T–림프구와 유사 ④ 말초혈액 도말 표본에서는 대개 보이지 않음
비정형 림프구 (Atypical lymphocyte) 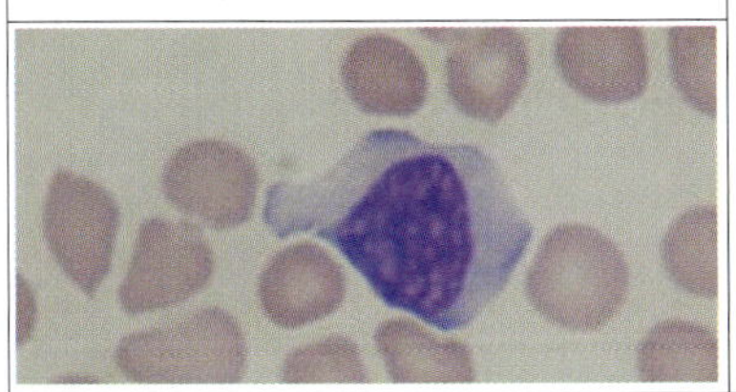	① Virus 감염 시 증가 (감염성 단핵구증) ② = Türk cell = virocyte = Downey cell = Immunocyte ③ 종류 ㉮ I형 : Monocyte와 유사 ㉯ II형 : Plasmocyte와 유사 ㉰ III형 : lymphoblast와 유사

분 류	특 징
조골 세포(Osteoblast) 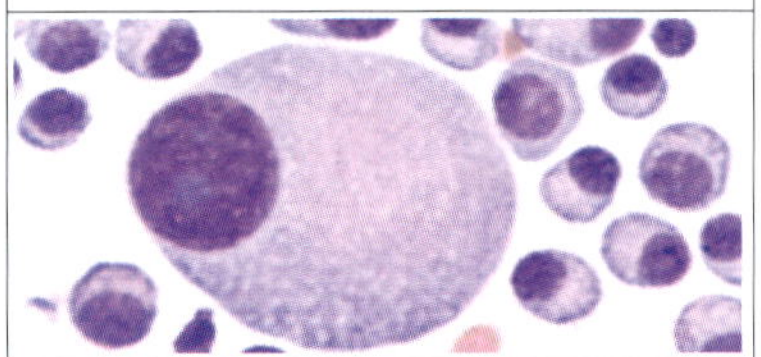	① 핵 염색질은 조밀한 망상 구조 ② 수 개의 청색 핵소체, 심한 핵 편재 ③ 형질세포와 비슷, 무리를 지어 발견 ④ 암종의 골수 전이
리이더 세포(Rieder cell) 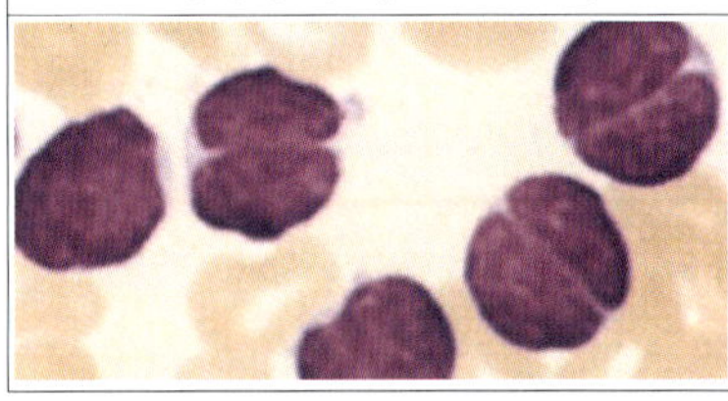	① 핵막이 불규칙하고 핵이 갈라진 야구 글러브 모양 ② 만성림프구성백혈병(CLL)에서 발견 ① 핵막이 불규칙하고 핵이 갈라진 야구 글러브 모양 ② 만성림프구성백혈병(CLL)에서 발견

혈액학 및 수혈 검사학
HEMATOLOGY AND BLOOD TRANSFUSION TESTING

CHAPTER 04

백혈구계 핵심 문제

01 분화과정이 다른 혈구는?

① 단핵구 ② 림프구
③ 적혈구 ④ 호중구
⑤ 혈소판

02 말초혈액 도말 사진에서 발견된 세포에 대한 설명이다. 어떤 세포인가?

- 핵이 편재성이다.
- 염색질은 거칠고 수레바퀴 모양이다.
- 세포질은 강한 호기성을 띈다.
- 핵 주위에 넓은 핵주명정이 보인다.
- 다발골수종 환자의 말초혈액에서 볼 수 있다.

① 털세포(Hairy cell)
② 형질세포(Plasma cell)
③ 전골수구(Promyelocyte)
④ 큰림프구(Large lymphocyte)
⑤ 비정형림프구(Atypical lymphocyte)

03 항체를 생산하며 B 림프구에서 분화하는 세포는?

① 단핵구 ② 호산구
③ 호중구 ④ 호염기구
⑤ 형질세포

04 백혈구 이상 형태 중 핵의 이상인 것은?

① 될소체(Döhle body)
② 아우어소체(Auer body)
③ 카보트 고리(Cabot ring)
④ 메이–헤글린(May–Hegglin) 이상
⑤ 펠거–휴에트(Pelger–Huët) 이상

05 백혈구의 말초혈액도말상에 대한 설명이다. 다음에 해당하는 세포는?

- 핵 내 염색질은 약간 농축되어 있다.
- 핵소체는 불분명하다.
- N:C 비율은 4~6:1이다.
- 세포질에 1차 과립이 풍부하다.
- AML M3에서 faggot cell이 많이 나타난다.

① 골수구(myelocyte)
② 골수모세포(myeloblast)
③ 전골수구(promyelocyte)
④ 후골수구(metamyelocyte)
⑤ 간상핵구(neutrophil band)

정답

01	02	03	04	05
②	②	⑤	⑤	③

06 독성과립과 함께 중증 감염에서 볼 수 있는 백혈구 봉입체는?

① 될 소체(Döhle body)
② 성염색체(Barr body)
③ 러셀소체(Russell body)
④ 아우어 소체(Auer body)
⑤ 알더-레일리 이상(Alder-Reilly anomaly)

07 백혈구의 혈액도말상에 대한 설명이다. 해당하는 세포는?

- 핵은 편재성이며, 염색질은 거칠고
- 차륜모양(cart wheel) 이다.
- 세포질은 호염기성이 강하며 핵 옆에 핵주명정이 관찰 된다.
- N : C 비율은 1 : 2 정도를 보인다.

① 단핵구 ② 호중구
③ B 림프구 ④ T 림프구
⑤ 형질세포

08 백혈구 성숙 과정에서 2차 특이 과립이 나타나는 단계는?

① 골수모세포(myeloblast)
② 전골수구(promyelocyte)
③ 골수구(myelocyte)
④ 후골수구(metamyelocyte)
⑤ 간상핵구(band neutrophil)

09 백혈구 세포질 내 특이 과립(specific granule)에 대한 설명으로 옳은 것은?

① 과립은 미성숙세포일때부터 출현한다.
② 호산구성 골수구의 과립은 선명한 암청색이다.
③ 호중구성 골수구의 과립은 선명한 등적색이다.
④ 호산구성 과립은 산성색소인 eosin과 친화력이 있다.
⑤ 호염기성 과립은 염기성 색소인 oil red-o와 친화력이 있다.

10 말초혈액 내 세포의 분포 비율이 가장 크며 염증이 생겼을 때 감염 부위에 가장 빨리 도달하는 백혈구는?

① 단구 ② 호산구
③ 호중구 ④ 호염기구
⑤ 림프구

11 형질구의 세포질 내에 붉은색으로 염색되는 봉입체로, 만성 감염성질환에서 발견될 수 있는 것은?

① Russell body ② Rieder cell
③ Toxic granule ④ Hairy cell
⑤ Pelger-HDet anomaly

12 성인의 백혈구를 구성하는 혈구 중 적은 순서로 나열된 것은?

① 호산구-호중구-호염기구-림프구-단구
② 호염기구-호중구-림프구-단구-호산구
③ 호염기구-호산구-단구-림프구-호중구
④ 림프구-호중구-호산구-단구-호염기구
⑤ 림프구-호산구-호염기구-호중구-단구

정답

06	07	08	09	10	11	12
①	⑤	③	④	③	①	③

13 골수세포계의 성숙과정에서 유사분열을 하는 마지막 단계의 세포는?

① 골수모구 ② 전골수구
③ 골수구 ④ 후골수구
⑤ 간상핵구

14 골수세포계의 성숙과정에서 2차 과립이 나타나는 단계는?

① 골수모구 ② 전골수구
③ 골수구 ④ 후골수구
⑤ 간상핵구

15 다음 중 호중구에서 관찰되는 것은?

① Auer 소체
② DÖhle 소체
③ Howell–Jolly 소체
④ Pappenheimer 소체
⑤ Russell 소체

16 탐식능이 활발하고 항원전달세포(APC)의 기능을 하는 혈구는?

① 호중구 ② 호산구
③ 호염기구 ④ 단핵구
⑤ 림프구

17 B 림프구의 표지자는 무엇인가?

① CD2 ② CD3
③ CD4 ④ CD8
⑤ CD19

18 백혈구의 핵의 이상과 관련이 있는 것은?

① Auer 소체
② Pelger–Hüet 이상
③ DÖhle 소체
④ Alder–Reilly 과립 이상
⑤ May–Hegglin 이상

19 반응성 림프구(reactive lymphocyte)의 특징으로 맞는 것은?

① 만성골수성백혈병에서 증가한다.
② 주로 세균성질환에서 발견된다.
③ LE Cell이 관찰된다.
④ 단핵구가 증가한다.
⑤ 감염성단핵구증에서 발견된다.

20 건강한 성인의 말초혈액에서 가장 출현 빈도가 높은 백혈구는?

① 호중구 ② 호산구
③ 림프구 ④ 단핵구
⑤ 호염기구

21 T 림프구에 대한 설명으로 맞는 것은?

① 항체를 생산한다.
② 체액성면역에 관여한다.
③ 말초혈액에 차지하는 비율이 B 림프구보다 적다.
④ 말초에는 CD4+ T세포가 CD8+ T세포보다 많이 존재한다.
⑤ T 림프구의 표지자는 CD20 이다

정답

13	14	15	16	17	18	19	20	21
③	③	②	④	⑤	②	⑤	①	④

22 핵이 신장모양(kidney shape)을 보이는 세포는?

① Band cell ② Lymphocyte
③ Myelocyte ④ Promyelocyte
⑤ Metamyelocyte

23 건강 성인의 말초혈액에서 볼 수 있는 세포는?

① 골수구(myelocyte)
② 전골수구(promyelocyte)
③ 후골수구(Metamyelocyte)
④ 간상핵구(band neutrophil)
⑤ 비만세포(mast cell)

24. 골수모구(myeloblast)의 특징이 아닌 것은?

① 핵은 대형이고 난원형이다.
② 핵소체가 2~5개 보인다.
③ 염색질은 섬세하고 적자색이다.
④ N/C ratio는 증가된다.
⑤ 특이 과립이 관찰된다.

25 조직 내로 이동하여 histiocyte 또는 macrophage로 변형되는 세포는?

① Basophil ② Monocyte
③ Neutrophil ④ Lymphocyte
⑤ Plasma cell

26 백혈구의 성숙 과정에서 비특이과립이 가장 우세하게 나타나는 세포는?

① Myeloblast
② Promyelocyte
③ Metamyelocyte
④ Myelocyte
⑤ Band cell

27 백혈구를 두 가지 종류로 구분한다면 기준이 되는 것은?

① 세포의 크기
② 핵의 모양
③ 과립의 유무
④ 핵소체의 유무
⑤ 염색질의 형태

28 호산구에 대한 설명으로 옳지 않은 것은?

① 헤파린을 분비한다.
② 호중구보다 약간 크다.
③ 핵이 3분엽 이상이면 과분엽이다.
④ 알레르기 질환에서 증가한다.
⑤ 과립은 오렌지색의 균일한 크기다.

29 백혈구의 기능이 옳게 연결된 것은?

① 림프구 – 과민반응 완화 작용을 한다.
② 호중구 – 항체 생산 기능을 한다.
③ 호산구 – 특이면역 작용이다.
④ 호염기구 – 살균작용을 한다.
⑤ 단구 – 항원제시 작용을 한다.

30 건강 성인의 말초혈액에서 볼 수 있는 세포는?

① 단모구
② 형질세포
③ 골수모구
④ 후골수구
⑤ Azure 과립을 함유한 림프구

정답

22	23	24	25	26	27	28	29	30
⑤	④	⑤	②	②	③	①	⑤	⑤

31 림프구에 대한 설명으로 옳지 않은 것은?

① 살균작용을 한다.
② B-림프구는 Plasma cell로 성숙한다.
③ 재순환 능력이 있다.
④ 1차 조혈기관은 골수와 흉선이다.
⑤ T-림프구는 세포성면역이다.

32 T 림프구의 특징으로 맞는 것은?

① 말초혈액 중 약 10~20%를 차지한다.
② 체액성면역이다.
③ 면양 적혈구와 Rosette form을 형성한다.
④ Plasma cell로 성숙한다.
⑤ 혈관 생성을 자극한다.

33 B-림프구의 설명에서 맞는 것은?

① 흉선에서 성숙된다.
② 림포카인을 생산한다.
③ life span이 T-림프구보다 짧다.
④ 면양적혈구와 rossette form을 형성한다.
⑤ 세포성면역이다.

34 백혈구 세포의 shift to the left는?

① 림프구 증가　② 형질구 증가
③ 세포질량 증가　④ 미성숙세포 증가
⑤ 핵과 세포질의 비 증가

35 감염증, 약물중독, 심한 화상 등에서 호중구의 세포질에 나타나는 흑청색 과립은?

① Vacuoles　② drum stick
③ Döhle body　④ Toxic granules
⑤ Pyknotic nucleus

36 급성 골수성 백혈병에서 관찰되는 가늘고 긴 막대 모양의 적색의 봉입물은?

① Drum stick　② Döhle body
③ Auer body　④ Howell-Jolly body
⑤ Toxic granules

37 만성림프구성 백혈병(CLL)에서 주로 나타나는 눌려 찌그러진 세포는?

① Smudge cell　② LE sell
③ Target cell　④ mast cell
⑤ Sézary cell

38 주로 여성에게 관찰되는 성염색체 유전질환으로 미세한 가닥에 의해 핵엽에 부착되어있는 봉입체는?

① Drum stick　② Döhle body
③ Auer body　④ Russell body
⑤ Howell-Jolly body

39 호중구가 용해된 핵물질을 탐식한 것으로 주로 SLE 환자에게 나타나는 세포는?

① Smudge cel　② LE sell
③ Target cell　④ mast cell
⑤ Sézary cell

40 형질세포에 대한 설명으로 틀린 것은?

① 항체 생성 세포이다.
② 전구세포는 B 림프구이다.
③ 차륜 모양을 하고 있다.
④ CD16와 CD56 표지 항원을 가지고 있다.
⑤ 정상에서는 말초혈액에 존재하지 않는다.

정답

31	32	33	34	35	36	37	38	39	40
①	③	③	④	④	③	①	①	②	④

혈액학 및 수혈 검사학

HEMATOLOGY AND BLOOD TRANSFUSION TESTING

Chapter

05 백혈구계 질환

1 백혈병 Leukemia

1) 백혈병의 분류

① 급성백혈병(acute leukemia)

▶ 급성골수구백혈병(acute myeloid leukemia, AML)

㉮ PB : myeloblast가 20% 이상 출현

㉯ Sudan black B(+), Myeloperoxidase(+), 특이적 esterase(+)

㉰ 분류

– M0 : 극소분화형 골수모구 백혈병(minimally differentiated leukemia)

– M1 : 미분화형 골수모구 백혈병(myeloblastic leukemia without maturation)

– M2 : 분화형 골수모구 백혈병(myeloblastic leukemia with maturation)

– M3 : 급성 전골수성 백혈병(promyelocytic leukemia)

– M4 : 급성 골수단핵구 백혈병(myelomonocytic leukemia)

– M5 : 급성 단핵구 백혈병(monocytic leukemia)

– M6 : 적백혈병(erythroleukemia)

– M7 : 거대핵구 백혈병(megakaryocytic leukemia)

▶ 급성림프모구백혈병(acute lymphoblastic leukemia, ALL)

㉮ Lymphoblast가 30% 이상

㉯ PAS(+), SBB(−), Peroxidase(−)

㉰ 분류

– L1 : small, homogeneous

– L2 : large, heterogenous

– L3 : large, homogeneous multi-vacuolated

② 만성백혈병(chronic leukemia)

▶ 만성골수구백혈병(chronic myeloid leukemia, CML)

㉮ 골수모구부터 분엽호중구까지 모든 성숙단계 관찰(특히 호산구와 호염기구의 수 증가)

㉯ PB : myeloblast가 10% 미만

㉰ BM : M/E ratio 증가 → 백혈구 증가로 인한 과세포증

㉱ Philadelphia chromosome → t(9,22)(q34:q11)

㉲ Leukocyte alkaline phosphatase(LAP) score 감소

→ 유백혈병반응(Leukemoid reaction)과 구별 : 유백혈병반응은 LAP증가

▶ 만성림프구백혈병(chronic lymphocytic leukemia, CLL)

㉮ 주로 B-림프구 monoclonal 증식

㉯ Hypogammaglobulinemia의 증가

㉰ 압좌세포(smudge cell) 발견

2) FAB(French-American-British)의 급성백혈병 분류법

분류	명　　칭	특　　징
M0	극소분화형 골수모구 백혈병 (minimally differentiated leukemia)	① Peroxidase 3% 미만 ② MPO(Myeloperoxidase)반응이 음성 → 골수성이 아닌 것처럼 보임 ③ 골수계 확인 – 전자현미경 MPO 양성 – CD13이나 CD33이라는 골수계의 표지가 양성
M1	미분화형 골수모구 백혈병 (myeloblastic leukemia without maturation)	① blast가 90% 이상 ② blast의 3% 이상이 MPO 반응 양성

M2	분화형 골수모구 백혈병 (myeloblastic leukemia with maturation)	① blast가 30~90% ② 전골수구 이상 분화한 세포가 10%이상 존재 ③ Auer rod 발견 ④ 염색체 t (8;21) 전좌
M3	급성 전골수성 백혈병 (promyelocytic leukemia)	① Azure 과립이 풍부한 promyelocyte 증식 ② Auer rod가 다발로 발견 → Faggot Cell ③ 염색체 t(15;17) 전위, PML-RARA
M4	급성 골수단핵구 백혈병 (myelomonocytic leukemia)	① 과립구계와 단핵구계가 2계통으로 분화 ② 골수모세포 30%이상, 단핵모세포 20%이상 ③ PB에서 promonocyte, monocyte 우세 ④ 특이적 esterase(+), 비특이적 esterase(+)
M5	급성 단핵구 백혈병 (monocytic leukemia)	① 단핵모세포 80% 이상 ② M_5a(미분화형) M_5b(분화형)으로 구분 → M_5a에서 MPO반응 음성이 다수 ③ 비특이적 esterase 양성
M6	적백혈병 (erythroleukemia)	① erythroblast가 50% 이상 ② PAS(+)
M7	거대핵구 백혈병 (megakaryocytic leukemia)	① MPO 반응 양성 → ALL과의 감별 주의 ② megakaryoblast 우세 ③ 골수계 확인 - 전자현미경 PPO 양성 - CD41이라는 혈소판계의 표지가 양성

2 털세포백혈병 Hairy cell leukemia, HCL

1) 털세포(hairy cell)의 증식이 특징인 만성형 백혈병

① 대부분 B 림프구의 monoclonal한 증식

② 혈구 감소증과 비장 종대를 동반

③ acid phosphatase with tartrate stain에 강양성

3 다발성 골수종 Multiple myeloma

1) 백혈병, 림프종과 함께 대표적인 혈액종양

① 형질세포가 증식하는 혈액 종양

② 림프절이나 비장에서 발생하여 골수로 이동

③ 연전현상(Rouleaux formation) 관찰

2) 검사 소견 및 특징

① CBC : Anemia, ESR 증가

② PB : 연전형성

③ BM : 형질세포(plasma cell)가 10% 이상 증가

④ 소변검사 : Bence-Jones protein 양성

⑤ 면역글로부린 증가(hyperglobulinemia), 혈청칼슘 증가(hypercalcemia serum)

4 감염성 단핵구증 Infectious Mononucleosis

1) 발병원인

① 바이러스에 의한 비정형 림프구 증가

② Epstein-Barr 바이러스 감염이 주원인

2) 검사 소견 및 특징

① 상대적, 절대적인 림프구 증가증 → 20~90% 비정형림프구

② 이호성 항체 검사 : 감염단핵구증 환자의 90% 이상 양성

5 골수형성이상증후군 Myelodysplastic Syndrome, MDS

1) 발병원인

① 골수 줄기세포의 기능 장애 → 골수에 세포 성분 증가 → 조혈세포 이상 소견

2) 검사 소견 및 특징

① CBC : 빈혈, 백혈구 감소, 혈소판 감소

② PB : 소구성(Microcytic), 저색소성(Hypochromia)

③ BM : 비정상 핵과 세포질과 핵의 성숙 불일치

6 악성 림프종 Malignant lymphomas

1) 발병원인

① 림프조직 세포가 악성으로 전환 → 과다증식하며 생기는 종양

② 정상 림프구의 분화 및 활성화 과정에서 특정 시기에 종양 세포로 변형

2) 악성림프종의 종류

① 비호지킨림프종 : 세자리증후군(Sézary syndrome), 버킷림프종(Burkitt's lymphoma)

② 호지킨림프종 : Reed-Sternberg 세포 관찰

7 공 포

1) 발병원인

① 항생제, 알코올, 방사선 등에 장기간 노출되어 autophagocytosis

2) 특징

① 주로 호중구 세포질에 출현

② 세균, 곰팡이 탐식공포는 훨씬 크며, 비 균등하게 분포

③ 탐식공포가 독성과립, Döhle body와 동시출현은 임상적으로 중요

8 면역 결핍증

1) 전신 홍반 루프스(Systemic Lupus Erythematosus, SLE)

2) 후천성 면역결핍 증후군(Acquired immunodeficiency syndrome, AIDS)

9 지질대사 이상질환 Lipoidal Disease

1) 니만픽병(Niemann-Pick disease)

① sphingomyelinase라는 효소의 결핍에 의해 발생

② 합성된 phospholipid의 분해 장애 → 콜레스테롤과 monoaminophosphatides 증가

2) 고쉐병(Gaucher's disease) :

① 지방대사 작용의 장애로 지방이 대식세포에 축적되는 질환

② β-glucocerebrosidase라는 효소의 결핍에 의해 야기

3) Sea-blue 조직구증가증(Sea-blue histiocytosis)

① 지방의 축적으로 발생 → Niemam-Pick 병의 변종

10 만성육아종병 Chronic Granulomatous Disease

1) 발병원인 및 특징

① 탐식 살균능의 저하로 감염증이 반복되어 발생

② 주로 남성에게 발생되는 성 연관 열성 형질 → 소아기에 높은 사망률

2) 진단방법 : NBT 검사

11 조직구증가증 Histiocytosis

1) 발병원인

① lysosomal 결함, Langerhans 세포 기원

② 수지상세포와 조직세포의 암종으 분류

2) 종류

① 호산구성 육아종(Eosinophilic granuloma of the bone)

② 무백혈병성 망피세포증(Letterer-Siwe병)

③ 뇌하수체기능이상 증후군(Hand-Schüller-Christian병)

CHAPTER 05

백혈구계 질환 핵심 문제

01 성숙 백혈구의 백분율 중 가장 적은 비율을 차지하며 스트레스나 배란기 특히 만성골수백혈병(CML)에서 증가를 보이는 백혈구는?

① 호중구　② 호산구
③ 호염구　④ 단핵구
⑤ 림프구

02 만성골수백혈병(CML)과 관련 있는 유전자는?

① BCR – ABL　② PML – RARA
③ NPM – ALK　④ IGLK – MYC
⑤ AML1 – MTG8

03 DNA 합성장애로 인한 빈혈환자의 말초혈액 도말표본에서 특징적으로 나타나는 혈구는?

① 골수구　② 띠호중구
③ 형질세포　④ 과분엽호중구
⑤ 비정형림프구

04 감염단핵구증 환자의 말초혈액도말에서 특징적으로 나타나는 세포는?

① 단핵구(monocyte)
② 호산구(eosinophil)
③ 호염기구(basophil)
④ 형질구(plasmocyte)
⑤ 이형림프구(atypical lymphocyte)

05 아우어 소체(Auer bodies)에 대한 설명으로 옳은 것은?

① 핵내 적색의 바늘과 같은 봉입체로 보인다.
② FAB 분류에서 M4 진단의 중요한 단서가 된다.
③ 만성골수성백혈병(CML) 환자의 세포에서 관찰된다.
④ 과산화효소(peroxidase) 염색에 음성반응을 나타낸다.
⑤ 전골수구에서 5개 이상 나타나는 경우 Faggot cell이라 한다.

06 필라델피아 염색체와 관련이 있는 질환은?

① 혈우병
② 악성빈혈
③ 만성골수백혈병
④ 재생불량성빈혈
⑤ 만성림프구백혈병

정답

01	02	03	04	05	06
③	①	④	⑤	⑤	③

07 BCR/ABL 유전자 전좌현상과 관련있는 질환은?

① 급성골수구성백혈병
② 만성골수구성백혈병
③ 급성단핵구성백혈병
④ 급성림프구성백혈병
⑤ 만성 림프구성백혈병

08 다음 중 만성골수성백혈병(CML)의 주요 소견으로 옳은 것은?

① 호산구 감소
② M/E ratio 증가
③ 백혈구 수 감소
④ 필라델피아 염색체 음성
⑤ LAP score 증가

09 동전을 옆으로 눕힌 것과 같은 형태의 적혈구가 나타나며, 다발성 골수종에서 많이 출현하는 것은?

① Rouleaux formation
② Poikilocytosis
③ Auto agglutination
④ Bosophilic stippling
⑤ Anisocytosis

10 반응성 림프구(reactive lymphocyte)의 특징으로 맞는 것은?

① 다발성 골수종에서 증가한다.
② 주로 세균성질환에서 발견된다.
③ SLE 환자에서 관찰된다.
④ Reed–Sternberg 세포가 관찰된다.
⑤ 감염성단핵구증에서 발견된다.

11 TdT(terminal deoxynucleotide transferase)가 양성으로 나타는 질환은?

① 악성빈혈 ② 적백혈병
③ ALL ④ CML
⑤ AML

12 FAB 분류에 의한 Acute myelocytic leukemia with maturation 은?

① M1 ② M2
③ M3 ④ M4
⑤ M5

13 AML–M5에서 주로 보이는 혈구는?

① 골수모구 ② 전골수구
③ 골수구 ④ 단핵모구
⑤ 적혈모구

14 감염단핵구증에 대한 설명으로 틀린 것은?

① Virocyte가 증가한다.
② 비정형 림프구가 나타난다.
③ 상대적 및 절대적 림프구 증가증이 나타난다.
④ 조직에서 대식세포가 증가한다.
⑤ Epstein–Barr virus 감염이 원인이다.

정답

07	08	09	10	11	12	13	14
②	②	①	⑤	③	②	④	④

15 골수 줄기세포의 기능 장애로 골수에는 세포 성분이 증가하고 조혈세포의 이상 소견을 보이고 말초에는 빈혈, 백혈구 감소, 혈소판 감소 및 소구성 저색소성을 보이는 질환은?

① Acute leukemia
② Polycythemia
③ Myeloproliferative disorder
④ Myelodysplastic syndrome
⑤ Multiple myeloma

16 eosinopenia를 보이는 질환으로 옳은 것은?

① 기생충 감염 ② 천식
③ 알레르기성 비염 ④ 접촉성 피부염
⑤ Cushing's syndrome

17 화농성 세균 감염 시 급격히 증가하는 백혈구는?

① 대식세포 ② 비정형 림프구
③ 대림프구 ④ 비만세포
⑤ 순환 호중구

18 림프구가 증가되는 질환은?

① 골수구성 백혈병 ② 폐혈증
③ 기생충 감염 ④ 과민성 천식
⑤ virus 감염

19 FAB 분류의 AML-M3 type에서 가장 많이 관찰되는 세포는?

① Myeloblast ② Promyelocyte
③ Monocyte ④ Lymphocyte
⑤ Myelocyte

20 FAB 분류에 의하면 급성 골수단핵구 백혈병은?

① M1 ② M2
③ M3 ④ M4 ⑤ M5

21 AML-M5형을 감별하기 위해 사용되는 세포화학 염색법은?

① Peroxidase stain
② Sudan black B stain
③ PAS stain
④ non-specific Esterase stain
⑤ LAP stain

22 골수에서 erythroblast가 50% 이상 나타나고, peroxidase와 esterase 염색은 모두 음성이며, PAS 염색에 강양성을 보이는 급성 백혈병을 FAB로 분류하면?

① M1 ② M2
③ M3 ④ M5 ⑤ M6

23 혈액도말상에서 promyelocyte가 출현하고 Faggot cell이 관찰되었다. 또한 유전자 검사에서 15번과 17번 염색체의 일부 전좌가 보고되었다면?

① 미분화형 급성 골수모구 백혈병(FAB M1)
② 분화형 급성 골수모구 백혈병(FAB M2)
③ 급성 전골수구성 백혈병(FAB M3)
④ 만성 골수구성 백혈병(CML)
⑤ 만성 림프구성 백혈병(CLL)

정답

15	16	17	18	19	20	21	22	23
④	⑤	⑤	⑤	②	④	④	⑤	③

24 CLL 환자의 특징으로 바른 것은?

① Philadelphia chromosome
② Hairy cell 관찰
③ Smudge cell 관찰
④ POD 3% 이상
⑤ Auer rod 관찰

25 specific esterase 염색과 non-specific Esterase stain에서 모두 양성인 FAB 분류 단계는?

① M1　② M2　③ M3
④ M4　⑤ M5

26 Hairy cell leukemia에 대한 설명으로 옳은 것은?

① 급성 골수성 백혈병이다.
② B 림프구의 monoclonal한 증식이다.
③ FAB 분류는 L1형이다.
④ 세포질은 섬모 모양이며 다핵성이다.
⑤ 혈구 증가증을 동반한다.

27 다발성 골수종의 특징이 아닌 것은?

① 연전현상 관찰
② 면역글로부린 증가
③ 형질세포가 증식하는 질환
④ Virus 감염이 원인
⑤ ESR 촉진

28 만성 골수성 백혈병에서 볼 수 있는 특징은?

① 염색체 t(15;17) 전위
② LAP 증가
③ 백혈구의 감소
④ 호염기구 증가
⑤ 압좌세포 관찰

29 유백혈병과 CML 감별에 좋은 검사는?

① 이중 Esterase stain
② LAP
③ PAS stain
④ peroxidase
⑤ Sudan black B stain

30 악성 림프종에서 Reed-Sternberg 세포가 관찰되는 질환은?

① 고쉐병　② 세자리증후군
③ 버킷림프종　④ 호지킨림프종
⑤ 비호지킨림프종

31 지방대사 작용의 장애로 지방이 대식세포에 축적되는 질환은?

① Hand-Schüller-Christian병
② Gaucher's disease
③ Hodgkin's disease
④ Chronic Granulomatous Disease
⑤ Letterer-Siwe병

32 탐식 살균능의 저하로 감염증이 반복되고 주로 남성에게 발생하며 소아기에 사망률이 높은 질환은?

① Gaucher's disease
② Niemann-Pick disease
③ Sea-blue histiocytosis
④ Chronic granulomatous disease
⑤ Hodgkin's disease

정답

24	25	26	27	28	29	30	31	32
④	④	②	④	④	②	④	②	④

Chapter

06 거대핵세포 및 혈소판

1 혈소판

1) 혈소판의 생성

① 거핵대세포계가 분화되어 생성된 거핵구 세포질의 단편으로 생성

② 핵을 가지고 있지 않은 무핵 세포

2) Thrombopoietin

① 간에서 분비 거핵구의 성숙을 촉진

② 거핵구 전구세포를 자극하여 성숙시켜 혈소판 방출

2 거대핵세포의 성숙과정 및 특징

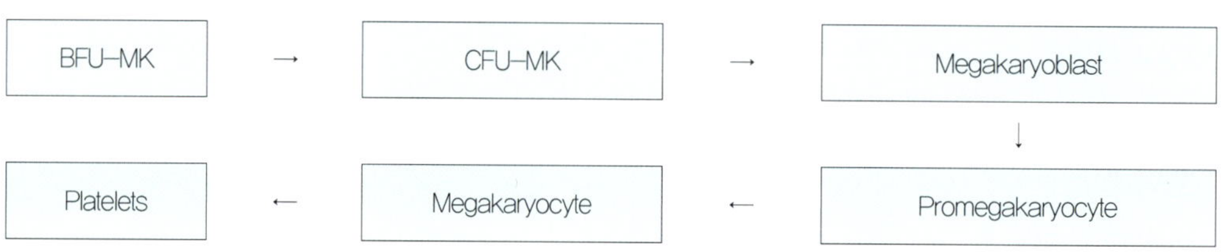

분 류	특 징
거핵모구(Megakaryoblast) 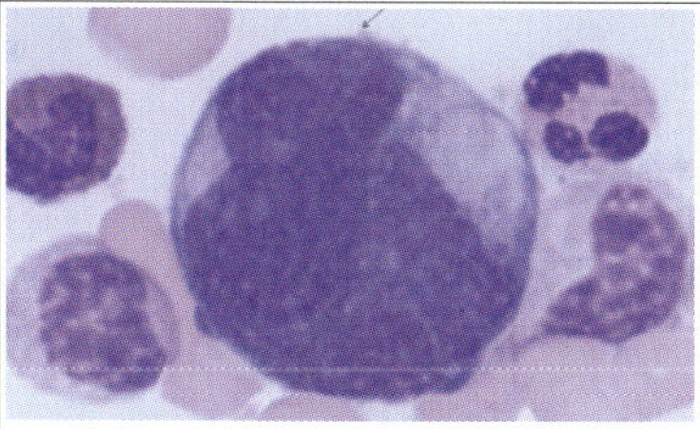	① 크기 : 10~30 μm ② 핵 : 단핵이며 대형, 난원 또는 만입, 다분엽의 핵 → 다배수체 형성 ③ 세포질 : 청색의 얼룩이 있는 부정형적 모양 ④ Thrombopoietin의 자극에 의해 성숙
전거핵구(Promegakaryocyte) 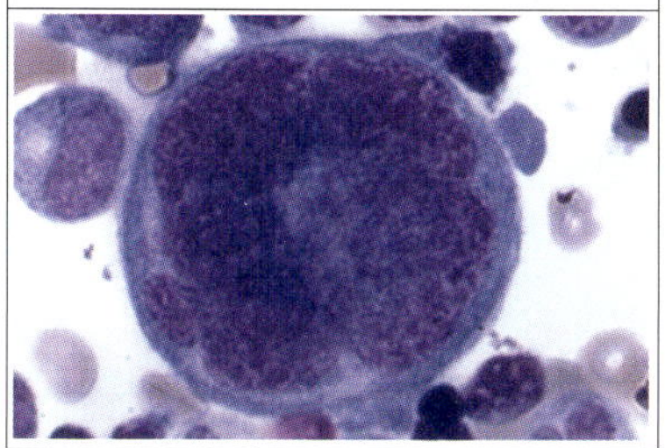	① 크기 : 20~80 μm ② 핵 : 대형, 다분엽체로 만입, 콩팥모양 ③ 세포질 : 호염기성이 강함, 청색의 과립 ④ 치밀과립, 알파 과립, lysosome 과립이 골지체에서 생성
거핵구(Megakaryocyte) 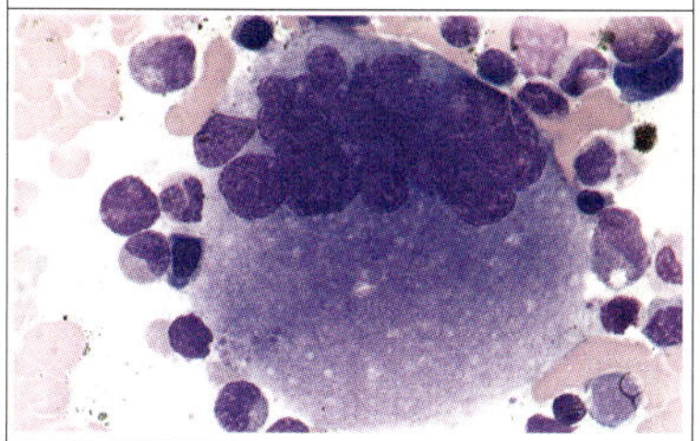	① 크기 : 30~150 μm ② 핵 : 대형, 만입, 다분엽 또는 다핵, 핵소체 없음 ③ 세포질 : 다염성의 청자색 → 세포질이 분해되어 혈소판 생성(혈소판 전구세포) ④ 평균 1,500~3,000개 정도의 혈소판 방출 ⑤ 골수에서 가장 큰 세포, 말초혈액에는 없음
혈소판(Thrombocyte) 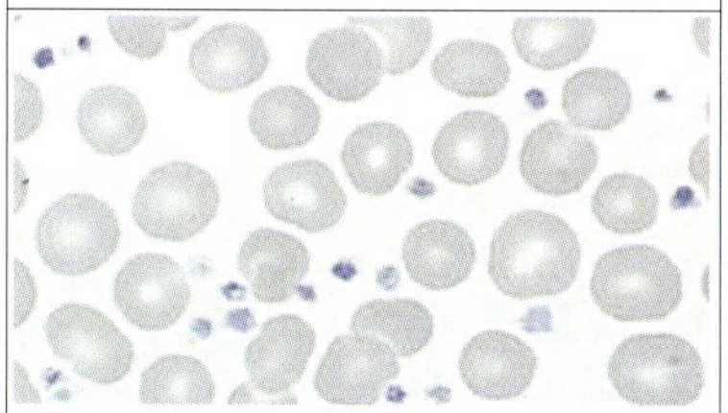	① 크기 : 2~4 μm ② 핵 : 없음 ③ 세포질 : 미세한 과립상 구조 ④ 수명 : 약 10일 ⑤ 약 1/3은 비장에 체류

3 혈소판의 기능

1) 완전한 혈관 유지

① 혈관 내피세포 간의 접합부사이를 혈소판이 막으므로 혈관을 안정하게 유지

2) 손상혈관으로부터 지혈마개 형성

① 혈소판 점착능(Adhesion) → vWF (von Willebrand's frctor)의 작용

- ▶ 혈소판이 손상된 혈관에 점착하는 능력 : vWF가 혈관과 혈소판을 연결
- ▶ collagen binding site(혈관) + vWF + GP Ib/IX (혈소판)

② 응집능(Aggregation) → 1차 지혈

- ▶ 혈소판과 혈소판이 응집되는 능력 : Fibrinogen이 혈소판과 혈소판을 연결
- ▶ GPIIb/IIIa(혈소판) + Fibrinogen + GPIIb/IIIa(혈소판)

③ 혈소판 분비능(Release) → 치밀과립, 알파과립에서의 분비

- ▶ 치밀과립(dense granule) : ADP, ATP, Ca, serotonin 등 분비
- ▶ 알파과립(α granule) : 혈소판 제3인자(phospholipid), 제4인자(antiheparin)등 분비

3) 응고인자들의 응고 과정 촉진역할

① Factor 1 : 프로트롬빈 활성화 촉진

② Factor 2 (fibrinoplastic factor) : 트롬빈의 활성화 촉진

③ Factor 3 (phospholipid) : Thromboplastin 형성 촉진

④ Factor 4 (antiheparin) : heparin 중화 등

4) 혈관 수축작용(Serotonin이 기계적 통합)

- ▶ Factor 10 (serotonin 5-hydroxyptamine) : 혈관수축 기능

5) 혈병수축작용

- ▶ 칼슘, ATP에 의한 액틴, 미오신의 수축에 의해 혈청 압축

6) Plasmin 활성화 억제(Antifibrinolysis) 작용

- ▶ Factor 6 : plasmin 활성억제

7) 혈관 수복, 탄력성 유지, 염증반응, 섬유소 용해작용 등

4 혈소판 작용의 촉진과 억제

1) 혈소판 작용의 촉진 인자(agonist)

- ▶ ADP, thrombin, thromboxane A2, collagen, epinephrine, arachidonic acid

2) 혈소판 작용의 억제 인자

- Aspirin : cyclooxygenase의 작용을 방해하여 TXA2의 합성을 막음
- 혈소판 활성을 억제하는 물질 : heparin, hirudin, prostacyclin(PGI2) 등

5 거핵구 및 혈소판의 이상

1) 이상 거핵구(Abnormal megakaryocyte)

① Vit. B_{12}, 엽산 결핍 : 거핵구 수 감소, 핵은 과분엽, 다핵, 혈소판 생성능 저하

② 특발성 혈소판 감소성 자반증(ITP) : 거핵구 수 증가, 혈소판 생성능 저하

③ 방사선 조사, 열사병, CML, AML 등에서 관찰

④ 병적 상태에서 말초혈액에 거핵구 출현 및 증가

2) 혈소판 이상

① 유약 혈소판은 일반적으로 대형이며, 노화한 혈소판은 소형

② 대형 혈소판 수 증가 : 5 μm 이상 크기

- 자동혈구계산기에서 혈소판 감소와 적혈구 증가의 원인
- 거핵구 내 혈소판 분리막 이상에 의한 혈소판 신생부전
- Bernard-Soulier 증후군, May-Hegglin 이상

③ 소형 혈소판 수 증가

- aspirin 치료후, Wiskott-Aldrich 증후군

3) 혈소판의 위성현상(Satelition of platelet)

① 말초혈액중의 호중구에 혈소판이 이상하게 부착되어 있는 것

② EDTA를 가한 혈액에서만 관찰 → 다른 항응고제(구연산 나트륨 등) 사용하여 검사

혈액학 및 수혈 검사학
HEMATOLOGY AND BLOOD TRANSFUSION TESTING

CHAPTER 06

거대핵세포 및 혈소판 핵심 문제

01 혈소판 활성을 억제하는 물질은?

① Collagen ② Thrombin
③ Epinephrine ④ Prostacyclin
⑤ Thromboxane A2

02 혈액도말표본에서 혈소판 위성현상을 관찰할 수 있는 항응고제는?

① ACD ② Heparin
③ EDTA-3K ④ Sodium citrate
⑤ Calcium oxalate

03 혈소판을 자극하여 응집을 촉진시키는 물질은?

① 헤파린(heparin)
② 와파린(warfarin)
③ 아스피린(aspirin)
④ 트롬빈(thrombin)
⑤ 프로스타사이클린(prostacycline)

04 혈소판의 치밀과립(dense granule)에서 분비되며 혈관을 수축시키는 기능이 있는 것은?

① 혈소판4인자(PF 4)
② 세로토닌(serotonin)
③ 섬유소원(fibrinogen)
④ 폰빌레브란트인자(vWF)
⑤ 혈소판유래성장인자(PDGH)

05 혈소판의 알파-과립(α-granule)에 함유되어 있는 것은?

① 용해소체 ② 칼슘이온(Ca^{2+})
③ 에이디피(ADP) ④ 혈소판4인자(PF4)
⑤ 세로토닌(serotonin)

06 혈소판 응집을 저해하는 물질은?

① 에이디피(ADP) ② 콜라겐(collagen)
③ 아스피린(aspirin) ④ 트롬빈(Thrombin)
⑤ 와파린(warfarin)

07 혈소판을 활성화 시키는 agonist가 아닌 것은?

① collagen ② thrombin
③ epinephrine ④ prostacylin
⑤ ADP

08 혈소판의 alpha granule에 함유되어 있는 물질은?

① ADP ② PF3
③ ATP ④ serotonin
⑤ calcium

정답

01	02	03	04	05	06	07	08
④	③	④	②	④	③	④	②

09 **혈소판제 3인자(PF3)의 작용은?**

① Heparin 억제작용
② 혈병수축작용
③ 혈관수축작용
④ plasmin 억제작용
⑤ thromboplastin 형성 촉진

10 **혈소판의 기능으로 맞는 것은?**

① 섬유소 용해 촉진 작용
② 헤파린 활성 작용
③ 완전한 혈관 유지 작용
④ 이물질 제거 작용
⑤ 혈병수축 방지 작용

11 **혈소판의 dense granule에 함유되어 있는 물질은?**

① 혈소판 제 3인자
② PDGF
③ 혈소판 제 4인자
④ calcium
⑤ β-thromboglobulin

12 **혈소판의 대사과정에서 아스피린에 의해 억제되는 것은?**

① Cyclooxygenase
② Membrane phospholipid
③ Thrombin
④ ADP
⑤ Thrombomodulin

13 **1차 지혈에 관여하는 인자는?**

① 혈관과 plasmin
② 혈관과 혈소판
③ 혈장 응고인자와 plasmin
④ 혈장응고인자와 anti-thromibin
⑤ 혈소판과 plasmin

14 **거핵세포계에 대한 설명으로 바른 것은?**

① 전거핵구의 크기는 거핵모구보다 작다.
② 전거핵구는 골수 중에 보이는 가장 큰 세포이다.
③ 거핵구의 핵은 다분엽으로 만입 되었거나 혹은 다핵인 경우도 있다.
④ 전거핵구는 정상인 골수의 유핵세포 중 약 50%를 차지한다.
⑤ 거핵모구의 세포질은 적자색 얼룩이 있는 부정형의 원형이다.

15 **정상적인 혈구 성숙과정에서 다배수체(polyploidy)를 형성하는 것은?**

① 과립구계 ② 단구계
③ 림프구계 ④ 적혈구계
⑤ 거핵구계

16 **혈소판에 대한 설명으로 틀린 것은?**

① 평균 직경은 약 2~4 μm이다.
② 세포질은 미세한 과립상 구조를 한다.
③ 혈소판의 1/4은 비장에 저장된다.
④ 거핵구의 세포질이 분리된 것이다.
⑤ 수명은 약 10일 정도이다.

정답

09	10	11	12	13	14	15	16
⑤	③	④	①	②	③	⑤	③

17 혈소판의 기능이 아닌 것은?

① 완전한 혈관 유지
② 손상 혈관으로부터 지혈 마개 형성
③ 응고인자들의 응고 과정 촉진
④ Plasmin 활성화 작용
⑤ 혈병 수축작용

18 혈소판에 대한 설명으로 틀린 것은?

① 주로 2차 지혈에 관여한다.
② 응집은 혈소판과 혈소판이 결합하는 것이다.
③ 점착은 혈관과 혈소판을 vWF가 연결하는 것이다.
④ 혈소판의 치밀과립과 알파과립에서는 특정물질을 분비한다.
⑤ 혈병수축 기능이 불량할 경우에는 혈소판의 수나 기능을 조사할 필요가 있다.

19 혈소판의 응집반응에 관여하는 것은?

① GP-lb
② thrombin
③ HLA 항원
④ Fibrinogen
⑤ factor VIII

20 혈소판 생성 조절 인자는?

① Thrombomodulin
② Serotonin
③ Thrombopoietin
④ Leukopoietin
⑤ Erythropoietin

21 혈소판 Factor 중 Heparin 중화 기능이 있는 factor는?

① Factor 1 ② Factor 2
③ Factor 3 ④ Factor 4
⑤ Factor10

22. 혈소판 제3인자의 작용은?

① Serotonin
② 인지질 작용
③ Heparin 억제 작용
④ Plasmin 억제 작용
⑤ Thromboplastin 억제 작용

정답

17	18	19	20	21	22
④	①	④	③	④	②

Chapter

07 혈소판계 질환

1 혈소판 감소증(Thrombocytopenia)

1) 혈소판 생성의 감소(Decreased platelet production)

① 선천성 거핵구 저형성증(Congenital hypoplasia of the megakaryocytes)

② 후천성 거핵구 저형성증(Acquired hypoplasia of the megakaryocytes)

③ 무력성 혈소판 형성증(Ineffective thrombopoiesis)

2) 혈소판 파괴의 증가(Increased platelet production)

① 특발성 혈소판 감소성 자반병(ITP)

- ▶ 면역 기관의 이상 → 혈소판이 비장에서 선택적으로 파괴 → 출혈성 증상 유발
- ▶ BT, CT 연장

② 약제 기인성 면역학적 혈소판 감소증(Drug-induced immunologic thrombocytopenia)

③ 면역학적 혈소판 감소증(Immunologic thrombocytopenia)

- ▶ 면역혈소판 감소성 자반병(Immune thrombocytopenic purpura, ITP)
- ▶ 급성 ITP : 주로 소아에게 발생, 바이러스성 감염 후 발병, 혈소판 감소 기간 2~6주, 80%의 환자 자연 회복, 혈소판 수 20,000/μL 이하
- ▶ 만성 ITP : 주로 성인에게 발병, 선행 병력없이 발병, 혈소판 감소 기간 6개월 이상, 혈소판 수 30,000~80,000/μL, 크기가 증가된 혈소판도 관찰

④ 비면역학적 혈소판 감소증(Nonimmunologic thrombocytopenia)

3) 혈소판의 비정상적 분포

① 대량 수혈(Massive blood transfusions)

② 비장 비대

2 혈소판 증가증 Thrombocytosis

1) 혈소판혈증(Thrombocythemia)

① 혈소판 수의 현저한 증가

- ▶ 혈소판 수는 대개 1,000,000/μL ~ 1,400,000/μL 정도
- ▶ 혈소판 생산 : 정상의 15배 이상

② 색전 발생으로 인해 혈전 색전성 장애로 사망

2) 반응성 혈소판 증가증(Reactive thrombocytosis)

① 치료할수 있는 수준의 혈소판 수 증가

- ▶ 비장 절제술
- ▶ 대수술
- ▶ 단기간의 철 결핍성 빈혈
- ▶ 암종 및 악성 질병 동반
- ▶ 약물 기인
- ▶ 급성 또는 만성 염증 등

3 유전적 혈소판 장애

1) Bernard-Soulier 증후군(Bernard-Soulier Syndrome, BSS)

① GPIbα, Ibβ, IX 유전자 변이 → 당단백질인 GPIb/IX/V 복합체의 부족 or 기능 이상

- ▶ 혈소판이 vWF에 부착하지 못하게 되어 출혈 발생

② 혈소판 수 감소, 거대 혈소판 관찰, BT 매우 연장

③ 상염색체 열성 유전 질환

④ ADP, 에피네프린, 콜라겐 반응 → 리스토세틴만 반응 없음

2) Glanzmann 혈소판 무력증(Glanzmann's thrombasthenia)

① 당단백질인 IIb/IIIa의 변이에 의한 혈소판 응고 기능 이상

② 혈소판 수 정상, PT, aPTT 정상, BT 연장

③ 상염색체 열성 유전 질환

④ 리스토세틴에만 반응 → ADP, 에피네프린, 콜라겐 반응 없음

혈소판 응집능 검사				
질 환	Collagen	epinephrine	ADP	Ristocetin
Bernard-Soulier Disease	응집	응집	응집	응집 없음
von Willibrand disease	응집	응집	응집	응집 없음
Glanzmann's thrombasthenia	응집 없음	응집 없음	응집 없음	응집

3) 위스코 알드리치 증후군(Wiskott-Aldrich Syndrome, WAS)

① WASP(wiskott-aldrich syndrome protein)의 유전자 변이로 발생

② 면역 기능의 이상, 소구성 저혈소판증, 면역글로불린 IgA, IgD, IgE 증가 및 IgM 감소

③ X 염색체 열성 유전 질환

④ 선천성 혈소판 감소증, 소형 혈소판 관찰

4) 저장풀병(Storage pool disease)

① α-과립 저장풀병

- ▶ Gray platelet syndrome, White platelet syndrome, Quebec platelet syndrome 등
- ▶ α-과립은 없음 → α-과립의 전구체
- ▶ 원인 불명의 상염체 질환으로 남녀 모두 발병

② dense 과립 저장풀병

- ▶ Hermansky-Puldak syndrome, Chediak-Higashi syndrome 등
- ▶ 치밀과립의 부족으로 인해 발생

4 후천성 혈소판 장애 Acquried qualitative platelet disorders

1) Aspirin

① ADP, ATP, serotonin, 혈소판 4인자의 방출억제

② 혈소판 3인자의 활성을 비정상적으로 만듦

CHAPTER 07

혈소판계 질환 핵심 문제

01 폰 빌레브란트병(von Willebrand disease) 환자의 응고검사 소견은?

① BT–연장, PT–단축, aPTT–단축
② BT–연장, PT–연장, aPTT–단축
③ BT–정상, PT–정상, aPTT–정상 또는 연장
④ BT–정상, PT–연장, aPTT–정상 또는 연장
⑤ BT–연장, PT–정상, aPTT–정상 또는 연장

02 폰빌레브란트(von Willebrand) 질환의 특징으로 올바른 것은?

① 혈소판 수 감소
② 출혈시간(BT) 정상
③ 혈소판 점착능 감소
④ 프로트롬빈 시간(PT) 연장
⑤ 활성부분트롬보플라스틴 시간(aPTT) 감소

03 혈소판 감소증을 보이는 경우는?

① 비장 절제 후
② 대수술
③ von Willebrand 병
④ Glanzmann 혈소판 무력증
⑤ 급성 ITP

04 혈소판 수가 증가하는 경우는?

① DIC
② 급성 ITP
③ 비장 적출 후
④ Bernard–Soulier 증후군
⑤ von Willebrand 병

05 GpIIb/IIIa 수용체 결손으로 인한 혈소판 응집 기능 장애 질환은?

① Bernard–Soulier syndrome
② von Willebrand disease
③ Wiskott–Aldrich Syndrome
④ Hermansky–Puldak syndrome
⑤ Glanzmann's thrombasthenia

정답

01	02	03	04	05
⑤	③	⑤	③	⑤

06 **혈소판 응집능 검사에서 ristocetin에만 응집을 보이고, 다른 응집자극제에 대해선 응집반응을 보이지 않는 질환은?**

① Wiskott-Aldrich Syndrome
② Hermansky-Puldak syndrome
③ von Willebrand disease
④ Bernard-Soulier syndrome
⑤ Glanzmann's thrombasthenia

07 **혈소판 응집능 검사에서 ristocetin에만 응집이 일어나지 않고 다른 자극물질에 대해서는 응집되는 질환은?**

① Hemophilia
② Hermansky-Puldak syndrome
③ von Willebrand disease
④ Wiskott-Aldrich Syndrome
⑤ Glanzmann's thrombasthenia

08 **Aspirin의 특징으로 바르지 않은 것은?**

① ADP 방출억제
② ATP 방출억제
③ serotonin 방출억제
④ 혈소판 제4인자 방출억제
⑤ 혈소판 제 3인자 활성

정답

06	07	08
⑤	③	⑤

Chapter

08 지혈 기전 및 응고

1. 지혈
2. 혈액의 응고
3. 섬유소 용해계

1 지혈

1) 지혈의 정의

① 출혈을 방지하기 위해 일어나는 고도화되고 복잡한 생리기전

② 지혈에 관여하는 요소

- ▶ 혈관의 수축성 → 혈류량 감소
- ▶ 혈소판의 응집 → 1차 지혈
- ▶ 혈액 응고인자의 활성 → 섬유소 형성
- ▶ 섬유소 용해인자의 활성 → 섬유소 용해

2) 지혈기전

혈관수축 → 혈소판 점착 → 혈소판 방출 (ADP 및 thromboxane A2)

↓

섬유소 용해 ← 혈액응고 (2차 지혈=적색혈전) ← 혈소판 응집 (1차 지혈 /백색혈전)

2 혈액의 응고

1) 혈액 응고 인자

① 'Cascade' 혹은 'Water fall'설

② 12종의 혈액 응고 인자들의 연관 관계를 가진 일련의 효소 반응

③ 기질 → 활성형 효소로 전환

⑤ 1969년 혈액 응고 인자 국제 명명위원회 → 로마 숫자 표기

2) 혈액 응고 과정

① 1단계 : Thromboplastin 형성 단계
- ▶ 내인계 – Plasma factors에 의해 활성
- ▶ 외인계 – Tissue injury에 의해 활성

② 2단계 : Thrombin 형성 단계 – Plasma factors에 의해 활성

③ 3단계 : Fibrin 형성 단계 – Plasma factors에 의해 활성

3) 혈액 응고 인자의 명칭

로마 숫자 명	이름(동의어)	특　　징
Ⅰ	Fibrinogen	혈장 단백, 간세포에서 합성
Ⅱ	Prothrombin	혈장 당단백, thrombin의 전구물질
Ⅲ	Tissue factor Tissue thromboplastin	지단백, 뇌, 폐, 태반 등에서 풍부하게 검출
Ⅳ	Calcium ions	아주 적은 양만이 응고 과정에 관여
Ⅴ	Proaccelerin labile factor	당단백의 수용성의 globulin, 가장 불안전한 인자
Ⅶ	Proconvertin stable factor	당단백, 열에 비교적 안정 응고 과정 중 파괴 또는 소모되지 않음
Ⅷ	Antihemophilic factor A Antihemophilic factor (AHF)	X–염색체 유전인자에 지배, 혈소판 보조 인자 I
Ⅸ	Antihemophilic factor B Christmas factor	당단백, X 염색체 유전인자에 지배
Ⅹ	Stuart factor Prower factor	당단백, 동결 상태에서 활성화 진행
Ⅺ	Plasma thromboplastin– antecedent(PTA)	당단백, 항혈우병인자 C
Ⅻ	Hageman factor	당단백, 접촉인자

로마 숫자 명	이름(동의어)	특 징
XIII	Fibrin stabilizing factor	당단백, 섬유소 안정화 인자
Prekallikrein	Fletcher factor	제XII인자에 의해 활성화되어 다시 제XII인자를 활성화
HMWK	Fitzgerald factor Williams factor	XII 인자 및 Prekallikrein의 보조인자

* HMWK : High molecular weight kininogen

4) 혈액 응고인자의 분류

① Fibrinogen Group

- 간에서 합성
- Factor I, Factor V, Factor VIII, Factor XIII
- 소모성 Group : 섬유소가 형성되는 동안 모두 소모
- 혈장에만 존재 : 혈청에는 모두 소모되어 존재하지 않음
- 모두 thrombin에 의해 활성화

② Prothrombin Group

- 간에서 합성
- Factor II, Factor VII, Factor IX, Factor X 및 Protein C, Protein S
- 비타민 K 의존성 Group : 합성하기 위해 반드시 비타민 K 가 필요
- 혈장 및 혈청에 존재 : $BaSO_4$에 흡착(따라서 흡착 혈장에는 존재하지 않음)
- 경구용 항응고제에 의해 억제

③ Contact Group

- 응고계의 최초 활성화에 관여
- Factor XII, Factor XI, Prekallikrein(Fletcher factor), HMWK(Fitzgerald factor)

5) 혈액 응고 과정

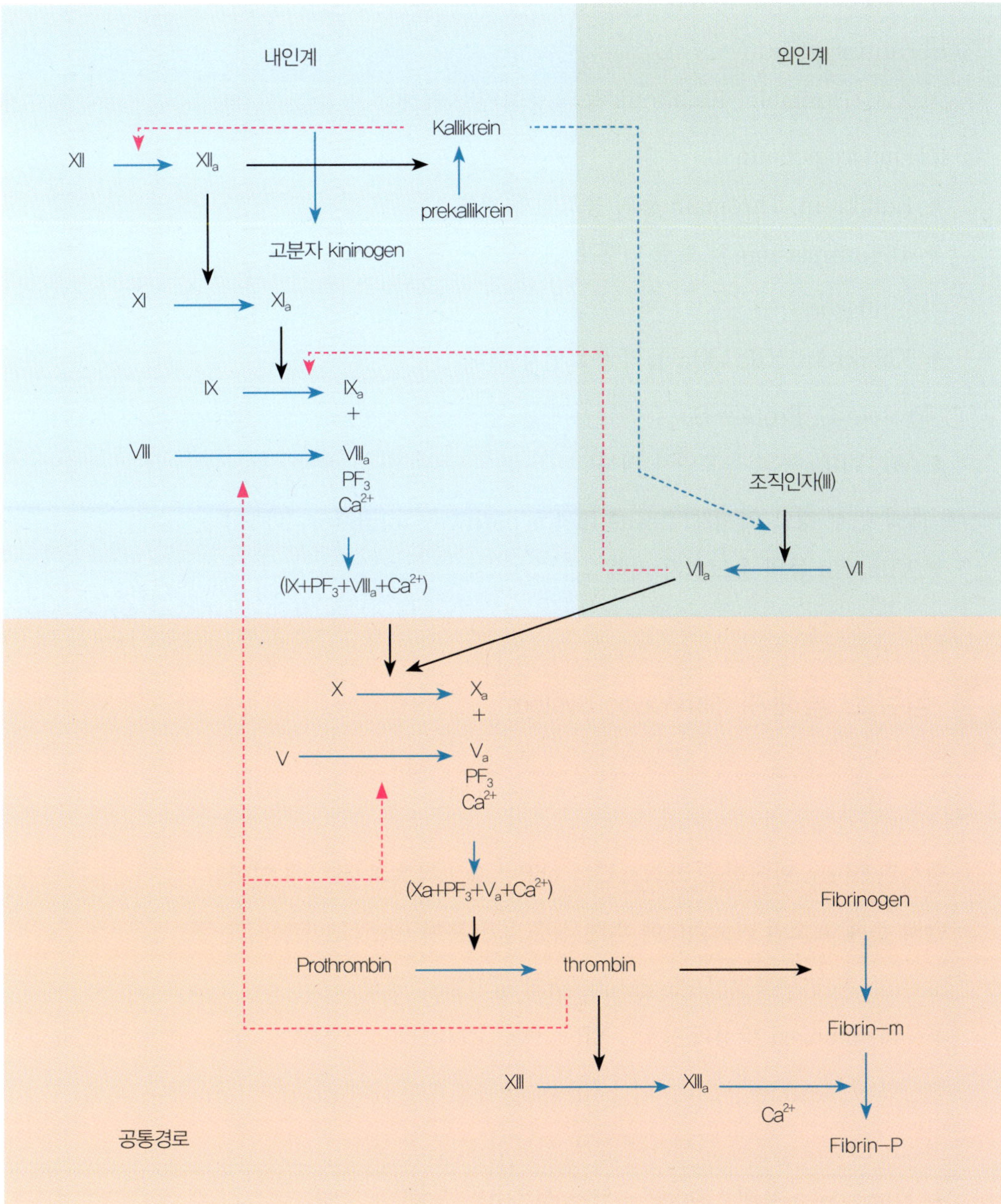

6) 응고 억제 조절인자

① 응고인자의 과잉 활성화나 불안정한 응고인자의 소비를 조절

② 항트롬빈 III(Antithrombin III, AT-III)

▶ Thrombin, IXa, Xa, XIa, XIIa, Kallikrein 등의 응고인자 저해

▶ heparin이 가해지면 활성 급속 촉진(1,000~10,000배)

③ α2-antiplasmin
  ▶ XIa, XIIa, Kallikrein, Thrombin 등의 응고인자 저해

④ α1-antitrypsin
  ▶ XIa, Thrombin, Kallikrein 등의 응고인자 저해

⑤ α2-macroglobulin
  ▶ Kallikrein, Thrombin 등의 응고인자 저해
  ▶ α2-antiplasmin의 보조 억제제

⑥ C1 inhibitor
  ▶ Kallikrein, XIIa, XIa 등의 응고인자 저해

⑦ Protein C, Protein S
  ▶ Va, VIIIa 등의 응고인자 저해

⑧ 조직 인자 경로 억제제(Tissue factor pathway inhibitor, TFPI)
  ▶ VIIa, Xa 등의 응고인자 저해

3 섬유소 용해계 Fibrinolytic System

1) 섬유소 용해

① 형성된 fibrin 덩어리를 파괴시키는 작용 : 응고작용과 동시에 일어남

② 단백 분해 효소인 plasmin에 의해 섬유소가 분해(fibrinolysis)되는 것

③ plasmin은 전구물질인 Plasminogen의 활성화로 생성
  ▶ Plasminogen 활성화 물질 : XIIa, IXa, Kallikrein, HMWK, tPA, uPA, Streptokinase

④ 활성화된 plasmin은 fibrin이나 fibrinogen에 작용하여 fibrin/fibrinogen 분해

⑤ fibrin/fibrinogen을 분해하여 분해 산물인 FDP 생성
  ▶ Fibrinogen 유래 : FgDP – 일차 섬유소원 용해
  ▶ fibrin 유래 : FDP – 이차 섬유소 용해
  ▶ FDP 분획 : fragment X(D–E–D), fragment Y(D–E), fragment D, fragment E

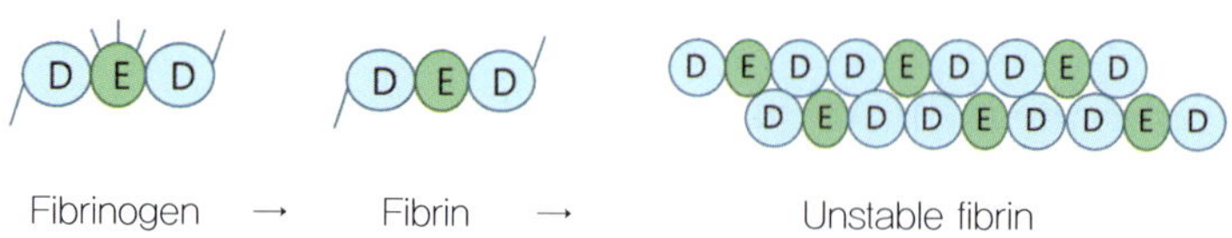

⑥ fibrin이 XIIIa로 인해 안정화 되면 중합체의 D-D분획이 용해되지 않아 D-dimer 형성

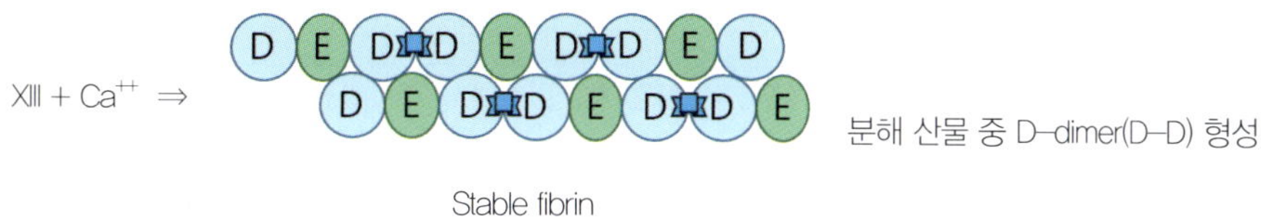

2) 섬유소 용해의 작용

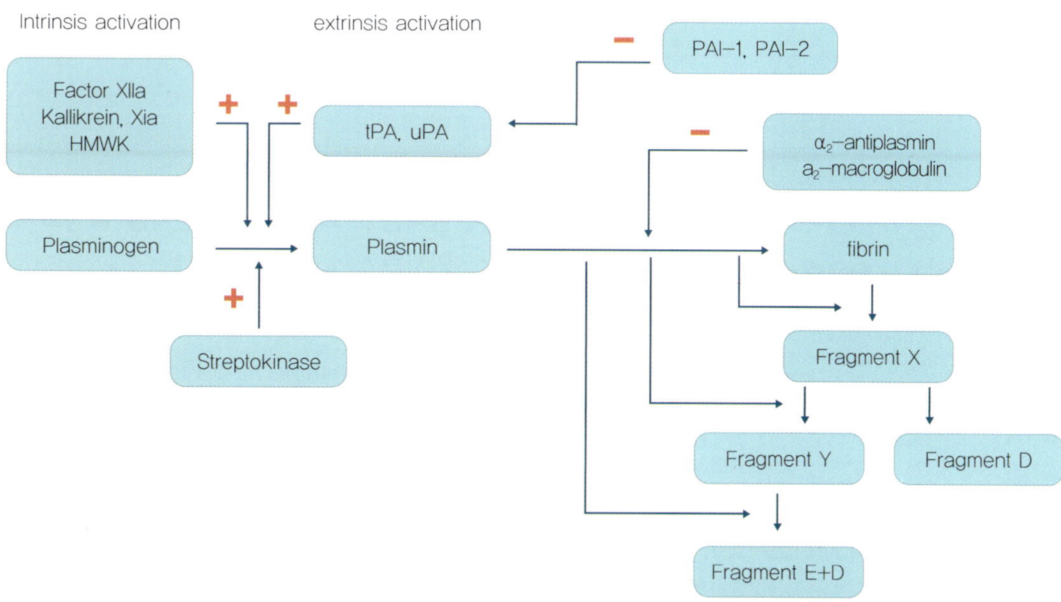

3) 섬유소 용해 억제 조절인자

① 섬유소 용해 작용이 너무 지나치지 않도록 조절

② 항트롬빈 III(Antithrombin III, AT-III)

▶Plasmin 저지로 섬유소(섬유소원) 용해 조절

▶t-PA(tissue plasminogen activator) 저지로 plasminogen의 활성화 조절

③ α2-plasmin inhibitor(α2-antiplasmin), α2-macroglobulin, α1-antitrypsin, C1 inhibitor

▶Plasmin 저지로 섬유소(섬유소원) 용해 조절

④ PAI-1, PAI-2

▶t-PA, u-PA(urokinase-type plasminogen activator) 저지로 plasminogen의 활성화 조절

CHAPTER 08

지혈 기전 및 응고 핵심 문제

01 혈액응고인자 중 공통경로에 해당하는 비타민 K 의존성 인자는?

① Ⅰ ② Ⅴ
③ Ⅶ ④ Ⅸ
⑤ Ⅹ

02 비타민 K 의존성 혈액응고 인자는?

① Ⅰ ② Ⅲ
③ Ⅶ ④ Ⅷ
⑤ Ⅹ

03 내인계 응고 기전의 개시인자는?

① Ⅰ 인자 ② Ⅲ 인자
③ Ⅶ인자 ④ Ⅹ 인자
⑤ XII인자

04 섬유소 용해과정에서 섬유소를 분해하는 효소는?

① 헤파린(heparin)
② 트롬빈(thrombin)
③ 플라스민(plasmin)
④ 세로토닌(serotonin)
⑤ 트롬보플라스틴(thromboplastin)

05 혈액응고인자 중 접촉인자에 해당하는 것은?

① II 인자 ② VII 인자
③ XII 인자 ④ V 인자
⑤ X 인자

06 혈액응고 과정 중 XIII 인자를 활성화시키는 인자는?

① XII ② Fibrinogen
③ Prothrombin ④Fibrin
⑤ Thrombin

07 Antithrombin– III (AT– III)에 대한 설명으로 옳은 것은?

① 응고 촉진인자이다.
② 주로 신장에서 생성된다.
③ 트롬빈의 활성만 억제시킨다.
④ 헤파린과 결합하면 활성이 증가된다.
⑤ 병적으로 존재하는 순환항응혈소이다.

08 다음 중 prothrombin group인 것은?

① I ② III
③ VII ④ XI ⑤ XII

정답

01	02	03	04	05	06	07	08
⑤	⑤	⑤	③	③	⑤	④	③

09 혈액응고 인자 중 labile factor는?

① I ② V
③ VIII ④ XII
⑤ XIII

10 Thrombin의 기질이 아닌 것은?

① I ② V
③ VII ④ VIII
⑤ XIII

11 Protein C를 활성화시키는 것은?

① Protein S
② Plasmin
③ Thrombin
④ antithrombin III
⑤ Thrombin과 thrombomodulin의 복합체

12 응고인자중에 vWF인자 활성을 가지고 있으며 결핍 시 혈우병 A를 일으키는 인자는?

① I ② II
③ III ④ V
⑤ VIII

13 외인계 응고과정에만 관여하는 응고인자는?

① II ② V
③ VII ④ IX
⑤ XI

14 접촉인자로 인해 가장 먼저 활성화되는 응고인자는?

① VIII ② IX
③ X ④ XI
⑤ XII

15 혈액응고 인자 중 섬유소 안정화 인자는?

① I ② V
③ III ④ VIII
⑤ XIII

16 섬유소용해를 일으키는 효소는?

① Plasmin
② Heparin
③ Serotonin
④ Thrombin
⑤ Warfarin

17 다음 중 BaSO4에 흡착되지 않는 응고인자는?

① II ② VII
③ IX ④ X
⑤ XI

18 섬유소원이 분해되면서 생기는 분해산물 중 분자량이 가장 큰 것은?

① X fragment
② Y fragment
③ D fragment
④ E fragment
⑤ D-dimer

정답

09	10	11	12	13	14	15	16	17	18
②	③	⑤	⑤	③	⑤	⑤	①	⑤	①

19 Fibrinogen group에 속하는 응고인자는?

① II ② IV
③ V ④ IX ⑤ XI

20 혈소판제 3인자(PF3)의 작용은?

① Heparin 억제작용
② 혈병수축작용
③ 혈관수축작용
④ plasmin 억제작용
⑤ thromboplastin 형성 촉진

21 활성화된 Protein C가 불활성화 시키는 인자는?

① IIa ② IXa
③ Va ④ VIIa ⑤ XIIIa

참고

Protein C는 protein S와 1:1로 복합물을 형성한 후 응고인자인 Va, VIIIa를 불활성화 시키고 protein S는 활성화된 protein C와 1:1로 복합물을 형성한 후 Va와 VIIIa를 불활성화시킨다.

22 Plasmin에 의해 분해되는 응고인자는?

① Fibrinogen
② Prothrombin
③ Tissue factor
④ Proaccelerin
⑤ Hageman factor

23 정상적인 상태에서는 혈장에 존재하지 않는 응고인자는?

① II ② III
③ V ④ IX
⑤ VIII

24 Heparin이 가해지면 활성도가 급속 촉진되는 응고억제 조절인자는?

① antithrombin III
② α1−antitrypsin
③ α2−antitrypsin
④ Tissue factor pathway inhibitor
⑤ C1−inhibitor

25 지혈 기전에서 활성화 IX인자에 의해 활성화 되는 응고인자는?

① XII ② X
③ XI ④ VIII
⑤ II

26 응고과정에서 모두 소모되어 정상 보존 혈청에는 남아 있지 않은 응고인자는?

① 제X인자 ② 제V인자
③ 제IX인자 ④ 제XI인자
⑤ 제VII인자

27 혈액 응고인자 Fibrin stabilizing factor를 활성화시키는 것은?

① Fibrin
② Thrombin
③ Fibrinogen
④ Prothrombin
⑤ Fletcher factor

정답

19	20	21	22	23	24	25	26	27
③	⑤	③	①	②	①	②	②	②

28 결핍되면 혈우병 B를 유발할 수 있는 Christmas factor로 불리는 응고 인자는?

① V　② XI
③ IX　④ XII
⑤ VIII

29 Prothrombin에 대한 설명으로 맞는 것은?

① Prekallikrein을 Kallikrein으로 활성화 시키는 효소이다.
② fibrin의 전구물질이다.
③ 지단백 성분으로 뇌, 폐, 태반 등에서 풍부하게 검출된다.
④ 비타민 K 의존성이며 BaSo4에 흡착된다.
⑤ 응고 과정 중 소모량이 적어 혈청에 다량 존재한다.

30 혈액응고 과정에서 IXa 인자와 복합체를 형성하는 응고인자는?

① Va　② VIIIa
③ Xa　④ VIIa
⑤ XIIIa

31 혈액응고 과정에서 Xa 인자와 복합체를 형성하는 응고인자는?

① Va　② VIIIa
③ Xa　④ VIIa
⑤ XIIIa

32 섬유소용해 억제 인자가 아닌 것은?

① Plasminogen
② α2−macroglobulinA
③ α2−plasmin inhibitor
④ anti−plasmin
⑤ Antithrombin III

33 혈액응고인자 XIIIa + Ca^{++}의 작용으로 인하여 섬유소 용해 후에 생성되는 섬유소 분해 산물은?

① X fragment
② Y fragment
③ D fragment
④ E fragment
⑤ D−dimer

정답

28	29	30	31	32	33
③	④	②	①	①	⑤

혈액학 및 수혈 검사학

HEMATOLOGY AND BLOOD TRANSFUSION TESTING

Chapter

09 출혈성 질환

1. 혈관 장애성 출혈 질환
2. 혈소판 장애성 출혈 질환
3. 혈액 응고인자 장애성 출혈 질환
4. 섬유소원과 섬유소용해 장애성 출혈 질환

1 혈관 장애성 출혈 질환

1) 유전성 출혈성 모세혈관 확장증(Hereditary hemorrhagic telangiectasis)

① 상염색체성 우성 유전성 질환

② 피부와, 입, 코 및 소화관의 내벽의 모세혈관확장

③ 혈관이 끊어지면 이러한 혈관(특히 코 내부 혈관)에서 심한 출혈이 발생

2) 결합조직 장애(Connective tissue disorders)

① 결합조직의 희귀 유전성 장애

Vitamin C의 결핍 결합조직 생성을 조절하는 유전자 중 하나의 결함으로 인해 발생

② 엘러스-단로스(Ehlers-Danlos) 증후군

③ 비정상적인 출혈 발생

▶ collagen 이상, elastin 이상, 기타 응고계 이상에 기인

3) 괴혈병(Scurvy)

① Vitamin C의 결핍에 의해 발생 – 영양이 부족한 고령자, 알코올 중독자 등에서 발생
 ▶ Vitamin C 결핍 : Collagen 합성 감소 및 뼈, 피부 및 결합 조직의 형성 장애
 ▶ Vitamin C는 혈관의 정상 기능에 필수적 요소

② Vitamin C(ascorbic acid)의 투여로 치료

4) 간 질환(liver disease)

① 혈관 장애 : 식도 정맥류나 치질 등

2 혈소판 장애성 출혈 질환

1) Bernard–Soulier 증후군(Bernard–Soulier Syndrome, BSS)

① GPIbα, Ibβ, IX 유전자 변이 → 당단백질인 GPIb/IX/V 복합체의 부족 or 기능 이상
 ▶ 혈소판이 vWF에 부착하지 못하게 되어 출혈 발생

② 혈소판 수 감소, 거대 혈소판 관찰, BT 매우 연장

③ 상염색체 열성 유전 질환

④ ADP, 에피네프린, 콜라겐 반응 → 리스토세틴만 반응 없음

2) Glanzmann 혈소판 무력증(Glanzmann's thrombasthenia)

① 당단백질인 GPIIb/IIIa의 변이에 의한 혈소판 응고 기능 이상

② 혈소판 수 정상, PT, aPTT 정상, BT 연장

③ 상염색체 열성 유전 질환

④ 리스토세틴에만 반응 → ADP, 에피네프린, 콜라겐 반응 없음

3) 위스코 알드리치 증후군(Wiskott–Aldrich Syndrome, WAS)

① WASP(wiskott–aldrich syndrome protein)의 유전자 변이로 발생

② 면역 기능의 이상, 소구성 저혈소판증, 면역글로불린 IgA, IgD, IgE 증가 및 IgM 감소

③ X 염색체 열성 유전 질환

④ 선천성 혈소판 감소증, 소형 혈소판 관찰

4) 저장풀병(Storage pool disease)

① α-과립 저장풀병

▶ Gray platelet syndrome, White platelet syndrome, Quebec platelet syndrome 등

▶ α-과립은 없음 → α-과립의 전구체

▶ 원인 불명의 상염체 질환으로 남녀 모두 발병

② dense 과립 저장풀병

▶ Hermansky-Puldak syndrome, Chediak-Higashi syndrome 등

▶ 치밀과립의 부족으로 인해 발생

5) Aspirin에 의한 혈소판 장애

① ADP, ATP, serotonin, 혈소판 4인자의 방출억제

② 혈소판 3인자의 활성을 비정상적으로 만듦

6) 혈소판 감소증(Thrombocytopenia)

① 혈소판 생성의 감소(Decreased platelet production)

▶ 선천성 거핵구 저형성증(Congenital hypoplasia of the megakaryocytes)

▶ 후천성 거핵구 저형성증(Acquired hypoplasia of the megakaryocytes)

▶ 무력성 혈소판 형성증(Ineffective thrombopoiesis)

② 혈소판 파괴의 증가(Increased platelet production)

▶ 면역혈소판 감소성 자반병(Immune thrombocytopenic purpura, ITP)

- 급성 ITP : 주로 소아에게 발생, 바이러스성 감염 후 발병, 혈소판 감소 기간 2~6주, 80%의 환자 자연 회복, 혈소판 수 20,000/μL 이하

- 만성 ITP : 주로 성인에게 발병, 선행 병력없이 발병, 혈소판 감소 기간 6개월 이상, 혈소판 수 30,000~80,000/μL, 크기가 증가된 혈소판도 관찰

▶ 비면역학적 혈소판 감소증(Nonimmunologic thrombocytopenia)

3 혈액 응고인자 장애성 출혈 질환

1) 혈우병

① 성염색체(X염색체) 열성 유전 질환

▶ 혈우병 A : Factor VIII 결핍, 혈우병의 85%, 남성에서 반성 열성 유전

▶ 혈우병 B : Factor IX 결핍, 남성에서 반성 열성 유전

② 검사소견

▶ aPTT, Prothrombin 소모 시험 : 연장

▶ PT, TT : 정상

▶ 혈소판 수, 모세혈관 취약성 검사, BT : 정상

▶ Factor VIII activity : 감소

2) 폰빌레브란트병(von Willebrand's disease)

① 상염색체 유전 출혈성 질환

▶ 부착 당단백(adhesive glycoprotein)인 vWF의 결핍 또는 기능 저하에 의해 발생

▶ 혈소판-혈소판 또는 혈소판-혈관 내피세포의 결합에 매우 중요한 역할

② 검사소견

▶ 혈소판수, 혈병수축능 : 정상

▶ BT : 연장, 혈소판점착능 : 불량

▶ 혈소판 응집능 검사 : Ristocetin 응집 불량, ADP, collagen 응집 정상

3) 간 질환

① 혈액응고 인자 합성 부전

▶ 혈액응고인자의 대부분이 간에서 생성

▶ 응고인자 결핍으로 인한 출혈 발생

4) 파종성 혈관 내 응고파종성 혈관내응고(DIC)

① 손상된 조직이 혈액에 노출 → 혈액 응고 → 혈전 생성

② 전신에 심한 염증 → 혈액 내의 단구와 혈관 내피세포에서 혈전 형성

③ 이러한 과정에서 응고인자들의 소진 → 출혈 발생

④ 혈전과 출혈이 동시에 발생할 수 있음

5) 비타민 K 대사 및 질환

① 비타민 K의 결핍

- 부적절한 식이 섭취, 장에서의 흡수 장애, 간 질환
- 후천성 혈액 응고 장애의 주요 원인

② 검사소견

- Factor II, VII, IX, X : 감소
- protein C, protein S : 감소
- PT, aPTT : 연장

6) 약물에 의한 질환

① 항응고제

- warfarin sodium, phenindione
- 비타민 K 의존성 혈액 응고인자들의 정상적인 생성을 억제

② 항혈소판제

- Cyclooxygenase 억제제 : Aspirin
- Thromboxane synthetase 억제제 : Imidazole defivatives

③ 섬유소 용해제

- recombinant t–PA
- single–chain u–PA

4 섬유소원과 섬유소용해 장애성 출혈 질환

1) 선천성 질환

① α2–plasminogen inhibitor의 결핍

② plasmin 활성 저해 물질(α2–antiplasmin, α2–macroglobulin) 등의 비활성화

③ plasmin inhibitor(PAI–1, PAI–2) 합성 저하

④ Antithrombin III 합성 저하 등

2) 약물(혈전 용해제)에 의한 출혈

① 스트렙토키나제, 유로키나제

② 조직플라스미노겐 활성화제 : 알테플라제, 테넥테플라제

point : 간 질환(liver disease)에 의한 출혈성 질환

① 혈관 장애
- ▶ 식도 정맥류나 치질 등

② 혈액응고 인자 합성 부전
- ▶ 혈액응고인자의 대부분이 간에서 생성
- ▶ 응고인자 결핍으로 인한 출혈 발생

③ 이상섬유소원혈증(dysfibrinogenemia)
- ▶ 상염색체성 우성유전 : 섬유소원의 아미노산 조성이상 → 이상섬유소원 생상
- ▶ 혈류응고장애에 의한 출혈증상 발생

④ 혈소판 감소증(thrombocytopenia) 및 혈소판 기능 이상증
- ▶ Glanzmann병
- ▶ Bernard-Soulier 증후군 등

⑤ 섬유소 용해 활성의 증가
- ▶ plasmin inhibitor(PAI-1, PAI-2) 합성 저하
- ▶ plasmin 활성 저해 물질(α2-antiplasmin,α2-macroglobulin) 등의 비활성화
- ▶ Antithrombin III 합성 저하 등

혈액학 및 수혈 검사학
HEMATOLOGY AND BLOOD TRANSFUSION TESTING

CHAPTER 09

출혈성 질환 핵심 문제

01 섬유소(fibrin)를 분해시키는 세린 단백분해효소는?

① 플라스민(plasmin)
② 단백질 C(protein C)
③ 항트롬빈-Ⅲ(antithrombin-Ⅲ)
④ 알파2-항플라스민(α2-antiplasmin)
⑤ 조직형-플라스미노겐 활성화제(t-PA)

02 다음은 출혈성 소견을 보이는 환자의 검사 결과이다. 예상되는 질환은?

- 혈소판 수 감소
- GP Ib-IX-V 복합체 결여
- 혈소판 점착 이상

① 혈우병
② 폰빌레브란트병
③ 파종혈관내응고증
④ 글란츠만 혈소판무력증
⑤ 베르나르-술리에 증후군

03 혈관 장애성 출혈성 질환과 관계있는 것은?

① 비타민 C 결핍
② 비타민 B_{12} 결핍
③ 엽산 결핍
④ 비타민 B_6 결핍
⑤ protein C 결핍

04 혈관 장애성 출혈성 질환과 관계가 없는 것은?

① 유전성 출혈성 모세혈관 확장증
② 결합조직 장애
③ 괴혈병
④ 간 질환
⑤ Bernard-Soulier 증후군

05 파종혈관내응고증(DIC) 환자 검사 결과이다. 옳은 것은?

① 섬유소원 증가
② 혈소판 수 증가
③ 섬유소분해산물(FDP) 감소
④ 적혈구침강속도(ESR) 촉진
⑤ PT(Prothrombin time) 연장

참고

파종성 혈관내 응고질환의 검사소견으로 섬유소원 감소, 섬유소분해산물(FDP) 증가, 혈소판 수 감소, PT 연장, aPTT 연장, AT-Ⅲ 감소, plasminogen 감소, schistocyte 증가를 보인다.

정답

01	02	03	04	05
①	⑤	①	⑤	⑤

06 Bernard-Soulier 증후군의 특징으로 옳은 것은?

① 당단백질인 GP IIb/IIIa의 변이
② 혈소판이 vWF에 부착하지 못함
③ 혈소판 수 정상
④ 성염색체 유전 질환
⑤ 리스토세틴만 반응

07 당단백질인 GP IIb/IIIa의 변이에 의한 혈소판 응고 기능 이상은?

① Wiskott-Aldrich 증후군
② 저장풀병
③ von Willebrand 병
④ Bernard-Soulier 증후군
⑤ Glanzmann's 혈소판무력증

08 von-Willebrand disease의 특징으로 바르지 않은 것은?

① 상염색체 유전 출혈성 질환
② vWF의 결핍 또는 기능 저하로 발생
③ 혈소판 수와 혈병수축능 정상
④ BT 연장
⑤ ADP, collagen 응집 정상

09 혈우병 A의 검사 결과로 옳은 것은?

① Factor IX 결핍
② 상염색체 열성 유전 질환
③ PT 연장
④ BT 연장
⑤ Mixing test에서 보정됨

10 다음과 같은 검사 소견을 보였다면 의심되는 혈액응고 장애는?

- Platelet conut : 정상
- Bleeding time : 정상
- Prothrombin time : 연장
- Partial thromboplastin time : 정상
- Thrombin time : 정상

① Dysfibrinogenemia
② Thrombocytopenia
③ Factor VII deficiency
④ von Willebrand disease
⑤ Factor VIII deficiency

11 섬유소원과 섬유소용해 장애성 출혈 질환과 거리가 먼 것은?

① α2-plasminogen inhibitor의 결핍
② α2-antiplasmin, α2-macroglobulin 등의 비활성화 ,
③ plasmin inhibitor의 합성 저하
④ Antithrombin III 합성 저하 등
⑤ tPA, uPA의 결핍

12 비타민 K 대사 및 질환으로 옳은 것은?

① 부적절한 식이 섭취나 장에서의 흡수 장애로 발생할 수 있다.
② Factor II, VII, IX, X의 증가
③ protein C, protein S의 증가
④ PT, aPTT 단축
⑤ 유전성 혈액 응고 장애의 주요 원인

정답

06	07	08	09	10	11	12
②	⑤	③	⑤	③	⑤	①

HEMATOLOGY
AND BLOOD
TRANSFUSION
TESTING

Part

02

혈액학 실험

Chapter

01 항응고제 및 채혈

1. 항응고제(Anticoagulant)
2. 채혈(Collection of Blood)

01 항응고제 Anticoagulant

1) Test tube 종류 및 특징

종류	항응고 원리	뚜껑 색	특 징
Sod. citrate	Ca^{++} 활성방지	하늘색	① 혈액 응고 검사에 사용됨 ▶ 응고인자와 혈소판의 활성보존에 좋음 ▶ Sod. citrate : Blood = 1 : 9 ▶ Hct치가 55% 이상일 경우 보정 ② Westergren법 ESR 검사에 사용 ▶ Sod. Citrate : Blood = 1 : 4
Plain	없음	갈색	① 항응고제 없음 ② 응고 촉진을 위해 Clot activator 첨가
SST	없음	노랑색	① 항응고제 없음 ② 응고 촉진을 위해 Clot activator 첨가 ③ 혈구와 혈청 분리를 위해 Gel 첨가
Heparin	Anti-thrombin	초록색	① 용혈의 최소화 ▶ 어린이 모세혈관 천자용으로 많이 사용 ② 삼투압취약성검사, Blood gas, 염색체 검사 등에 사용 ③ Wright 등의 염색 시 배경이 푸르게 염색 ▶도말표본 검사에는 부적합

종류	항응고 원리	뚜껑 색	특징
EDTA	Ca^{++} 활성방지	보라색	① 혈구의 형태학적 변형이 적음 ▶ CBC 검사 및 도말 표본 작성에 적합 ② 혈소판 응집 방지 ▶ 혈소판 응집능 검사에 부적합 ③ Wintrobe법 ESR 검사에 사용 ▶ 채혈 후 2시간 내에 검사
Double oxalate	Ca^{++} 활성방지		① Ammonium Oxalate : Potassium Oxalate = 3 : 2 ▶ Ammonium oxalate :혈구의 팽창 ▶ Potassium oxalate : 혈구의 수축 ② 혈소판을 Clumping, 림프구 변형 초래 ▶ 혈액 도말용, 혈소판 수 측정에 사용 불가
NaF (Sod. fluoride)	Anti-thrombin Ca^{++} 활성방지	회색	① 혈당보존제인 Sodium fluoride를 첨가 ▶ glucose 검사 전용 tube ▶ 효소를 파괴 : 효소 측정용으로 사용 불가 ② 항응고제는 Oxalate나 Lithium heparin

02 채혈 Collection of Blood

1) 채혈시기

① 채혈 조건에 따라 검사 결과가 달라질 수 있음

② 공복 상태에서 채혈, 식후 2시간 채혈

③ 공복상태 채혈이 불가피한 경우는 식사 후 2~3시간 후 채혈

④ 채혈 전 20분간은 환자의 상태 유지

2) 채혈 유의사항

① 감염관리에 준수 : 손 씻기, 가운 착용

② 채혈로 인한 채혈자의 감염방지 및 천자사고 주의

③ 환자의 권리존중, 개인정보의 보호, 알 권리에 대한 존중 필요

④ 채혈 방법 준수

3) 채혈 방법

① 모세혈관 채혈

- 부위 : 손가락 끝, 귓불, 엄지발가락, 발뒤꿈치
- 신생아 : 엄지발가락, 발뒤꿈치
- 성인 : 네 번째나 세 번째 손가락 끝

② 정맥 채혈

- 다량의 혈액이 필요할 때 시행
- 사용 정맥 : 전박부 → 손목 → 손등 → 발목
  - 전박부 정맥 : 정중주정맥, 요측피정맥, 척측피정맥
- 유아의 채혈 부위 : 두피정맥, 경정맥
- 주사침과 피부면의 각도 : 10~15°

③ 동맥 채혈

- 정맥 채혈보다 기술적으로 어렵고 통증도 심함 → 채혈 부위 지혈도 주의 요함
- 목적 : 동맥혈 가스 분석

4) 채혈 도구

① 1회용 멸균주사기

- Gauge수가 클수록 침의 구경 또는 직경은 작아짐
- 말초혈관 Gauge (14~26G)
  - 채혈(21G), 헌혈(16G), 수혈(16G), 아기채혈(26G)

② Vacutainer blood collection needle(21G)

- Needle holder, Vacutainer tube

③ Tourniquet(구혈대)

④ Test tube

⑤ 채혈용 받침대

⑥ 70% ethanol & 멸균 cotton

5) 채혈 순서

① Plain tube에 아무 물질도 없을 경우

Blood culture 〉 Plain 〉 Sodium citrate 〉 SST 〉 Heparin 〉 EDTA 〉 Sodium Fluoride

② Plain tube에 Clot activator가 있을 경우

Blood culture 〉 Sodium citrate 〉 Plain 〉 SST 〉 Heparin 〉 EDTA 〉 Sodium Fluoride

6) 정맥 채혈 시 용혈의 원인

① 첨가제가 들어있는 시험관에 채혈 후 심하게 흔들어 혼합할 때

② 혈종이 생긴 정맥에서 무리하게 채혈할 때

③ Syringe 주사기로 채혈 시 너무 세게 피스톤을 당길 때

④ 가느다란 나비침(23G 이상)으로 진공 용량이 큰 시험관에 채혈할 때

⑤ 소독 부위에 알코올이 남아 있는 상태에서 채혈할 때

⑥ 피부 천자 후 너무 세게 짜낼 때 or 조직액 혼입 되었을 때

⑦ 시험관 안에 이물질이 있을 때

⑧ 용혈 시 조치사항 및 예방

- 재 채혈
- 적합한 채혈 부위 선택
- 19G – 23G의 채혈 needle 사용
- 토니켓은 1분 이상 착용 금지
- 채혈 부위 소독 후 공기 건조가 될 때까지 기다림
- 주사기와 바늘로 채혈 시 plunger를 너무 세게 잡아당기지 말 것
- 튜브로 혈액 이동 시 주사기 plunger를 너무 세게 밀지 말 것
- 채혈 후 튜브를 180도로 회전하여 부드럽게 권장 횟수만큼 Mix

혈액학 및 수혈 검사학
HEMATOLOGY AND BLOOD TRANSFUSION TESTING

CHAPTER 01

항응고제 및 채혈 핵심 문제

01 혈액도말표본에서 혈소판 위성현상을 관찰할 수 있는 항응고제는?

① ACD ② Heparin
③ EDTA-3K ④ Sodium citrate
⑤ Calcium oxalate

참고

EDTA 염 존재하에 반응하는 항혈소판항체가 존재하면 혈소판 수가 적게 계산되고 말초혈액도말표본에서 백혈구 주위에 혈소판이 부착되는 혈소판 위성현상이 관찰된다.

02 혈구의 형태학적 변화가 적어 혈구관찰 및 혈구 수 산정에 적합한 항응고제로 옳은 것은?

① NaF ② Heparin
③ Double Oxalate ④ EDTA
⑤ Sod. Citrate

03 헤파린(heparin)에 의해 활성이 억제되는 것은?

① 칼슘(calcium)
② 트롬빈(thrombin)
③ 플라스민(plasmin)
④ 단백질 C(protein-C)
⑤ 단백질 S(protein-S)

04 다음 중 혈액응고를 방해하는 원리가 다른 항응고제는?

① EDTA
② Heparin
③ Sodium citrate
④ Double oxalate
⑤ Sodium oxalate

05 Sod. fluoride 채혈관에 들어있는 Sod. fluoride의 기능은?

① 혈액응고 방지
② 효소 안정화
③ 혈당 보존
④ 혈구 용혈 방지
⑤ 혈구 형태 변화 방지

06 항응고제에 따른 채혈관의 뚜껑색이 바르게 연결된 것은?

① EDTA – 파랑색
② Heparin – 노랑색
③ Sodium citrate – 보라색
④ SST – 검정색
⑤ Plain – 빨강색

정답

01	02	03	04	05	06
③	④	②	②	③	⑤

07 Westergren법 ESR 검사 시 혈액과 sodium citrate의 적정 비율은?

① 1 : 1　② 1 : 2
③ 1 : 4　④ 1 : 6
⑤ 1 : 9

08 채혈 시 행동에 대해 옳은 것은?

① 수액제제가 주입되는 곳에서 채혈하면 환자의 고통을 줄일 수 있다.
② 지혈대(tourniquet)는 채혈하고자 하는 부위로부터 2~6cm 윗부분을 감는다.
③ 채혈실 바닥은 항상 건조한 상태로 유지한다.
④ 채혈 후 주사침은 뚜껑을 다시 끼워 안전하게 버린다.
⑤ 채혈 환자용 의자는 환자가 쉽게 움직일 수 있도록 바퀴가 있는 이동형을 사용한다.

09 아래와 같은 채혈관에 채혈할 때 올바른 순서는?

- Blood culture
- SST
- EDTA
- Sodium citrate
- Heparin
- Sodium Fluoride

① Blood culture – Sodium citrate – SST – Heparin – EDTA – Sodium Fluoride
② Sodium citrate – Blood culture – SST – Heparin – EDTA – Sodium Fluoride
③ Blood culture – Sodium citrate – SST – EDTA – Heparin – Sodium Fluoride
④ Sodium citrate – Blood culture – SST – EDTA – Heparin – Sodium Fluoride
⑤ Blood culture – Sodium citrate – SST – Heparin – Sodium Fluoride – EDTA

10 다음 중 채혈 시 환자 확인 방법으로 옳지 않은 것은?

① 환자 확인은 개방형 질문으로 확인
② 진료순서표의 등록번호와 전산 화면의 등록번호를 대조하여 확인
③ 등록번호 확인 안 될 경우 주민등록상 생년월일로 확인
④ 환자 인식밴드의 등록번호와 전산 화면의 등록번호를 대조하여 확인
⑤ 환자의 병실 호수나 위치를 알리는 지표로 확인

참고

환자를 확인하기 위해서는 반드시 개방형 질문을 통하여 환자의 등록번호와 전산의 등록번호를 확인하고 등록번호로 확인하기 어려울 경우 주민등록번호, 주소지 등과 같은 환자의 고유 정보를 확인해야 한다.

환자가 인식밴드를 착용하고 있을 경우 인식밴드의 정보와 전산의 정보가 일치하는지 확인하여야 하며 환자의 병실 호수나 위치 등의 지표는 변경될 수 있으므로 환자확인방법으로는 적합하지 않다.

정답

07	08	09	10
③	③	①	⑤

11 정맥 채혈 시 용혈의 원인이 아닌 것은?

① 첨가제가 들어있는 시험관에 채혈 후 심하게 흔들어 혼합할 때
② 혈종이 생긴 정맥에서 무리하게 채혈할 때
③ Syringe 주사기로 채혈 시 너무 천천히 피스톤을 당길 때
④ 가느다란 나비침(23G 이상)으로 진공 용량이 큰 시험관에 채혈할 때
⑤ 소독 부위에 알코올이 남아 있는 상태에서 채혈할 때

정답

11
③

Chapter

02 일반 혈액검사

01 혈색소 측정 Hemoglobin Determination

1) 혈색소 측정의 의미 : 빈혈 또는 Polycythemia 진단

2) 비색법(Visual methods)

① acid hematin(Sahli Hellige method, Hauden−Hausser method)

- 원리 : 혈액 + 0.1N HCl →Acid Hematin(갈색) →표준색과 비교
- 시약 : 0.1N HCl(hydrochloric acid)
- Sahli pipette − Blood 0.02ml

3) 분광광도계법(Spectrophotometry)

① cyanmethemoglobin method

- 원리 : Hb + $K_3Fe(CN)_6$(Pot. ferricyanide) → Methemoglobin(Fe^{3+})

  Methemoglobin($Fe^{3+)}$ + KCN(pot. cyanide) → Cyanmethemoglobin

  − Hemoglobin, Methemoglobin은 색조가 불안전

  − Cyanmethemoglobin은 색조가 안전하여 측정에 적합
- 시약 : Drabkin soultion

  − Pot. ferrycianide($K_3Fe(CN)_6$)

  − Pot. cyanide(KCN)

- Pot, bicarbonate($KHCO_3$)
- DW

▶ 희석배수 : 251배(혈액20μL : 희석액 5mL)

▶ 측정 파장 : 540nm

▶ 맹검(Blank) : 측정시약(Drabkin soultion)

▶ Cyanmethemoglobin 형성 시간(발색 시간) : 10~15분

② Oxyhemoglobin method

▶ 원리 : 0.04% ammonium hydroxide + Hb = Oxyhemoglobin or
0.1% sodium carbonate + Hb = Oxyhemoglobin

▶ 시약 : 0.04% ammonium hydroxide or 0.1% sodium carbonate

▶ 희석배수 : 251배(혈액20μL : 희석액 5mL)

▶ 측정 파장 : 540nm

▶ 맹검(Blank) : 측정시약

③ SLS (Sodium lauryl sulfate)법

▶ 원리 : lyse 시약에 의한 혈구 용혈 및 Hb 용출 → Hb유도체로 전환

▶ 시약 : SLS(계면활성제) + buffer(비계면활성제)

- 유해물질이(Cyanmethemoglobin법의 KCN과 $K_3Fe(CN)_6$)없는 Hb측정법
- 보통 자동분석기용 시약으로 사용

▶ 검사방법은 분광광도계법과 동일하며 반응시간은 3분에서 8시간까지 안정

④ 분광광도계법의 오차원인

▶ 부정확한 Pipette 사용

▶ 희석 또는 반응 불충분

▶ 희석액 및 표준액의 조제 불량 및 변질

▶ 검량선 검정 불량 및 자주 검정하지 않음

▶ Cuvette, Pipette 등이 깨끗하지 않을 때

▶ 분광광도계 불량 및 조작 미숙

⑤ 분광광도계법의 결과 산출 방법

▶ 검량선 작성법

- 상품화된 표준액의 흡광도를 측정하여 을 이용하여 검량선을 그리고 검체의 흡광도를 측정하여 검량선과 대조하여 결과 산출

▶ 계산식에 의한 방법

- 상품화된 표준액의 흡광도와 검체의 흡광도를 측정하여 계산식에 의해 결과 산출

– Hb(g/dl) = (검체의 흡광도/표준액의 흡광도) x 표준액의 Hb농도

▶ Factor를 이용하는 방법

– 상품화된 표준액의 흡광도를 측정하여 Factor(상수)를 구하고 검체의 흡광도 상수를 이용하여 계산

– 표준액의 농도/표준액의 흡광도=Factor(상수), 검체의흡광도×Factor(상수)=Hb(g/dl)

4) 기타 혈색소 검사

① 황산동 적하법에 의한 혈색소 검사 (Copper sulfate falling drop method)

▶ 황산동기준 원액 비중 1.100을 사용하여 혈액의 비중차이로 Hb 측정

② POCT Hb 측정기

▶ 전기저항, 비색 등을 이용한 휴대용 측정기

5) 참고치

① 남자 : 13~18 g/dL

② 여자 : 12~16 g/dL

③ 임산부 : 11~12 g/dL

④ 신생아 : 17~19 g/dL

02 적혈구용적 Hematocrit 측정

1) 적혈구 용적(Hct) : 전혈 중 적혈구 성분이 차지하는 용적을 백분율로 표시

→ 빈혈 또는 Polycythemia 진단

2) 검사방법

① Microhematocrit method (Capillary법)

▶ Heparin이 처리되어진 capillary tube로 3/2가량 혈액 채취

▶ critoseal로 막고, 원심분리(11,000~12,000 rpm/5 min) 후 적혈구 층의 용적 판독

▶ Wintrobe 보다 낮지만 이 측정치가 Hct 실측치

▶ Hematocrit reader에서 용적 판독

② Macrohematocrit method (Wintrobe법)

- ▶ Wintrobe 튜브에 혈액을 넣어 원심분리(3,000rpm/30min) 후 적혈구 층의 용적 판독
- ▶ 전혈층과 적혈구 층의 높이를 계산하여 결과 산출 (buffy coat층은 포함하지 않음)
- ▶ Hematocrit치 % = (적혈구층 높이/전혈층(혈장층+혈구층) 높이) × 100

③ 자동분석기에서의 Hematocrit

- ▶ MCV × RBC count
- ▶ Microhematocrit법이나 Wintrobe법보다 결과 값은 낮음

03 혈구수 계산 Cell Count

1) 희석피펫과 혈구계산반(Neubauer chamber)의 구조

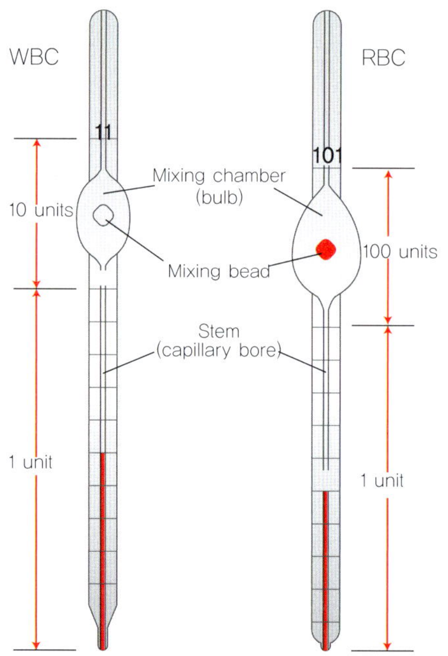

〈그림 2-2-1〉 〈RBC, WBC pipette〉

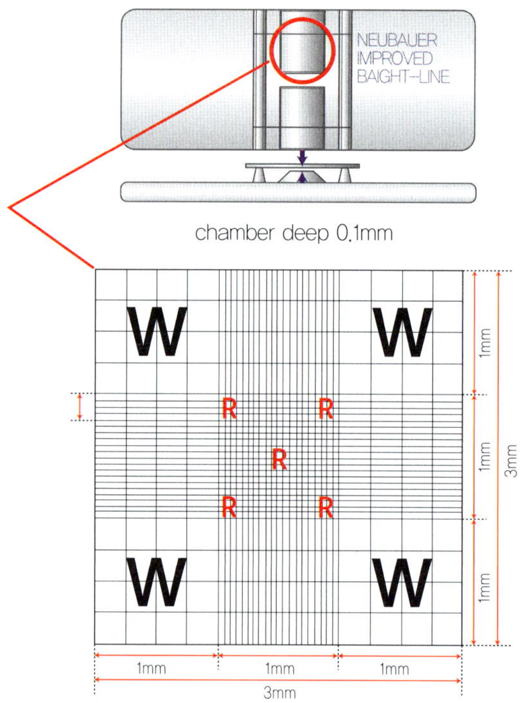

〈Neubauer chamber와 혈구 계산반〉

	RBC pipette	WBC pipette
모세관	0.5 mark ~1 mark	0.5 mark ~1 mark
혼합실	붉은 구슬	흰 구슬
최종눈금	101 mark	11 mark
희석배수	200배~100배	20배~10배

2) 적혈구 계산

① 희석액

- Hayem's sol. ▶ Toisson's sol. ▶ Gower's sol. ▶ 0.85% NaCl
- Dacie's sol. ▶ Strong's sol.

② 계산방법 : 적혈구수(R) × 5(전체 25구획) × 희석배수 × Chamber 깊이 (10)

- 혈액 0.5 mark, 희석액 101 mark 흡입 : R × 5 × 200 × 10
- 혈액 1.0 mark, 희석액 101 mark 흡입 : R × 5 × 100 × 10

③ 유의사항

- 구획마다 20개 이상 차이가 나면 재검
- 위쪽 선과 왼쪽 선에 걸려있는 혈구는 모두 count
- 우측 선과 밑면 선에 걸려있는 혈구는 count하지 않음

④ 정상치

- 남자 : 4.5~5.5 × $10^6/\mu L$
- 여자 : 4.0~5.0 × $10^6/\mu L$

3) 백혈구 계산

① 희석액 : Turk's solution

- Glacial acetic acid : RBC 용혈
- 1% Gentianna violet : 백혈구 핵염색

② 계산방법 : (백혈구 수(W) × 희석배수 × chamber의 깊이(10)) / 4(카운트한 면적)

- 혈액 0.5 mark, 희석액 11 mark 흡입 : (W × 20 × 10) / 4
- 혈액 1.0 mark, 희석액 11 mark 흡입 : (W × 10 × 10) / 4
- 혈액 0.5 mark, 희석액 11 mark 흡입, 백혈구 전구획 카운트 : (W × 20 × 10) / 9

③ 유의사항

- 구획마다 12개 이상 차이가 나면 재검
- 위쪽 선과 왼쪽 선에 걸려있는 혈구는 모두 count
- 우측 선과 밑면 선에 걸려있는 혈구는 count하지 않음

▶ 유핵적혈구가 많을 때 백혈구 수의 교정 : nRBC가 10개 이상일 때 교정

$$\frac{\text{WBC 수}}{\text{유핵적혈구} + 100(\text{diff. count})} \times 100 = \text{Corrected WBC}$$

④ 정상치 : 4~10 × 10^3/μL

4) 호산구 계산

① 희석액 :

▶ Randolph sol. ▶ Hinkelman sol. ▶ Dunger sol. ▶ Manner's sol. ▶ Pilot's sol

② 계산방법 : (호산구 수(E) × 희석배수 × chamber의 깊이(10)) / 9(카운트한 면적)

▶ 혈액 0.5 mark, 희석액 11 mark 흡입 : (E × 20 × 10) / 9

▶ 혈액 1.0 mark, 희석액 11 mark 흡입 : (E × 10 × 10) / 9

③ 유의사항

▶ 호산구의 수가 적으므로 보통 백혈구 구획(중구획) 9구획을 모두 카운트 한다.

▶ 위쪽 선과 왼쪽 선에 걸려있는 혈구는 모두 count

▶ 우측 선과 밑면 선에 걸려있는 혈구는 count하지 않음

④ 간접법

▶ 혈액 도말 표본으로 백혈구 800개에 대한 호산구 백분율 산정

▶ 백혈구 총 수를 별도로 count

▶ 호산구의 절대치 산출 : WBC Count × (Eosinophil 개수/800)

⑤ 정상치 : 70~440 /μL

⑥ Thorn test

▶ 원리 : 부신피질기능이 정상인 사람은 ACTH의 자극을 받으면 Cortical hormone의 작용으로 4시간 이내에 호산구가 50% 이하로 감소

▶ Cushing disease : 0~30/mm^3 (50% 이상 감소) : 부신피질 기능 항진

▶ Addison's disease : 변화 없음 : 부신피질 기능 저하

5) 혈소판 계산

① 희석액 : Rees and Ecker Sol.

② 계산방법 : 혈소판 수(P) × 희석배수 × chamber의 깊이(10)

▶ 혈액 0.5 mark, 희석액 101 mark 흡입 : P × 200 × 10

▶ 혈액 1.0 mark, 희석액 101 mark 흡입 : P × 100 × 10

③ 유의사항

- 혈소판의 수가 적으므로 보통 적혈구 구획(소구획) 25구획을 모두 카운트 한다.
- 위쪽 선과 왼쪽 선에 걸려있는 혈구는 모두 count
- 우측 선과 밑면 선에 걸려있는 혈구는 count하지 않음

④ 간접법(Fonio's method)

- 14% magnesium sulfate($MgSO_4$)
- 혈액 도말 표본으로 적혈구 1,000개에 대한 혈소판 백분율 산정
- 적혈구 총 수를 별도로 count
- 혈소판의 절대치 산출 : RBC Count × (Plt 개수/1,000)

⑤ 정상치

- 15만~45만/μℓ (직접법)
- 13만~35만/μℓ (간접법)

6) 뇌척수액 계산

① 희석액

- 백혈구 계산 희석액 : Turk's solution
- 적혈구 계산 희석액 : Hayem's solution

② RBC count

- $9mm^2$중 전세포수(RBC 및 WBC)가 500 보다 적을 경우
  - 세포의 수가 적으므로 희석하지 않고 뇌척수액을 그대로 넣고 count
  - 중구획 전체(9구획)를 count (세포수가 적으므로 RBC 구획이 아닌 전체 구획 count)
  - 계산 : {RBC count 수 × chamber 깊이(10)} / 9(count 구획)
- $9mm^2$중 전세포수(RBC 및 WBC)가 500 보다 많을 경우
  - 뇌척수액 1.0 mark, 희석액 101 mark 흡입하여 희석
  - 중구획 전체(9구획)를 count
  - 계산 : {RBC count 수 × 희석배수(10) × chamber 깊이(10)} / 9(count 구획)

③ WBC count

- 세포의 수가 적으므로 희석액 1.0mark, 뇌척수액 11 mark까지 흡입하여 희석
  - 중구획 전체(9구획)를 count
  - 희석배수 10/9 배
  - 계산 : {RBC count 수 × 희석배수(10/9) × chamber 깊이(10)} / 9(count 구획)

04 적혈구 항수 RBC Index

1) MCV(Mean Corpuscular Volume)

① 평균 적혈구 용적

② 계산 : 모성 사망률= $MCV(fL) = \dfrac{Hct(\%)}{RBC(\times 10^6/\mu L)} \times 10$

③ 참고치 : 82~92 fL

④ 정상 – Normocytic, 정상 이상 – Macrocytic, 정상 이하 – Microcytic

⑤ MCV 증가 : 거대적혈모세포 빈혈, MCV 감소 : IDA, Thalassemia, Sideroblastic anemia

2) MCH(Mean Corpuscular Hemoglobin)

① 평균 적혈구 혈색소량

② 계산 : $MCH(pg) = \dfrac{Hb(g/dL)}{RBC(\times 10^6/\mu L)} \times 10$

③ 참고치 : 28 ~ 32 pg

④ 정상 – Normochromic, 정상 이상 – Hyperchromic, 정상 이하 – Hypochromic

⑤ MCH 감소 : IDA, Thalassemia, Sideroblastic anemia

3) MCHC(Mean Corpuscular Hemoglobin Concentration)

① 평균 적혈구 혈색소 농도

② 계산 : $MCHC(g/dL \text{ or } \%) = \dfrac{Hb(g/dL)}{Hct(\%)} \times 100 \text{ or } \dfrac{Hb(g/dL)}{Hct(L/L)}$

③ 참고치 : 32 ~ 36 g/dL

④ 정상 – Normochromic, 정상 이상 – Hyperchromic, 정상 이하 – Hypochromic

⑤ MCHC 증가 : 선천성 구상 적혈구증

4) RDW–CV((Red cell Distribution Width – coefficient of variation)

① RBC 용적에 따른 분포

② 대소부동증의 지표

③ 참고치 : 11.5 ~ 14.5%

④ RDW–CV 증가 : Anisocytosis

05 적혈구 침강 속도 ESR/Erythrocyte Sedimentation Rate

1) ESR 검사 : 1시간 동안에 적혈구가 침강하는 속도를 mm로 표시하는 것

2) 검사의 원리

① 정상적혈구는 음전하를 띄우고 있어 적혈구들이 서로 밀어내는 힘이 작용

→ 적혈구 침강 속도 지연

② 염증 반응 시 이상 단백질이 상승하면 적혈구의 음전하를 저하시켜 반발력 상쇄

→ 적혈구 침강속도가 증가

3) ESR의 과정

① 1단계 : 연전형성(Rouleaux Formation)

- ▶ 적혈구가 서로 밀착되는 과정 (5~10분)

② 적혈구 응집(Red Cell Aggregation)

- ▶ 적혈구가 응집되어 침강속도가 일정하게 유지되는 시간 (40분)

③ Packing

- ▶ ESR tube 밑면에 혈구가 단단히 쌓이는 단계(1시간 중 나머지 시간)

4) 측정 방법

① Westergren법

- ▶ Westergren pipette 사용 : 눈금 – 200mm
- ▶ 정상치 : 남자 0~15mm/hr, 여자 0~20mm/hr
- ▶ 측정 온도에 따른 보정 : 측정온도(18~25℃) 보다 온도가 높으면 촉진되므로 보정 필요
- ▶ 항응고제 : Sodium citrate

② wintrobe법

- ▶ wintrobe pipette 사용 : 눈금 – 100mm
- ▶ 정상치 : 남자 0~9mm/hr, 여자 0~20mm/hr
- ▶ Corrected ESR : 빈혈에 대한 보정 필요(Henatocrit 기준 남자 47%, 여자 42% 이하)
- ▶ 항응고제 : EDTA

5) 촉진되는 경우

① 관이 길수록, 직경이 넓을수록

② 혈장단백의 이상 (fibrinogen, globulin 증가 시)

③ 조직의 파괴(폐결핵), 염증이 있을 때(특히 세균성)

④ 다발성 골수종, 악성종양, 교원병, 심근경색 등

6) 지연되는 경우

① 다혈증(polycythemia)

② Fibrinoen의 현저한 감소(DIC)

③ 채혈 후 2시간이상 지연 시

④ anticoagulant 함량이 높을 때

7) ESR의 생리적 변동

① 임신 3개월 이 후

② 월경

③ 여성 〉 남성

④ 고온 〉 저온 (단, Cold Antibody가 있을 경우 저온에서 촉진)

⑤ 노인 〉 성인

8) 주의사항

① 진동이 없는 곳에서 검사

② tube는 rack에 반드시 수직(1℃ 이내)로 세워서 검사

③ 채혈 후 2시간 이내에 검사

06 그물적혈구수 계산 Reticulocyte Count

1) 그물적혈구 : 혈색소 합성과정에서 핵이 없어져 핵이 없는 어린 적혈구

① 핵이 빠져나간 후 RNA 찌꺼기가 남아 있어 그물 구조가 관찰됨

② 다염적혈구(Polychromatophilic erythrocyte) : Wright 염색 시

③ Hb 합성 가능

2) 검사의 목적 : 골수에서 적혈구 생산의 지표(골수에서 적혈구 조혈 활성 수준 추정)

3) 검사 방법 : 초생체 염색(Supraviral stain)

① 검사 시약

- Brilliant cresyl blue
- New methylene blue
- EDTA 전혈을 염색 시약과 동량으로 혼합 후 도말 검경

② 계산 : RBC 1,000개 중의 그물적혈구를 백분율 환산

4) 정상치

① 신생아 : 2~6%

② 성 인 : 0.5~1.5%

5) 증가 및 감소

① 증가 : 조혈기능의 항진 시

- 용혈성 빈혈
- 대량출혈 후 회복 시
- Sickle cell anemia, 태아적아구증

② 감소 : 재생불량성 빈혈(aplastic anemia)

6) 그물 적혈구의 교정

① 그물적혈구(%)= $\dfrac{\text{그물적혈구 수}}{\text{적혈구 1,000개}} \times 100$

② 그물적혈구 절대수(absolute reticulocyte index) = 그물적혈구(%) × 적혈구 수($\times 10^6$/uL)

- ▶ 정상치 : 60,000~100,000/μL

③ 교정 그물적혈구수 (corrected reticulocyte count) :

그물적혈구수(%) $\times \dfrac{\text{환자의 } Hct(\%)}{45}$

④ 그물적혈구생산지수(RPI/Reticulocyte Production Index)

그물적혈구수(%) $\times \dfrac{\text{환자의 } Hct(\%)}{45} \times \dfrac{1}{\text{그물적혈구 성숙기간(일)}^*}$

* 그물적혈구 성숙기간 : Hct치 45% – 1일, 35% – 1.5일, 25% – 2일, 15% – 2.5일

- ▶ Normal RPI : 2.0
- ▶ RPI 〉2.0 : 적혈구 파괴의 증가
- ▶ RPI 〈 2.0 : 적혈구 생산의 감소

혈액학 및 수혈 검사학
HEMATOLOGY AND BLOOD TRANSFUSION TESTING

CHAPTER 02

일반 혈액검사 핵심 문제

01 일반혈액검사 결과 중 남녀 성별에 차이와 무관한 것은?

① 혈색소 ② 백혈구 수
③ 적혈구 수 ④ 적혈구용적률
⑤ 적혈구침강속도

02 적혈구 희석 피펫(pipette)으로 0.2까지 혈액을 흡입하여 희석했다면 그 희석배수는?

① 100배 ② 200배
③ 300배 ④ 400배
⑤ 500배

03 그물적혈구 염색에 사용되는 시약은?

① Eosin Y
② Basic fuchin
③ Sudan black B
④ Methylene blue
⑤ Brilliant cresyl blue

04 초생체염색을 통한 그물적혈구 검사에 대한 임상적 의의는?

① 급성골수구성백혈병 전이 추정
② 전신성홍반성 낭창증 발생 추정
③ 태아혈색소 증가 추정
④ 발작성야간 혈색소뇨증 발생 추정
⑤ 골수에서의 적혈구조혈 활성수준 추정

05 골수에서 적혈구의 생성능을 반영하는 지표가 되는 세포는?

① 전적혈모세포(pronormoblast)
② 호염기적혈모세포(basophilic normoblast)
③ 다염적혈모세포(polychromatophilic normoblast)
④ 정염적혈모세포(orthochromic normoblast)
⑤ 그물적혈구(reticulocyte)

06 WBC 측정용 pipette에 혈액을 0.5, 희석액을 11 눈금까지 채운 후 4mm^2 혈구계산판(chamber)에서 계수된 백혈구가 250개였다면 전혈 중 백혈구 수로 옳은 것은?

① 2,500/㎕
② 6,250/㎕
③ 12,500/㎕
④ 50,000/㎕
⑤ 25,0000/㎕

정답

01	02	03	04	05	06
②	⑤	⑤	⑤	⑤	③

07 Hb 16g/dℓ, Hct 40% 일 때, 평균 적혈구 혈색소 농도(MCHC)는 얼마인가?

① 25% ② 30%
③ 35% ④ 40%
⑤ 50%

08 다음 중 그물적혈구 염색 시, 이용될 수 있는 염색액은?

① Eosin Y
② Hematoxylin
③ Sudan black B
④ Schiff's reagent
⑤ Brilliant cresyl blue

09 다음 중 백혈구 수 산정에서 사용되는 희석액은?

① Hayem's solution
② Toisson's solution
③ Turk's solution
④ 0.85% NaCl
⑤ Dacie's solution

10 Anisocytosis의 정도를 나타내는 적혈구 지수는?

① Hb ② MCH
③ Hct ④ MPV
⑤ RDW

11 Reticulocytosis 환자의 혈액 도말 표본에서 볼 수 있는 가장 특징적인 소견은?

① 대소 부동증
② 구형적혈구 증가증
③ 표적 적혈구 증가증
④ 다염성 적혈구 증가증
⑤ 난원형 적혈구 증가증

12 Cyanmethemoglobin법에서 Methemoglobin과 어떤 물질이 반응하여 Cyanmethemoglobin을 생성하는가?

① Pot. ferrycianide($K_3Fe(CN)_6$)
② Pot. cyanide(KCN)
③ Pot. bicarbonate($KHCO_3$)
④ 0.04% ammonium hydroxide
⑤ 0.1% sodium carbonate

13 Sahli's pipette의 용량은?

① 100㎕ ② 50㎕
③ 20㎕ ④ 10㎕
⑤ 2㎕

14 표준액의 농도가 15g/dL이고 3번 측정한 표준액의 흡광도 평균이 0.30이라면 검체의 농도를 구하기 위한 Factor(상수) 값은?

① 50 ② 5
③ 45 ④ 4.5
⑤ 15.3

15 헤모글로빈 측정에서 표준액의 흡광도를 측정하여 계산된 Factor(상수) 값이 60일 때 검체의 흡광도가 0.30이라면 이 검체의 헤모글로빈 농도는?

① 30g/dL ② 18g/dl
③ 15g/dl ④ 16g/dl
⑤ 20g/dl

정답

07	08	09	10	11	12	13	14	15
④	⑤	③	⑤	④	②	③	③	②

16 계산식에 의한 헤모글로빈 측정방법의 공식으로 옳은 것은?

① $\frac{\text{표준액의 흡광도}}{\text{검체의 흡광도}} \times \text{표준액의 농도}$

② $\frac{\text{검체의 흡광도}}{\text{표준액의 흡광도}} \times \text{표준액의 농도}$

③ $\frac{\text{표준액의 흡광도}}{\text{검체의 농도}} \times \text{표준액의 농도}$

④ $\frac{\text{표준액의 농도}}{\text{검체의 흡광도}} \times \text{표준액의 농도}$

⑤ $\frac{\text{표준액의 농도}}{\text{검체의 흡광도}} \times \text{표준액의 흡광도}$

17 분광광도계법의 오차원인으로 옳지 않은 것은?

① 부정확한 Pipette 사용
② 희석 또는 반응 불충분
③ 희석액 및 표준액의 조제 불량 및 변질
④ 너무 자주 검량선 검정
⑤ Cuvette, Pipette 등이 깨끗하지 않을 때

18 hematocrit 측정법으로 옳은 것은?

① 수기법의 Micromethod에서는 Wintrobe tube를 사용한다.
② 자동혈구계산기로 측정하면 수기법보다 높게 나온다.
③ Microhematocrit법에서는 11,000 rpm으로 5분간 원심한다.
④ 판독 시 buffy coat층을 포함하여 계산한다.
⑤ Microhematocrit법에서는 plain 모세관을 사용한다.

19 전혈 중 적혈구 성분이 차지하는 용적을 백분율로 표시하는 검사는?

① MCV ② MCH
③ Hb ④ Hct
⑤ RDW

20 Cyanmethemoglobin 법으로 헤모글로빈을 측정할 때 혈액과 시약의 배율로 옳은 것은?

① 1 : 20 ② 1 : 25
③ 1 : 250 ④ 1 : 251
⑤ 1 : 500

21 유해물질이 없어 보통 자동분석기 시약으로 사용되는 헤모글로빈 검사 방법은?

① Cyanmethemoglobin 법
② Oxyhemoglobin 법
③ Sodium lauryl sulfate 법
④ Hauden–Hausser 법
⑤ Sahli Hellige 법

22 적혈구 계산용 희석액으로 바르지 않은 것은?

① Hayem's sol.
② Toisson's sol.
③ 0.85% NaCl
④ Dacie's sol.
⑤ Hinkelman sol.

정답

16	17	18	19	20	21	22
①	④	③	②	④	③	⑤

23 호산구 수 계산을 하기 위한 간접법에서는 혈액도말표본의 백혈구 몇 개에 대한 호산구의 백분율을 산정하는가?

① 10개 ② 100개
③ 500개 ④ 800개
⑤ 1,000개

24 부신피질기능이 정상인 사람은 ACTH의 자극을 받으면 Cortical hormone의 작용으로 4시간 이내에 호산구가 몇 % 이하로 감소하는가?

① 10% ② 20%
③ 30% ④ 50%
⑤ 100%

25 Thorn test 결과 부신피질 기능이 항진 되는 질환은?

① Cushing's disease
② 기관지 천식
③ Addison's disease
④ 만성 골수성 백혈병
⑤ 기생충 감염

26 혈소판 수 계산을 위한 직접법은?

① Rees and Ecker 법
② magnesium sulfate 법
③ Lee & White 법
④ Westergren 법
⑤ Fonio's 법

27 혈소판 수 계산을 위한 간접법으로 혈액도말표본의 적혈구 1,000개에 대한 혈소판 백분율 산정법은?

① Rees and Ecker 법
② magnesium sulfate 법
③ Lee & White 법
④ Westergren 법
⑤ Fonio's 법

28 MCH의 설명으로 바른 것은?

① 평균 적혈구 용적
② 평균 적혈구 혈색소 농도
③ 참고치 : 82~92 fL
④ 평균 적혈구 혈색소량
⑤ 증가 시 Macrocytic

29 혈구 수 계산에서 백혈구 pipette으로 0.5 눈금까지 혈액을 흡입, 희석하여 4개의 백혈구 구획을 계산한 결과 80개였다면 실제 전혈 중의 백혈구 수는?

① 1,000/μL ② 2,000/μL
③ 4,000/μL ④ 8,000/μL
⑤ 16,000/μL

30 적혈구 카운트 방법으로 바르지 않은 것은?

① 각 구획간에 10개 이상 차이가 발생하면 다시 조작하여 검사한다.
② 파이펫의 0.5mark 까지 적혈구를 흡입하였다면 희석배수는 200배 이다.
③ Hayem's sol.을 사용하여 희석한다.
④ 계산 시 chamber의 깊이로 10을 곱하여 준다.
⑤ 보통 중구획 5구획을 카운트 한다.

정답

23	24	25	26	27	28	29	30
④	④	①	①	⑤	④	③	①

31 미보정 백혈구 수가 20,000mm^{3}이고 백혈구 100개당 유핵 적혈구 25개가 보였다면 보정 백혈구의 수는?

① 10,000/mm^3 ② 14,000/mm^3
③ 16,000/mm^3 ④ 20,000/mm^3
⑤ 26,000/mm^3

참고

$$\text{교정 전 백혈구 수 X} \frac{100}{100+\text{유핵적혈구 수}}$$

유핵적혈구 : 백혈구 100개당 유핵적혈구수

32 Turk's solution으로 백혈구를 희석할 때 Glacial acetic acid의 목적은?

① 백혈구 용적 확대
② 전기저항 증가
③ 적혈구 용혈
④ 백혈구 염색
⑤ 혈소판 제거

33 Hematocrit 40%, Hemoglobin 20g/dL, RBC 5×10^6/μL의 경우 평균 적혈구 용적(MCV)은?

① 30 fL ② 40 fL
③ 50 fL ④ 80 fL
⑤ 120 fL

34 MCV의 감소를 보여주는 빈혈은?

① 소구성 빈혈 ② 정구성 빈혈
③ 대구성 빈혈 ④ 정색소성 빈혈
⑤ 고색소성 빈혈

35 MCHC 증가를 보여주는 빈혈은?

① 소구성 빈혈 ② 정구성 빈혈
③ 대구성 빈혈 ④ 정색소성 빈혈
⑤ 고색소성 빈혈

36 RDW의 증가로 예측할 수 있는 것은?

① 낫 적혈구증 ② 대소부동증
③ 변형적혈구증 ④ Vitamin K 결핍증
⑤ 유전성 구형 적혈구증

37 ESR의 진단목적은?

① 빈혈
② 혈장 단백질의 증가
③ 적혈구 증가증
④ 적혈구 삼투압 취약성
⑤ 혈소판 응집능

38 ESR 증가의 원인과 거리가 먼 것은?

① 다발성 골수종
② 관의 직경이 넓을수록
③ Fibrinogen의 현저한 감소
④ 고온에서 측정
⑤ 진동이 있는 곳에서 측정

39 ESR 측정에서 Wintrobe 측정법의 항응고제는?

① Heparin
② Sod. citrate
③ Pot. oxalate
④ double oxalate
⑤ EDTA

정답

31	32	33	34	35	36	37	38	39
③	③	②	①	⑤	②	②	③	⑤

40 Westergren법으로 ESR 측정 시 사용되는 혈액과 Sod. citrate의 적정 비율은 얼마인가?

① 1 : 4 ② 1 : 6
③ 1 : 9 ④ 1 : 1
⑤ 4 : 1

41 Wintrobe ESR 측정에서 빈혈에 의한 보정 시 Hematocrit 기준은?

① 남자 47%, 여자 42% 이하
② 남자 45%, 여자 42% 이하
③ 남자 47%, 여자 40% 이하
④ 남자 45%, 여자 40% 이하
⑤ 남자 45%, 여자 45% 이하

42 ESR의 생리적 변동으로 적절한 것은?

① 임신 3개월 이후 감소
② 월경일 경우 감소
③ 여성보다 남성이 감소
④ 저온보다 고온이 감소
⑤ 성인보다 노인이 감소

43 그물적혈구가 감소하는 질환은?

① 조혈기능의 항진 시
② 용혈성 빈혈
③ 대량출혈 후 회복 시
④ 재생불량성 빈혈
⑤ Sickle cell anemia

44 그물적혈구에 대한 설명으로 틀린 것은?

① 정상치는 0.5-1.5%(2%)이다.
② Wright 염색에서는 다염성이다.
③ 유핵적혈구다.
④ 직경은 성숙한 적혈구보다 약간 크다.
⑤ 초생체 염색으로 확인할 수 있다.

정답

40	41	42	43	44
⑤	①	③	④	③

Chapter

03 혈액 도말 및 혈구 감별

01 도말표본

1) 도말표본 검사의 시행

① 혈액에 있는 세포의 구성에 이상이 있는 경우
- ▶ 자동 혈구 계산기의 측정에서 총 혈구 검사 및 백혈구 감별 계산이 비정상인 경우
- ▶ 자동 혈구 계산기의 측정에서 비정상 세포나 미성숙 세포가 나타내는 경우

② 적혈구 수 감소 또는 Hb 감소의 경우
- ▶ 빈혈, 골수의 세포생성 감소로 적혈구 수의 감소가 있는 경우
- ▶ 혈액세포의 생성에 영향을 주는 결핍, 또는 질환 등이 의심되는 경우

③ 혈액세포 관련 질환자의 치료 및 경과 모니터링이 필요한 경우

④ 기타 도말 검사가 필요한 경우

2) 말초혈액 도말 제작법의 종류

① 박층 도말법(Thin smear method)
- ▶ Wedge smear method
- ▶ Cover glass method
- ▶ Spicule (squash) smear method
- ▶ Buffy coat 도말표본
- ▶ Stamp smear method

② 후층 도말법(Thick smear method)

3) 말초혈액 도말 제작 방법

① Wedge smear

- ▶ 슬라이드의 표면에 혈액을 떨어뜨린다.
- ▶ Spreader 슬라이드를 엄지와 검지로 양끝면을 잡는다.
- ▶ Spreader 슬라이드를 30~45°의 각도를 유지한다.

  * Sever anemia: 〉60° degree , Polycythemia: 〈15° degree
- ▶ Spreader 슬라이드를 혈액이 있는 방향으로 당겨 혈액이 슬라이드 너비 전체에 골고루 퍼지도록 한다.
- ▶ Spreader 슬라이드를 일정한 속도와 각도를 유지 하면서 도말 슬라이드 끝까지 밀어서 도말을 완성한다.

4) 말초혈액 도말 제작 시 주의사항

① 도말하는 각도가 클수록 두껍게 도말 된다.

② 도말하는 속도가 빠를수록 두껍게 도말 된다.

③ Hematocrit가 높은 혈액은 작은 각도로, Hematocrit가 낮은 혈액은 높은 각도로 도말

④ 천천히 도말하면 큰 세포들은 끝으로 밀림 (ex) monocyte, Granulocyte 등)

⑤ 건조시간 지연 시 적혈구 응집, 백혈구 위축

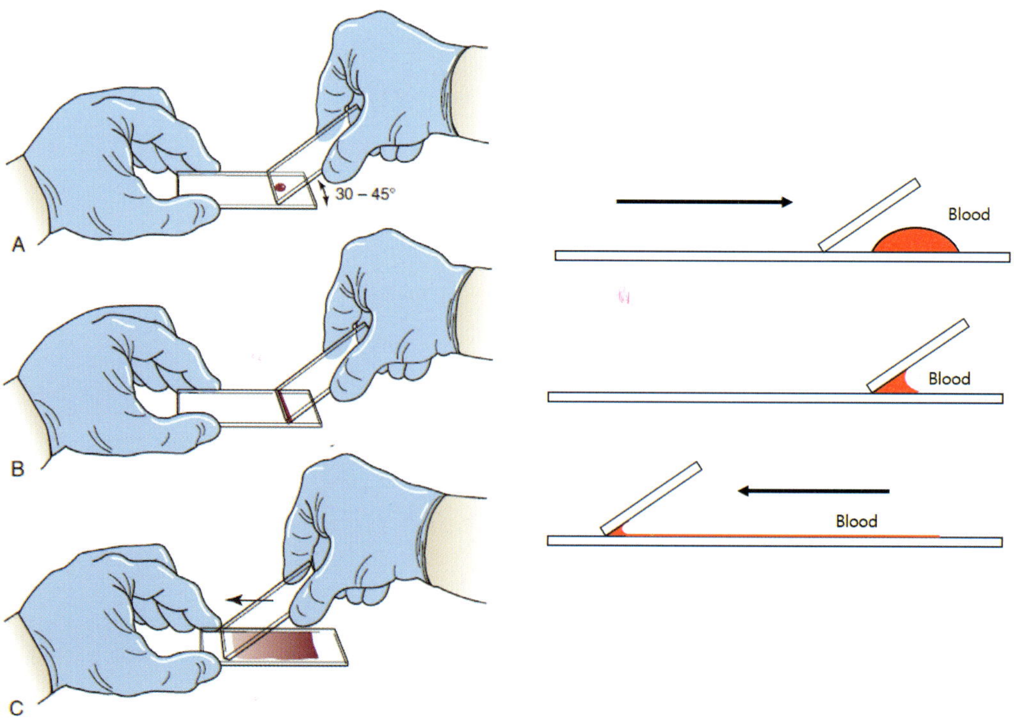

Point. 잘못 만들어진 도말표본

A. 깨끗하지 못한 도말 슬라이드
B. 건너뜀 : 미는 힘이 일정하지 않음
C. 미는 각도가 부적절, 미는 속도가 너무 빠름
D. 미는 슬라이드 각이 너무 큼, 혈액량이 적음
E. 혈액이 퍼지기 전에 도말 시행
F. 도말 슬라이드에 지방이나 기름 성분으로 오염
G. 미는 슬라이드에 가해지는 힘이 두 손가락에 동일하지 않을 때
H. 떨어뜨린 혈액의 한 부분이 건조되어 있을 때

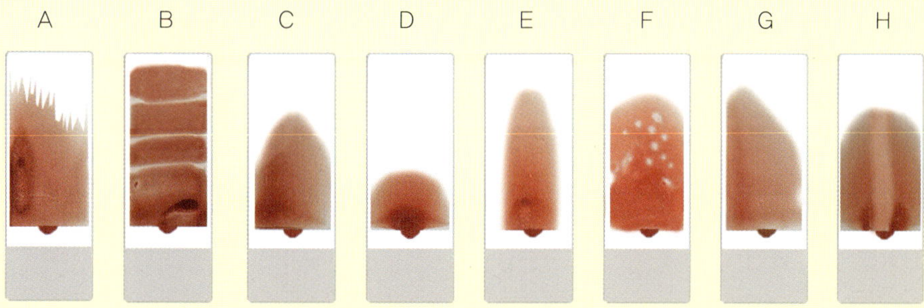

Point. 잘 만들어진 도말표본

- 도말면의 길이는 도말된 슬라이드의 약 2/3에서 3/4 정도 길이가 되게 한다.
- 도말 끝 부분이 약간 둥글게 도말되고, 공포는 없어야 한다.
- 도말된 슬라이드 끝부분에서 처음 혈액을 떨어뜨린 방향으로 검경한다.
- 도말면은 불규칙하거나, 구멍, 줄무늬 등이 없이 부드럽게 도말되어야 한다.
- 도말된 면을 빛 위로 치켜보면 도말면의 가장자리가 무지개처럼 보여야 한다.
- 떨어뜨린 혈액은 도말할 때 모두 소모되어야 한다.

02 도말표본의 염색

1) 도말표본 염색의 목적

① 혈액세포의 형태학적 특징, 기능을 관찰 및 이해

② 세포의 대사, 증식, 성숙과정과 세포의 감별

2) Romanowsky 염색 (Polychrome stain)

① 현재 사용되고 있는 혈액 도말 표본의 염색을 총칭
- ▶ 염기성 색소인 methylene blue와 [산성 : 핵, 호염기성과립, azure과립]
- ▶ 산성 색소인 eosin [염기성 : RBC, 호산구과립]이 포함된 염색액을 사용하는 방법

② Wright stain
- ▶ 염색 시간이 빠르고 간편함, 과립의 염색에 좋음

③ Giemsa stain
- ▶ 핵의 염색이 잘되는 특징

④ Wright–Giemsa stain
- ▶ 두 방법의 장단점을 보완
- ▶ 과립의 염색이 우수한 Wright stain과 핵의 염색이 우수한 Giemsa stain의 장점을 취함

3) 정상적인 염색 결과

① RBC : Pink / red

② Eosinophilic granules : Granules red

③ All nuclei : Purple blue

④ Lymphocyte cytoplasm : Blue

⑤ Neutrophilic granules : Violet–pink

4) 잘못된 염색

① 알카리성 염색의 원인 : 너무 푸르게 염색되는 경우
- ▶ 도말이 너무 두껍게 되었을 경우
- ▶ 염색시간의 지연 또는 염색액의 증발
- ▶ 염색액 또는 완충액이 알카리로 변한 경우

▶ Wash가 충분하지 않은 경우

▶ 헤파린 튜브에 채혈한 경우

▶ 알카리 염색의 교정

– 염색시간의 단축

– Wright stain solution를 중성화 시킴 1% acetic acid, 10% HCl

② 산성 염색의 원인 : 너무 붉게 염색

▶ Wright solution이나 buffer solution이 지나친 산성일 때

▶ Wash를 너무 오래 한 경우

▶ Buffer solution이 너무 많이 중첩되었을 때

▶ 염색 시간이 불충분한 경우

▶ Methanol이 심한 산성일 경우

▶ 산성 염색의 교정법

– 염색 시간의 연장

– Wright stain solution의 중성화 시킴 1% $KHCO_3$, 희석된 NH_3OH

03 혈구의 관찰 및 감별

1) Ideal zone

① 혈구의 겹침이 없이 도말이 적절한 부위

② 보통 도말 표본 전체 길이의 1/3 안쪽 부위

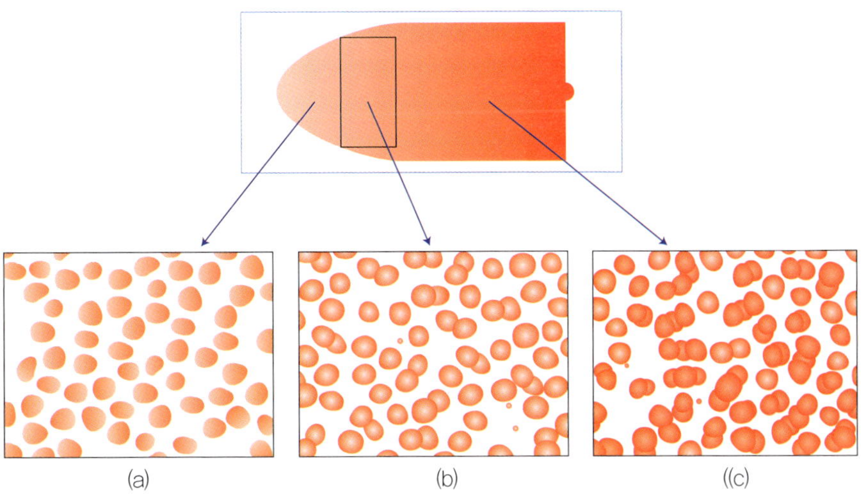

〈그림 2-3-1〉 (a) 너무 엷은 부위 (b) 보기 좋은 부위 (c) 너무 두꺼운 부위

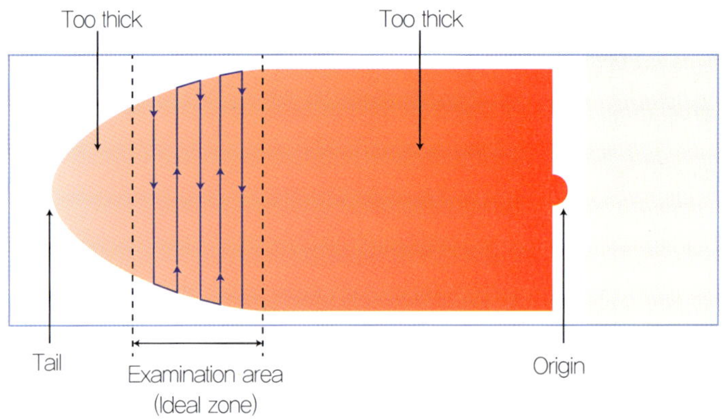

2) 적혈구의 관찰

① 크기 : normocytic, microcytic, macrocytic, megalocytic, anisocytosis 등을 관찰

② 형태 : 비정상 형태의 적혈구 관찰 – 변형적혈구(poikilocytosis)의 정도 관찰

③ 염색성 : normochromic, hypochromic, hyperchromic 등 관찰

3) 백혈구의 관찰

① 백혈구의 종류 분류(differential count)
- ▶ 세포의 크기와 형태
- ▶ 핵의 특성 : 핵의 크기, 위치, 크로마틴 구조, 색, 핵소체 유무, 핵의 분엽수 등
- ▶ 세포질의 특성 : N/C ratio, 과립의 유무, 봉입체의 유무
- ▶ 기타 : immature cell, atypical lymphocyte, N–rbc 등

② 정상 백혈구의 분포 수
- ▶ 호중구 : 55~65%
- ▶ 호산구 : 1~4%
- ▶ 호염기구 : 0~1%
- ▶ 단구 : 2~6%
- ▶ 림프구 : 20~35%
- ▶ 간상핵구 : 3~5%

4) 혈소판의 관찰

① 크기 : 미세 혈소판, 대형 혈소판, 거대 혈소판 유무 관찰

② 분포 및 수

③ 혈소판 위성현상

혈액학 및 수혈 검사학
HEMATOLOGY AND BLOOD TRANSFUSION TESTING

CHAPTER 03

혈액 도말 및 혈구 감별 핵심 문제

01 Wright stain중 산성 색소인 eosin에서 염색되는 것은?

① Hb
② DNA
③ RNA
④ azure granule
⑤ Basophil granule

02 말초혈액 도말 제작 시 주의사항으로 바른 것은?

① 도말 각도가 작을수록 두껍게 도말 된다.
② 도말 속도가 느릴수록 두껍게 도말 된다.
③ Hct가 높으면 큰 각도로 도말 한다.
④ 천천히 도말 하면 작은 세포들은 끝으로 밀린다
⑤ 건조시간 지연 시 적혈구가 응집된다.

03 산성 염색의 원인으로 바른 것은?

① 도말이 너무 두껍게 되었을 경우
② 염색 시간의 지연 또는 염색액의 증발
③ Buffer solution이 너무 많이 중첩 되었을 경우
④ Wash가 충분하지 않은 경우
⑤ 헤파린 튜브에 채혈한 경우

04 정상 백혈구의 분포수로 바른 것은?

① 호중구 : 20 ~ 40%
② 호산구 : 2 ~ 6%
③ 호염기구 : 0 ~ 1%
④ 단구 : 55 ~ 60%
⑤ 림프구 : 10 ~ 15%

05 Giemsa 염색의 가장 큰 장점은?

① 핵의 염색이 좋다.
② 염색 시간이 빠르고 간편함
③ 호염기구가 감별이 용이하다.
④ 과립의 염색에 좋음
⑤ 염색 전에 고정할 필요가 없다.

06 Wright 염색에서 buffer의 적당한 pH로 바른 것은?

① 4.4　② 5.4
③ 6.4　④ 7.4
⑤ 8.4

정답

01	02	03	04	05	06
①	⑤	③	③	①	③

07 말초혈액 도말표본 검사 시 가장 분포가 적은 백혈구는?

① 호염기구 ② 호산구
③ 호중구 ④ 단구
⑤ 림프구

08 Wright 염색하여 현미경으로 관찰 시 형태학적으로 감별이 가능한 가장 초기 단계의 전구세포는?

① BFU-E
② CFU-E
③ 전적혈모구(pronormoblast)
④ 호염적혈모구 (basophilic normoblast)
⑤ 다염적혈모구(polychromatophilic nor moblast)

09 혈액 도말된 표본에서 Ideal zone 존이란?

① 도말이 가장 두꺼운 부분
② 도말이 가장 엷은 부분
③ WBC가 가장 많이 보이는 부분
④ RBC의 겹침이 없는 부위
⑤ RBC가 가장 진하게 보이는 부분

10 일반적으로 혈액 도말 표본을 작성하는 경우가 아닌 것은?

① 혈액세포의 구성에 이상이 있는 경우
② Hb이나 적혈구 수의 감소가 있는 경우
③ 혈액세포 관련 질환자의 치료 및 경과 모니터링을 위하여
④ 자동 혈구 계산기의 측정에서 총 혈구 검사가 비정상인 경우
⑤ MCV가 정상치 보다 약간 낮은 경우

11 Wright 염색액에는 산성염료인 Eosin과 염기성 염료인 어떤 것이 함유되어 있는가?

① Basic Fuchsin
② Gentian Violet
③ Brilliant Cresyl Blue
④ Toluidine Blue
⑤ Methylene Blue

12 Wright stain의 고정액은?

① 포르말린
② Methanol
③ 알콜
④ 에테르
⑤ 에탄

13 도말 표본의 종류 중 형태가 다른 하나는?

① Wedge smear method
② Cover glass method
③ Spicule (squash) smear method
④ Stamp smear method
⑤ Thick smear method

참고

① 박층 도말법(Thin smear method)
- Wedge smear method
- Cover glass method
- Spicule (squash) smear method
- Buffy coat 도말표본
- Stamp smear method

② 후층 도말법(Thick smear method)

정답

07	08	09	10	11	12	13
①	③	④	⑤	⑤	②	⑤

14 **Wright 염색 시 알칼리성으로 염색되는 원인은?**

① 도말 두꺼울 때
② 염색 후 wash를 오래 할 때
③ buffer solution이 지나친 산성일 때
④ Methanal이 심한 산성일 때
⑤ Buffer solution이 너무 많이 중첩 되었을 때

정답

14
①

혈액학 및 수혈 검사학 HEMATOLOGY AND BLOOD TRANSFUSION TESTING

Chapter

04 자동혈구 계산기

1. 자동혈구 계산기의 원리

01 자동혈구 계산기의 원리

1) 자동 혈구 계산기의 분석법

① Electronic Impedance(전기 저항법)

전극 사이의 작은 구멍(Aperture)을 통과할 때 발생하는 전기 저항(Impedance)를 측정하여 혈구 수를 계산

② Light scattering(광 산란법)

혈구 세포들의 희석 부유액에 수직방향으로 빛을 쪼이면 빛이 세포의 크기와 과립성에 따라서 다르게 반사되고 산란되는 원리를 이용하여 혈구 수를 계산

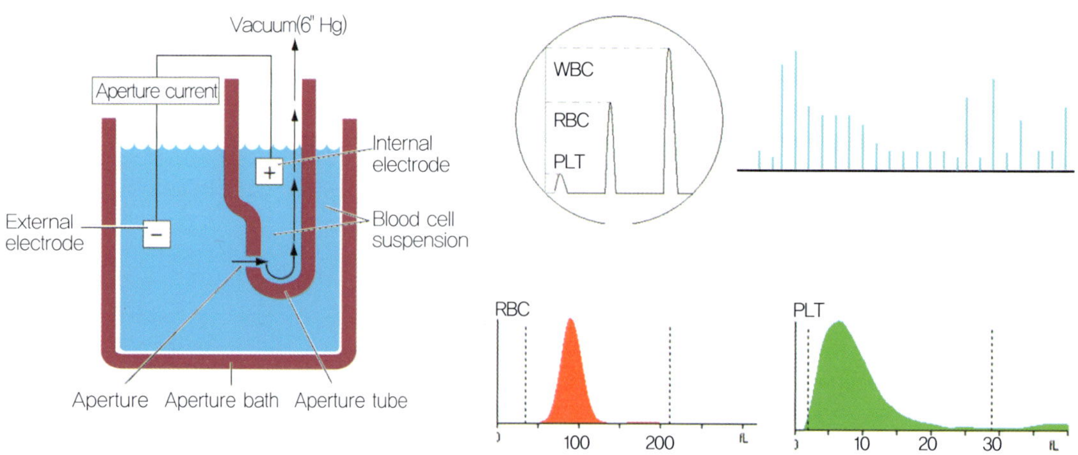

〈그림 2-4-1〉 전기저항법(Coulter counter 측정원리)

③ Radiofrequency(고주파법)

고주파 저항, 저압직류저항, 또는 고압 전기자석 저항을 이용하여 혈구수를 계산

- 저압직류저항 – 세포의 크기 측정
- 고주파저항 – 핵의 밀도(크기) 및 과립 등을 측정
- 각 세포의 전기 저항을 측정하여 크기를 분석하면 Plt, RBC, WBC로 구분할 수 있다.
- 이 후 고주파를 통하여 핵의 밀도(크기) 및 과립 등을 측정하여 WBC의 종류를 구분한다.
- 자동분석기에 사용되는 용액과 검사원리
  - 희석액 : 혈구를 부유하여 전극에 전류를 흐르게 하면 전류가 –에서 +로 흐르면서 혈구 부유액은 Aperture를 통과하게 되며 이때 Aperture를 통과하는 세포의 저항을 측정한다.
  - 용혈액 : WBC 수 측정 시 용혈액(Lyse용액)으로 RBC를 용혈하여 WBC만 Aperture를 통과하도록 하여 측정 시간을 줄이고 정확도를 높여준다. 이때 용혈된 RBC에서 Hb을 측정한다.

2) 자동분석기의 측정항목

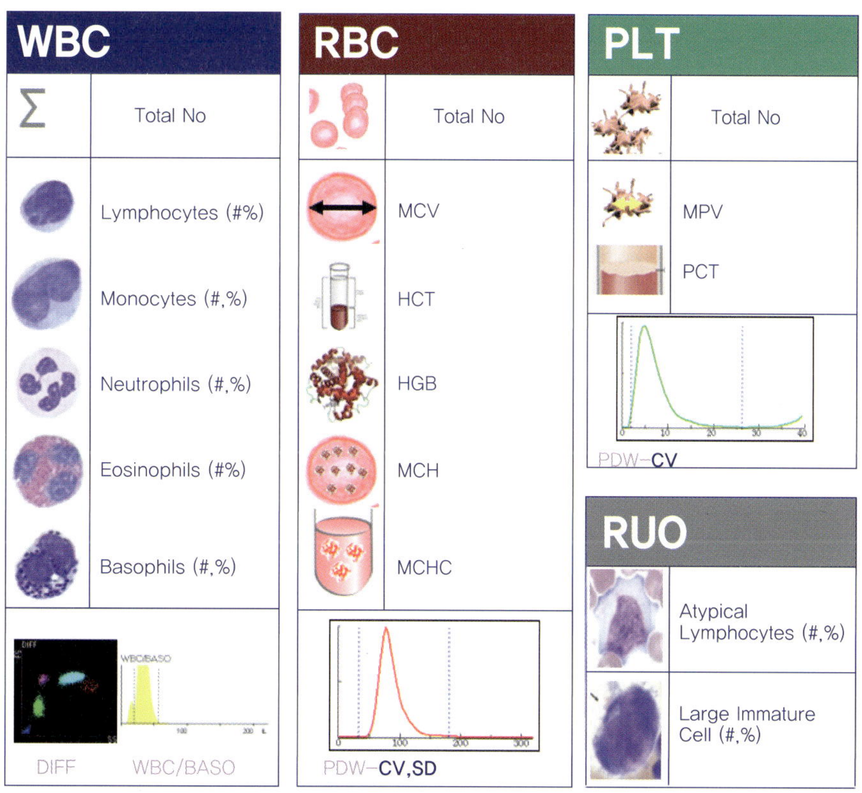

① Total cell count : DC Impedance

② MCV, MCH, MCHC, MPV, HCT, PCT : Calculation

③ Hb : Colorimetric

④ Diff. : DC Impedance + Radiofrequency(고주파수)

CHAPTER 04

자동혈구 계산기 핵심 문제

01 자동혈구분석기에서 적혈구부동증 (anisocytosis)의 지표가 되는 것은?

① PDW(platelet distribution width)
② RDW(red cell distribution width)
③ MCV(mean corpuscular volume)
④ MCH(mean corpuscular hemoglobin)
⑤ MCHC(mean corpuscular hemoglobin concentration)

02 자동혈액분석기 결과이다. 올바른 해석은?

- WBC 6.50 × 10^3/uL
- RBC 4.25 × 10^6/uL
- HGB 16.5 g/dL
- HCT 47.3 %
- MCV 120 fL
- MCHC 31.8 pg
- PLT 160 × 10^3/uL
- RDW–CV 16.8%

① 빈혈을 의심할 수 있다.
② 백혈구의 감소를 볼 수 있다.
③ 혈소판 감소증을 의심할 수 있다.
④ 대적혈구(macrocyte)를 보인다.
⑤ 적혈구는 고색소성 (hyperchromic)을 보인다.

03 말초혈액 도말상에서 크고 작은 적혈구들이 관찰되었다. 자동혈구분석기에서 확인해야 하는 결과값은?

① 적혈구용적률(Hct)
② 적혈구분포폭(RDW)
③ 평균적혈구용적(MCV)
④ 적혈구 수(RBC count)
⑤ 평균적혈구혈색소량(MCH)

04 자동혈구분석기에서 측방 산란광으로 측정할 수 있는 것은?

① 핵의 모양
② 과립의 특성
③ 세포의 크기
④ 형광의 강도
⑤ DNA의 함량

정답

01	02	03	04
②	④	②	②

05 한랭응집소 질환을 앓고 있는 환자의 검체가 도착했다. 자동혈구분석기로 분석 시 나올 수 있는 오류는?

① 백혈구 수 증가
② 적혈구 수 증가
③ 적혈구용적률(Hct) 증가
④ 평균적혈구용적(MCV) 증가
⑤ 평균적혈구혈색소농도(MCHC) 감소

06 자동혈구분석기의 전기저항법에서 전기저항 신호(pulse)의 크기가 의미하는 것은?

① 세포의 수
② 세포의 크기
③ 세포의 염색성
④ 혈색소의 농도
⑤ 세포의 과립충실도

07 자동혈액분석기에서 적혈구 크기와 관련 있는 CBC 항목으로 옳은 것은?

① MCV ② PDW
③ RDW ④ PCT
⑤ MPV

08 자동 혈액 분석기를 이용한 백혈구 감별 계산(diff count)에서 절대값(#) 비율이 가장 높은 것으로 옳은 것은?

① #Neutrophil
② #Eosinophil
③ #Basophil
④ #Monocyte
⑤ #Lymphocyte

09 Price-Jones curve와 관련이 있는 것은?

① MCH
② MPV
③ PDW
④ RDW
⑤ MCHC

10 RBC histogram이 정상보다 우방이행 하였다면?

① 고색소성 적혈구의 증가
② 저색소성 적혈구의 증가
③ 소형 적혈구의 증가
④ 대형 적혈구의 증가
⑤ 구형 적혈구의 증가

11 자동혈구계산기에서 hematocrit 값을 Calculation하기 위하여 필요한 항목을 측정하는 원리는?

① Colorimetric과 DC Impedance
② Colorimetric과 Radiofrequency
③ DC Impedance와 Radiofrequency
④ Colorimetric
⑤ DC Impedance

참고

hematocrit 값을 Calculation하기 위해서는 MCV와 RBC 수가 필요하며 RBC 수와 MCV는 DC Impedance로 측정 가능하다.

정답

5	6	7	8	9	10	11
④	②	①	①	④	④	⑤

12 자동혈구 분석기에서 혈소판 응집이 있을 경우 나타나는 문제는?

① 혈소판 수가 높게 측정된다.
② 적혈구 수가 높게 측정된다.
③ 백혈구 수가 높게 측정된다.
④ Hb이 낮게 측정된다.
⑤ MCV가 낮게 측정된다.

13 자동혈구 분석기의 Hb 측정 방법으로 바른 것은?

① DC Impedance로 측정된다.
② WBC Chamber에서 측정된다.
③ 희석액으로 RBC를 용혈하여 측정한다.
④ 적혈구 수를 측정하여 Calculation 한다.
⑤ Radiofrequency를 이용하여 측정한다.

참고

WBC를 측정하기 위해서 WBC Chamber에서 RBC를 용혈액으로 용혈한다.

이 때 RBC가 용혈 되었기 때문에 WBC 측정 전에 WBC Chamber에서 Hb를 먼저 측정한다.

14 자동혈액분석기로 유핵적혈구가 포함되어 있는 혈액 분석 결과로 옳은 것은?

① MCV가 감소된다.
② MPV가 증가된다.
③ 적혈구 수가 증가된다.
④ 백혈구 수가 증가된다.
⑤ 혈소판 수가 증가된다.

정답

12	13	14
②	②	④

Chapter

05 특수 혈액 검사

01 이상혈색소 검사 estimation of abnormal hemoglobin states

1) Methemoglobin검사

① Methemoglobin

- 헤모글로빈과 산소가 강하게 결합된 혈색소의 변형
- 화학적으로는 Fe^{++}가 Fe^{+++}로 산화된 것
- 체내에서는 아질산아밀, 설파민 등의 중독 때 나타남

② 검사 원리

- methemoglobin+KCN=cyanmethemoglobin
- Cyanmethemoglobin의 흡수계수(absorption coefficient) : 540nm
- methemoglobin의 흡수계수(absorption coefficient) : 630nm
- 만일 methemoglobin이 존재한다면, KCN을 가한 후에 흡광도 감소
  감소된 흡광도는 methemoglobin양과 비례 → 정량가능

2) Sickle cell 검사(Hemoglobin S 검사)

① Sodium metabisulfite method

- 검사 원리
  - 환원제인 sodium metabisulfite 용액을 검체인 혈액과 혼합
    → 혈액속의 산소 제거됨 → Hb S는 적혈구를 낫형(sickle)으로 변형시킴
  - screening 검사

– 추가 확인 검사 : Hb F 검사, Hb 전기영동

▶ 검사 결과

– Sickle cell disease 또는 Sickle cell trait 환자 : 반월형 또는 낫형으로 변형

– 정상인의 적혈구 : 정상 원반형태

② Dithionite solubility test (Ferrohemoglobinsolubility test)

▶ 검사 원리

– Dithionite 용액에서 Hb S는 잘 용해되지 않고 침전되어 불두명한 상태

– Hb A, Hb F 등 다른 혈색소는 용해도가 높아 투명

→Hb S를 구별할수 있는 screening 검사

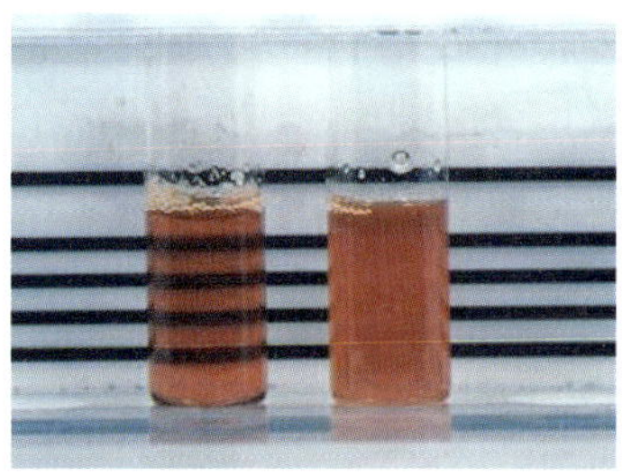

〈그림 2-5-1〉 (a) 높은 용해도를 보인 Hb A (b) 낮은 용해도를 보인 Hb S

3) Hemoglobin 전기영동 검사

① 혈색소의 전기영동 순서

▶ Cellulose acetate (pH 8.4~8.6) : (–) : C(A_2), E, S, F, A1, H(I) : (+)

▶ Citrate agar gel (pH 6.3) : (–) : F, A = D = A2, S, H(point) : (+)

② 혈색소 질환의 전기영동상

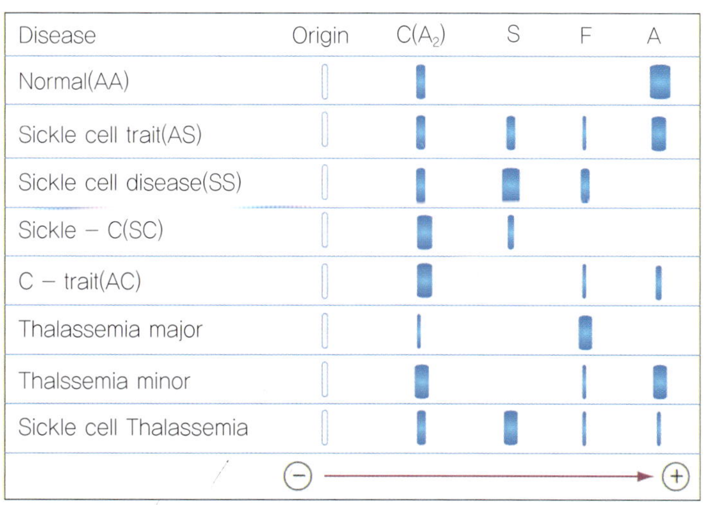

〈그림 2-5-2〉 Hemoglobin Electrophoresis(Cellulose acetate)

02 적혈구 취약성 검사 Erythrocyte Osmotic Fragility Test

1) 검사 원리

① 적혈구는 저장식염수(hypotonic saline)에 넣으면 수분이 흡수되어 팽창(swelling)되고 구형으로 변형되어 용혈 된다.

② 고장식염수(hypertonic saline)에 넣으면 수분이 빠져나가 쭈글쭈글하게 수축(shrinkage)

③ 이러한 특징을 이용하여 여러 단계의 저장식염수에서 용혈이 시작되는 단계의 농도와 완전히 용혈된 단계의 농도를 봄으로서 적혈구 취약성 정도를 파악할 수 있다.

2) 증상

① 심한 피로감, 피부의 황색 변색(황달 ; jaundice)

② 비장비대(splenomegaly)에 의해 복부 불편감

③ 일시적인 골수기능의 장애, 감염 등

3) 원인 : 적혈구 막골격 단백질의 분자적 결함으로 인하여 발병

4) 검사방법

① Sanford 정성법

② 식염수를 저장식염수(약 0.5% 정도)부터 고장식염수(약 0.2% 정도)까지 단계별로 만들어 혈액 20㎕를 첨가 후 실온에서 2시간 방치 후 육안으로 용혈 상태를 관찰

③ 판정방법

- ▶ 용혈개시(beginning) : 상층이 용혈되기 시작하는 첫 시험관의 NaCl 농도(%)
  - – 밑바닥에 적혈구 침전이 있고 상청은 Yellow color
- ▶ 용혈완료(Complete) : 적혈구 침전 없이 완전히 용혈된 첫 시험관의 Nacl 농도(%)
  - – 밑바닥에 적혈구 침전(찌꺼기)이 없으며 전체가 Red color

④ 정상범위

- ▶ 용혈개시(beginning) : 0.46 ~ 0.40%
- ▶ 용혈완료(Complete) : 0.33 ~ 0.30%

⑤ 증가 및 감소

- ▶ 취약성의 증가(저항성의 감소) : 유전성 구상 적혈구증
- ▶ 취약성의 감소(저항성의 증가) : 간질환, 비장절제술, 겸상적혈구성 빈혈, 지중해성 빈혈

03 자가 용혈 검사 Autohemolysis Test

1) 의의

유전성 구형 적혈구증 진단과 비특이적 용혈성 빈혈의 여러 형을 구분

2) 검사 방법 및 원리

멸균 heparin 처리 혈액에 glucose와 ATP를 첨가시켜 48시간 incubation한 후 용혈된 양((hemolysis)으로 적혈구 효소(G-6-PD, Pyruvate kinase)의 결핍 유무 확인

3) 검사결과

① 정상 혈액은 48시간 무균 조건하에서 배양하더라도 자연적으로 용혈되지 않는다.

② 용혈성 빈혈의 세 유형에서 autohemolysis가 증가하는데 그 유형은 아래와 같다.

- Ⅰ형 : glucose-6-phosphate dehydrogenase deficiency anemia
- Ⅱ형 : pyruvate kinase deficiency anemia
- Ⅲ형 : hereditary sperocytichemolytic anemia

참고: 적혈구의 애너지 대사 종류

(1) Embden-Meyerhof pathway (Anaerobic pathway)

(2) Hexose monophosphate pathway (Aerobic pathway)

(3) Methemoglobin reductase pathway

(4) Leuberring-Rapaport pathway

04 발작성 야간 혈색소뇨 검사 Paroxysmal Noctural Hemoglobinuria, PNH

1) 특징

① 주로 야간에 체내에서 용혈을 일으켜 아침에 혈색소뇨를 일으키는 질환

② 적혈구가 활성화된 보체에 의하여 과도하게 반응하여 용혈이 일어남

③ 호흡부족에 의한 호흡성 산혈증의 원인으로 주로 야간에 잘 발생하여 명명됨

④ 주로 20대~30대 성인에게 잘 발병

⑤ 후천성 질환이며 남녀 모두 동등하게 발병

2) 원인

① 적혈구 막단백인 CD55, CD59의 결손으로

② 보체의 공격을 받아 적혈구가 파괴

3) 증상

① 용혈성 빈혈 or 범혈구 감소증

② 혈색소 뇨증, 피로감, 용혈성 빈혈로 인한 경미한 황달, 경미한 비장 비대 등

4) 검사 방법

① Sugar water test(Sucrose hemolysis) : 선별검사

▶ 검사 원리

– PNH cell은 이온강도가 감소되면 쉽게 용혈되는 원리를 이용

– Sucrose(자당) 첨가 → Medium의 이온강도 감소 → PNH cell 용혈

▶ 결과

– 용혈이 관찰되면 정량검사 실시

– 용혈이 10% 이하면 PNH 음성, 10% 이상이면 PNH 양성

② Ham's Test(acidified serum lysis test) : 확인검사

▶ 검사 원리

– 환자의 적혈구와 HCL로 산성화시킨 혈청(보체활성화)을 37℃에서 반응 시킴

– 산성화된 혈청은 보체의 부 경로를 활성화시켜 PNH 적혈구를 용혈

▶ 결과

– 환자 적혈구 부유액과 활성화된 보체(HCL)가 있는 검체에서 용혈이 관찰되고 나머지 시험관에 용혈이 없으면 PNH로 판정

– 용혈이 관찰되면 정량검사 실시

– PNH 용혈률 : 10~50%(5~8% 범위)

③ Flow cytometry method : 예민도가 가장 좋은 검사

▶ 검사원리

- CD55와 CD59의 세포막에 존재하는 보체조절단백에 대한 단세포군항체인 anti CD55, anti CD59 항체를 사용하여 CD55, CD59 maker 검출

05 발작성 한랭 혈색소뇨 검사 Paroxysmal cold hemoglobinuria, PCH

1) 특징

① 자가 면역성 용혈빈혈의 일종

② 면역계에 이상이 생겨 온도에 따라 적혈구에 대한 항체가 생겨 용혈을 일으키는 질환

③ Donath-Landsteiner 항체 : anti-P 특이성을 가지고 있는 IgG 항체

→ 온도가 낮은 곳에 있다가 따뜻한 곳으로 가게 되면 용혈 발생

2) 검사원리

PCH 환자혈액 중의 한냉 자가 용혈소가 한냉 시에는 적혈구와 결합하고 37℃로 다시 가온해주면, 보체의 존재하에서 용혈을 일으키는 원리

3) 검사결과

PCH에서는 보체의 존재하에 차가운 ice 속에서 clot된 시험관에서 PCH 항체가 나와 용혈이 발생되지만, 37℃에 방치했던 시험관의 혈청은 용혈이 생기지 않는다.

06 Heins 소체 검사

1) 특징

① 주로 G-6-PD 효소의 결핍으로 헤모글로빈이 변성되어 적혈구 내 침전

② 적혈구막에 침전물 형성

③ 초생체 염색으로 관찰 가능(Romanowsky 염색에서는 관찰되지 않음)

2) 검사방법

① Methyl violet stain법

- 초생체 염색 시약 (New methylene blue, Brilliant cresyl blue) 또는 methyl violet으로 염색하여 관찰
- 적혈구 가장자리에 자색으로 염색된 heinz body 관찰

3) 검사결과

① 정상에서는 관찰되지 않음

② G-6-PD 결핍증, 비장적출 후, 산화제로 인한 용혈성 빈혈에서 관찰

07 LE cell 검사 LE Cell Test

1) 특징

① 생체 내에서 발생되는 것이 아닌 시험관내(in vitro)에서만 발생하는 항원-항체 반응 현상

② SLE를 비롯한 자가면역성 질환이 의심되는 환자에서 존재하는 항 핵단백 항체

③ LE cell의 생성과정

- SLE 환자 혈청 중의 r-globulin의 분획에 있는 LE 인자가 백혈구의 핵과 반응하고, 보체의 작용도 가해져서 핵 성분이 붕괴되어 균등한 무구조의 덩어리로 변형되어 LE Body 생성
- 팽화 되어진 LE Body를 탐식능이 있는 호중구가 탐식 → LE Cell 생성

2) 검사방법

① 직접법(Zimmer & Hargraves법) : 환자의 혈액으로 LE Cell 생성

② 간접법 : 건강인의 백혈구 부유액 + 환자 혈청을 사용하여 LE Cell 생성

3) LE Cell과 Tart Cell의 비교

	LE Cell	Tart Cell
크기	15~18㎛	8~10㎛
종류	주로 호중구(단구, 호산구)	주로 단구
핵의 특징	LE 소체를 탐식한 무구조의 둥그런 핵 (Chromatin 구조 보이지 않음)	단구가 다른 세포를 탐식하여 구조가 있는 핵 (Chromatin 구조 보임)
질환	SLE(또는 자가면역질환)	없음

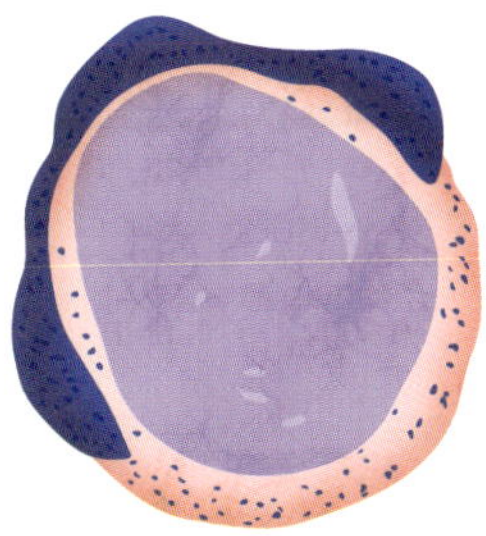

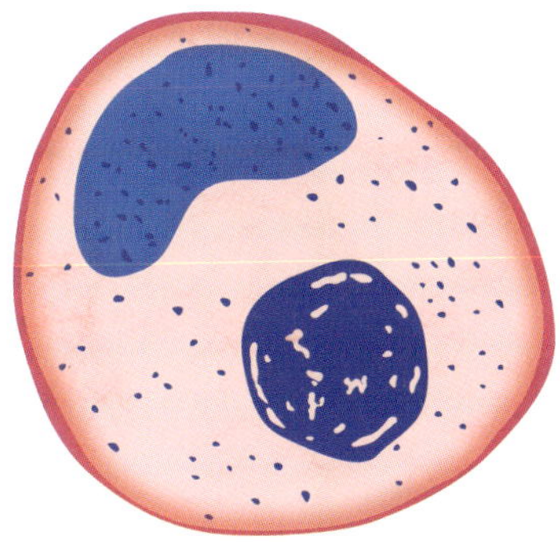

〈그림 2-5-3〉 (a) L.E. CELL (b) TART CELL

혈액학 및 수혈 검사학
HEMATOLOGY AND BLOOD TRANSFUSION TESTING

CHAPTER 05

특수 혈액 검사 핵심 문제

01 말초혈액도말에서 관찰된 적혈구에 대한 설명이다. 어떤 세포인가?

- 크기가 대체적으로 작다.
- 고색소성을 보인다.
- 세포 중앙에 창백대가 보이지 않는다.
- 삼투압취약성 증가를 보였다.

① 낫적혈구(sickle cell)
② 타원적혈구(elliptocyte)
③ 톱니적혈구(echnocyte)
④ 표적적혈구(target cell)
⑤ 구형적혈구(spherocyte)

02 40세 남성이 최근들어 아침에 소변색이 붉은색을 보여 병원에 찾아왔다. 의사는 발작야간혈색소뇨증(paroximal nocturnal hemoglobinuria)을 진단을 위해 어떤 검사를 의뢰해야 하는가?

① 햄검사(Ham's test)
② 중합효소연쇄반응(PCR)
③ 실링검사(Schilling test)
④ 전기영동검사(Electrophoresis)
⑤ 도나스-란트슈타이너검사(Donath-Landsteiner test)

03 전신홍반루푸스 환자의 항핵항체에 의해 변형된 핵을 호중구가 탐식하여 생성되는 세포는?

① LE 세포
② 대식세포
③ 비만세포
④ 형질세포
⑤ 털모양세포

04 발작한랭혈색소뇨증(PCH) 진단을 위해 사용하는 도나스-랜드스테이너(Donath-Landsteiner) 검사에 사용하는 항체는?

① Anti-D
② Anti-I
③ Anti-K
④ Anti-M
⑤ Anti-P

05 적혈구 삼투압취약성 검사에서 취약성 증가를 보이는 세포는?

① 낫적혈구(sickle cell)
② 소적혈구(microcyte)
③ 타원적혈구(ovalocyte)
④ 표적적혈구(target cell)
⑤ 구형적혈구(spherocyte)

정답

01	02	03	04	05
⑤	①	①	⑤	⑤

06 발작야간혈색소뇨증(PNH)의 선별 검사는?

① Sugar water test(Sucrose hemolysis)
② 실링 검사(Schilling test)
③ 형광제자리부합법 검사(FISH)
④ 삼투압 취약성 검사(osmotic fragility test)
⑤ 도나스-란트슈타이너 검사 (Donath-Landsteiner test)

07 적혈구 내 Heinz 소체가 보이는 경우는?

① Pyruvate kinase 결핍
② G-6-PD결핍
③ 바이러스감염
④ 전신성 홍반성 루프스
⑤ 철결핍성 빈혈

08 겸상적혈구빈혈의 특징은?

① β-글로빈 6번째 아미노산이 lysine으로 치환
② Hb A에 비해 용해도가 높다.
③ 삼투압취약성 증가
④ 적혈구 침강속도 촉진
⑤ 말초혈액에 그물적혈구 증가

09 유전구형적혈구증의 특징으로 바르지 않은 것은?

① 적혈구 막 단백질에 spectrin의 결핍
② 빌리루빈 증가
③ 말초에 그물적혈구 증가
④ 삼투압에 저항성이 강함
⑤ 골수에서 M/E ratio의 감소

10 구형적혈구에 대한 설명으로 옳은 것은?

① 삼투압 취약성이 증가된다.
② 정상보다 직경이 크다.
③ 저색소성으로 염색된다.
④ 변형능이 증가된다.
⑤ 악성빈혈 환자에서 보인다.

11 Methemoglobin의 특징으로 바르지 않은 것은?

① 산소와 결합능력을 잃은 이상혈색소
② 화학적으로는 Fe++가 Fe+++로 산화된 것
③ 체내에서는 아질산아밀, 설파민 등의 중독 때 나타남
④ KCN을 가한 후에 흡광도 증가를 측정 하여 정량 측정
⑤ methemoglobin의 흡수계수(absorption coefficient)는 630nm

12 Sickle cell 검사의 screening 법으로 옳은 것은?

① Sodium metabisulfite method
② magnesium sulfate 법
③ Lee & White 법
④ Westergren 법
⑤ Fonio's 법

정답

06	07	08	09	10	11	12
①	②	⑤	④	①	④	①

13 Sickle cell 검사인 dithionite 용해 시험으로 test 한 결과 양성이 나왔다. 다음으로 무슨 검사를 시행하면 좋은가?

① Hb 전기영동 검사
② DNA 검사
③ Sodium metabisulfite 검사
④ Hb A_2 검사
⑤ methemoglobin 검사

14 혈색소 전기영동법 중 Cellulose acetate법 (pH 8.4)에서 가장 멀리 이동하는 혈색소는?

① Hb A　② Hb A2
③ Hb F　④ Hb H
⑤ Hb S

15 혈색소 전기영동법 중 Cellulose acetate법 (pH 8.4~8.6)에서 헤모글로빈의 이동 순서로 맞는 것은?

① (−) : C(A2), S, E, F, A1, H : (+)
② (−) : C(A2), E, S, F, A1, H : (+)
③ (−) : H, C(A2), E, S, F, A1 : (+)
④ (−) : C(A2), A1, E, S, F, H : (+)
⑤ (−) : S, C(A2), E, F, A1, H : (+)

16 적혈구 삼투압 취약성 검사에 사용되는 시약은?

① NaCl　② CaCl2
③ Sucrose　④ NaOH
⑤ KCN

17 적혈구 삼투압 취약성 검사에서 현저하게 취약성이 증가하는 세포는?

① 표적적혈구　② 낫적혈구
③ 구형적혈구　④ 난형적혈구
⑤ 누적적혈구

18 유전성 구상적혈구 증 진단에 의미있는 검사는?

① Ham test
② Sugar water test
③ Autohemolysis test
④ Osmotic fragility test
⑤ Donath−Landsteiner test

19 적혈구 삼투압 취약성 검사에서 Heparin이 없다면 Heparin 대신 사용해야 할 항응고제로 가장 적당한 것은?

① plain　② NaF
③ Oxalate　④ EDTA
⑤ Sodium citrate

20 발작성 야간 혈색소뇨증의 진단에서, flow cytometer를 이용하여 검출하여야 하는 세포 표면 항원은?

① CD13　② CD33
③ CD34　④ CD41
⑤ CD59

정답

13	14	15	16	17	18	19	20
①	④	②	①	③	④	④	⑤

21 CD55, CD59의 결손으로 보체에 의해 쉽게 용혈을 일으키는 질환을 진단하기 위한 선별 검사는?

① Ham's test
② Thorn test
③ Coombs' test
④ Schilling test
⑤ Donath–Landsteiner test

22 발작성 한냉혈색소뇨증의 진단에 특이적인 검사법은?

① Ham's test
② Thorn test
③ Coombs' test
④ Schilling test
⑤ Donath–Landsteiner test

23 환자 혈액 중의 한냉 자가 용혈소가 한냉 시에는 적혈구와 결합하고 37℃로 다시 가온해 주면, 보체의 존재하에서 용혈을 일으키는 원리를 이용하는 검사는?

① Ham's test
② Thorn test
③ Coombs' test
④ Schilling test
⑤ Donath–Landsteiner test

24 CBC 검사에서 한냉응집소가 있는 검체를 검사하는 방법으로 적당한 것은?

① 환자의 몸을 따뜻하게 하여 다시 채혈한다.
② 37℃ 온도의 물이 있는 컵에 채혈관을 10분 정도 담가놓은 상태로 검사한다.
③ Heparin 시험관에 다시 채혈하여 검사한다.
④ 검체에 식염수를 가한 후 검사한다.
⑤ 검체를 얼음물에 담가서 검사한다.

25 전신홍반성 루프스(SLE) 환자의 in vitro 검사에서 검출되는 병적인 세포는?

① LE cell ② Ferrata cell
③ Tart cell ④ Faggot cell
⑤ Plasma cell

26 LE Cell과 Tart Cell의 설명으로 옳은 것은?

① 크기는 Tart cell이 크다.
② LE cell은 주로 단구에서 나타난다.
③ LE cell은 chromatin 구조가 명확하다.
④ LE Cell은 자가면역 질환이 있는 환자에서 검출된다.
⑤ LE body는 구조가 없는 세포질이다.

27 LE 세포 검사에 대한 설명으로 옳은 것은?

① EDTA 혈액을 사용하여 검사한다.
② Buffy coat 층만 취하여 검사한다.
③ 도말 후 wright 염색을 하여 검경한다.
④ 보통 단구가 LE body를 탐식한 것을 동정한다.
⑤ LE factor는 백혈구에 존재한다.

28 일반적으로 핵질을 식균한 단구를 무엇이라고 하는가?

① LE cell ② Ferrata cell
③ Tart cell ④ Faggot cell
⑤ Plasma cell

정답

21	22	23	24	25	26	27	28
①	⑤	⑤	②	①	④	③	③

29 Zimmer-Hargreves법 검사는 무엇을 검출하려는 검사인가?

① LE cell ② Ferrata cell
③ Tart cell ④ Faggot cell
⑤ Plasma cell

30 Wright 염색에서는 관찰되지 않고 초생체 염색에서만 관찰되는 것은?

① Heinz body
② LE body
③ Howell-Jolly body
④ Basophilic stippling
⑤ Faggot cell

31 Heinz 소체에 관한 설명으로 옳은 것은?

① Ferritin의 침착물이다
② 철 결핍성 빈혈에서 관찰된다.
③ G-6-PD 결핍증에서 관찰된다.
④ 말라리아 환자에서 관찰된다.
⑤ 납중독 시 나타난다.

32 이상 혈색소 HbS는 globin β-chain의 6번째 아미노산이 어떻게 바뀐 것인가?

① glutamic acid에서 lysine으로
② glutamic acid에서 valine으로
③ lysine에서 glutamic acid로
④ lysine에서 valine으로
⑤ valine에서 lysine으로

정답

29	30	31	32
①	①	③	②

Chapter

06 혈액 응고와 섬유소 용해

01 혈액 응고검사

1) 전혈 응고시간(Coagulation time)

① 내인계 응고인자의 종합적 활성도를 보는 선별(screening)검사

② 검사의 종류

▶ Lee & White method(시험관법)

– 두 개 or 세 개의 시험관에 혈액을 채혈하여 37℃ water bath에서 incubation하면서 혈액의 유동성을 관찰

– 참고치 : 시험관의 내경에 따라 5~15분

▶ Capillary method(모세관법)

– 모세관에 채혈된 정맥혈에 fibrin줄이 생성되는 시간을 측정

– 참고치 : 3~5분

– 조직액의 간섭이 있으므로 시험관법에 비해 응고시간이 짧다.

③ Prolong(연장)

▶ 내인계 및 공통경로 혈액 응고인자 결핍(Ⅱ, Ⅴ, Ⅷ, Ⅹ, Ⅸ, Ⅺ, Ⅻ 인자)

▶ 순환 항응혈소, heparin 치료, 간질환, DIC, fibrinogen 항진 등

▶ Ⅶ인자, XIII 인자와는 무관

▶ 경증 혈우병환자의 경우 정상치를 보일 수 있다.

2) 혈장 칼슘 재가 시간(Plasma recalcification time)

① 내인계 응고인자의 종합적 활성도를 보는 선별(screening)검사

② 검사 방법

- 탈 칼슘 작용의 항응고제(Sodium citrate)에 채혈된 혈액의 Plasma에 Calcium 이온을 가하여 응고되는(fibrin이 석출되는) 시간을 측정
- 혈장 중의 혈소판의 영향을 배제하기 위해 PRP보다는 PPP를 사용한다.
- 참고치 : 90~120초

③ Prolong(연장)

- 내인계 및 공통경로 혈액 응고인자 결핍(Ⅱ, Ⅴ, Ⅷ, Ⅹ, Ⅸ, Ⅺ, Ⅻ 인자)
- 순환 항응혈소, heparin 치료, 간질환, DIC, fibrinogen 항진 등
- Ⅶ인자, XIII 인자와는 무관

3) 프로트롬빈 소비시험(Serum prothrombin consumption test)

① 내인계 응고인자 및 혈소판 감소증의 선별(screening)검사

② 검사 원리

- 정상의 경우 응고 과정 중 prothrombin은 거의 소모되어 혈청 중에 거의 남아 있지 않으나 응고 장애가 있는 경우 혈청 중에 다량이 남아 있음
- 혈청 중에 남아있는 prothrombin을 사용하여 다시 응고를 진행 시키면 남아 있는 prothrombin의 양이 많을수록 응고시간이 단축됨

③ 검사방법 및 결과

- 환자 혈청 + Tissue thromboplastin + $Cacl_2$ + 흡착혈장(prothrombin free plasma)
- 정상혈청 : prothrombin이 거의 남아있지 않아 혈청 PT 시간이 연장
- 응고 장애 혈청 : prothrombin이 많이 남아있어 혈청 PT 시간이 단축

④ 참고치 : 20~25초 (혈우병의 경우 5~9초로 단축)

⑤ Prolong(연장)

- 제 V, VIII, IX, XI, XII 인자 및 혈소판 제3인자 활성의 결핍에서 단축
- Ⅶ인자, X인자의 결핍에서는 정상

⑥ 주의

- 검체가 혈청, 단축되는 것이 비정상

point

흡착혈장(황산바륨 흡착혈장)

▶ 혈장과 황산바륨($BaSo_4$)를 혼합하여 교반 후 원심분리하여 상층의 혈장을 분리

▶ 혈액응고인자 Ⅱ, Ⅶ, Ⅸ, Ⅹ 인자는 황산바륨에 흡착되어 침전

▶ 분리된 혈장에는 Ⅱ, Ⅶ, Ⅸ, Ⅹ 인자를 제외한 응고인자만 존재

4) aPTT(activated partial thromboplastin time)

① 내인계 응고인자의 종합적 활성도를 보는 선별(screening)검사

② 검사 원리

▶ 환자 혈청 + 접촉인자활성제 + partial thromboplastin + $Cacl_2$ → 응고

▶ 접촉인자활성제(activator) : 접촉인자의 활성화를 표준화

– kaolin, celite, ellagic acid, colloidal silica 등

▶ partial thromboplastin : 혈소판 제3인자와 유사한 활성화 작용의 인지질 분획

– 토끼, 소 등의 뇌에서 추출한 cephalin을 조제

③ 참고치 : 25~40초

④ Prolong(연장)

▶ 혈우병A 또는 B

▶ 제Ⅰ, Ⅱ, Ⅴ, Ⅹ인자의 심한 결핍 일 때

▶ 제 VIII, IV, XI, XII 결핍 일 때

▶ 심한 간 장애, 소모성 응고장애, 섬유소항진, 순환 항응혈소 증가, Heparin 치료 시

▶ 연장 시 Mixing test 시행

5) PT(Prothrombin time)

① 외인계 응고인자의 종합적인 활성도를 보는 선별(screening)검사

② 검사 원리

환자 혈장 + tissue thromboplastin(+ $Cacl_2$) → 응고

tissue thromboplastin(+ $Cacl_2$) : 토끼의 뇌, 폐, 소의 뇌, 태반으로부터 추출 정제한 tissue thromboplastin에 적당한 농도의 calcium ion과 완충액을 넣어 동결 건조한 것

③ 결과 보고방법

▶ 초 표현법

- 일반적으로 검체의 PT시간(초)과 대조혈장의 PT시간(초)을 같이 표기하여 보고
- 참고치 : 12~14초

▶ 활성도(%) 표현법

- 정상대조혈장을 100%로 기준을 잡고 단계 희석하여 활성곡선(검량선)을 만들어서 검량선을 기준으로 보고
- 참고치 : 80~100%

▶ 비율(Ratio) 표현법

- 환자 혈장의 PT시간(초)을 정상대조혈장의 PT시간(초)으로 나눈 값
- $\frac{\text{환자혈장의 } PT(\text{초})}{\text{정상대조혈장의 } PT(\text{초})}$
- 참고치 : 1 ± 0.15

▶ INR(International Normalized Ratio) 표현법

- 국제표준비의 계산
- 조직 트롬보플라스틴의 활성이 제조회사마다 차이가 있으므로 국제혈액표준위원회는 생산 LOT마다 WHO의 추천에 의한 국제 표준물질(International Reference Preparation : IRP)과의 비교계산에 의해 결정되는 ISI(International sensitivity index)치를 표시하도록 권장
- PT Ratio 수치에 ISI를 대입하여 계산된 수치인 INR 값으로 보고
- INR = $[\frac{\text{환자혈장의 } PT(\text{초})}{\text{정상대조혈장의 } PT(\text{초})}]^{ISI}$
- 참고치 : 1.0 ~ 1.3

④ Prolong(연장)

▶ 간질환, 비타민K 결핍증, 경구용 항응고제, DIC, 순환항응혈소 존재

▶ 경구용 항응고제인 Warfarin치료의 관리지표로 사용

6) TT(Thrombin time)

① 응고 3단계인 Fibrin 형성 과정 측정 검사

② 검사 원리

▶ 환자 혈장 + Thrombin

▶ 환자의 혈장에 Thrombin을 바로 첨가하여 검사하므로 다른 응고 인자는 포함하지 않으며 fibrinogen의 양적, 질적 부족만 반영

③ 참고치 : 22초 이하

④ Prolong(연장)

▶ fibrinogen의 감소(50~60㎎/㎗이하), Dysfibrinogenemia(이상 fibrinogen 혈증)

▶ DIC, heparin 치료, FDP 증가, 다발성 골수종

▶ Heparin 확인(중화) 시험

- heparin 원인을 확인하기 위해 heparin 중화제(Potassium sulfate or Toluidine blue)를 가하고 검사하여 thrombin time이 짧아지면 heparin이 원인

7) Factor VIII Assay

① Factor VIII : 항혈우병 인자(AHF-A), von Willibrand factor와 결합하여 VIII/vWF의 형태로 혈액 내에 존재

② 검사 원리

▶ 응고인자 VIII을 제외한 다른 응고인자를 공급하여 aPTT 측정

▶ 정상 표준 혈장과 비교하여 활성도(%)를 보고

③ 참고치 : 60~140%

④ 결과 해석

▶ 〈1% : 중증 혈우병

▶ 1~5% : 중증도 혈우병

▶ 6~25% : 경증 혈우병

8) Mixing Test(혼합검사)

① PT, aPTT, TT 검사가 연장 되는 경우 이것이 혈액응고 인자의 결핍인지 또는 항응고인자(순환항응혈소)의 존재 때문인지를 확인하는 시험

② 검사 원리 및 해석

▶ 정상혈장과 환자혈장을 1 : 1로 혼합하여 연장되었던 응고검사(PT, aPTT 등) 시행

▶ 연장되었던 응고검사가 교정된다면 혈액 응고인자의 결핍

▶ 연장되었던 응고검사가 교정되지 않으면 항응고인자(순환 항응혈소)의 존재

③ 순환항응혈소 : 루푸스항응고물질(lupus anticoagulant), anti-VIII, anti-prothrombin 등의 항인지질항체(anti-phospholipid antibody)

02 섬유소 용해검사

1) 전혈응고 용해시간

① DIC 와 같은 과잉의 fibrinolysis 인 경우 신속한 응고 용해시간 발생

② 감도가 둔한 방법으로 고도의 fibrinolysis가 있을 시 유효

② 검사 방법 및 결과 해석

- 무균적으로 채혈한 2개의 검체를 하나는 37℃ 에, 다른 하나는 4℃ 에 보관하면서 2시간~72시간 응고 용해를 관찰
- 섬유소 용해 고도 항진 : 1~2시간 내 용혈 관찰
- fibrinolysis 있음 : 24시간 내 용혈 관찰
- 정상 : 48~72시간 내 용혈 관찰 되지 않음

2) ELT(euglobulin clot lysis time)

① 혈액중에 있는 fibrinolysis계의 저지물질인 anti-plasmin을 제거한 후 fibrinolysis계의 항진 여부를 측정하는 검사

② 검사 방법 및 원리

- anti-plasmin 제거 방법
  - 혈장을 증류수로 희석 후 1% 초산을 가해 침전 단백(euglobulin) 추출
  - 추출한 euglobulin에는 plasminogen, plasmin activator, fibrinogen은 함유되고 anti-plasmin은 제거됨
- 용해시간 측정
  - euglobulin에 thrombin을 가하여 fibrin 응고를 형성시키고 가온
    → euglobulin 내의 plasmin activator에 의해 plasminogen이 prasmin으로 활성화
    → fibrin이 용해되는 시간을 측정

③ 참고치 및 결과 해석

- 참고치 : 2시간 이내 용해 되지 않음
- 2시간 이내 용해 : 비정상 섬유소 용해 활성 있음
- 2시간 이후 용해 : 정상

3) FDP(fibinogen–fibrin degradation product)

① 섬유소 용해 현상에 의해 활성화된 piasmin의 가수분해 작용에 의해, fibrinogen 또는 fibrin이 분해되어 생성되는 물질

② 라텍스응집 반응검사 : 반정량법

- Anti–FDP 감작 latex 입자 + 항원(환자 혈청 FDP) → latex 응집
- 응집이 있는 검체를 희석하여 희석배수에 따라 농도 정량
- Anti–FDP Latex의 측정 감도 : 0.5㎍/㎖
  → 0.5 × N(양성을 나타내는 최고배수) = 혈중 FDP 농도
- 참고치 : 〈10㎍/㎖ 이하
- FDP 증가 원인
  – 심한 임신중독, 수술 후 합병증, DIC, 심장질환, 간질환, 갑상선 기능 항진증 등

4) D–dimer test

① 섬유소분해산물(FDP)의 하나로 XIIIa에 의하여 형성된 섬유소 중합체가 plasmin 가수분해 작용에 의해 최종적으로 생성된 물질

② 라텍스응집 반응검사 : 반정량법

- anti–D–dimer 감작 latex 입자 + 항원(환자 혈청 D–dimer) → latex 응집
- 응집이 있는 검체를 희석하여 희석배수에 따라 농도 정량
- 참고치 : 〈0.5㎍/㎖ 이하
- D–dimer 증가 원인 : DIC, 악성종양(AML M3), 신질환, 간경화증, 폐색전증 등

03 혈소판 기능 검사

1) 출혈시간(Bleeding time ; BT)

① Duke 법

- Lancet로 귓불을 천자하여 출혈하는 혈액을 30초 간격으로 여과지로 가볍게 접촉하여 출혈이 멈출 때까지의 시간을 측정
- 참고치 : 1~3분

② Ivy법

- 혈압기로 팔 상박부에 40mmHg의 압력을 가하고 팔 전박부를 천자하여 출혈이 시작되어 멈출 때까지의 시간을 측정

- 일정한 압력을 가하여 모세혈관의 수축성을 일정하게 하므로 Duke법 보다 예민도 좋음
- 참고치 : 2~7분

③ Templat 법

- Ivy법과 동일하지만 Lancet 대신 Template를 사용하여 찌르는 강도 및 굵기를 동일하게 하므로 Ivy법 보다 예민도 좋음

④ BT에 관여하는 인자

- 혈소판의 수
- 혈소판의 기능(혈소판의 점착력, 응집력, 방출력)
- 모세혈관의 수축성 및 저항성

⑤ Prolong(연장)

- Platelet 10만 이하(Platelet수, 정량적)
- Von willebrand's disease, Fibrinolytic State(정성적, 기능적)
- 혈관 이상(Ehler-Danlos 증후군), heparin therapy, aspirin 복용

2) 모세혈관 저항성 검사(Capillary resistance test)

① 정맥을 압박한 후 피부에 모세관 내압을 높이거나(양압법), 또는 피부의 음압을 가하면(음압법) 모세혈관이 저항을 받게 되는데 이 모세혈관의 저항성(취약성)을 측정하는 방법

② 양압 또는 음압을 가한 후 출혈 반점의 유무 및 수 측정

③ 모세혈관 취약성에 관여하는 인자

- 혈소판의 수
- 혈소판의 기능(혈소판의 점착력, 응집력, 방출력)
- 섬유소 용해계 활성도

④ 모세혈관 저항의 이상을 초래하는 질환

- 혈관성 : 단순 자반병, 노인성 자반병, 괴혈병 등
- 혈소판 성 : 특발성혈소판감소자반병(ITP), 혈소판 무력증, Bernard-Soulier 증후군 등
- 혼합성 : Von Willebrand 병, 혈장 단백 이상증 등

3) 혈병 수축능 검사(Clot retraction test)

① 혈소판 감소증(수 및 기능이상)이나 혈소판 무력증에서 혈병 수축능 저하

② 혈병 수축을 좌우하는 요인

- 혈소판 및 fibrinogen의 양적, 질적 이상, Hematocrit 수치

③ 참고치 및 결과 해석

- 정성검사 : 1시간 이내 수축이 시작되어 4시간 이내 완료됨
- 정량검사 : 44~64% ($\frac{\text{혈청량}}{\text{전혈량}} \times 100$)

혈병 수축 검사 결과에 이상이 있을 시 혈소판 점착 검사, 혈소판 응집능 검사, fibrinogen 정량검사 등 시행

4) 혈소판 점착능 검사(Platelet adhesiveness test)

① 검체혈액과 대조혈액을 EDTA 시험관에 채혈하여 혈소판수를 계산

- 검체혈액 : 유리구슬이 들어 있는 관을 통과한 혈액
- 대조혈액 : 유리구슬이 들어 있지 않은 관을 통과한 혈액

② 혈소판 점착능의 계산

$$\frac{100\text{대조혈액의 혈소판 수} - \text{검체혈액의 혈소판 수}}{\text{대조혈액의 혈소 판 수}} \times 100$$

③ 참고치 : 10~51%

④ 감소 및 증가 질환

- 감소 : 혈소판 무력증, von Willebrand disease, 골수증식성 질환, Bernard-Soulier 증후군, SLE, 저장풀병 등
- 증가 : 심근경색, 혈전증, 폐색전증, 비장절제술, 당뇨 및 고지혈증 등

5) 혈소판 응집능 검사(Platelet aggregation test)

① 혈소판 풍부 혈장(Platelet Rich Plasma, PRP)에 혈소판 응집촉진물질 가하여, 실시간으로 혈소판의 응집반응을 광학적 원리를 이용하여 측정

② 혈소판응집 촉진물질 : ADP, Epinephrine, Thrombin, Collagen, Ristocetin 등

③ 검체 : 3.2% sodium citrate

④ 참고치 : 68~80%

⑤ 정상인의 혈소판 응집곡선

⑥ 혈소판 질환에서의 혈소판 응집 양상

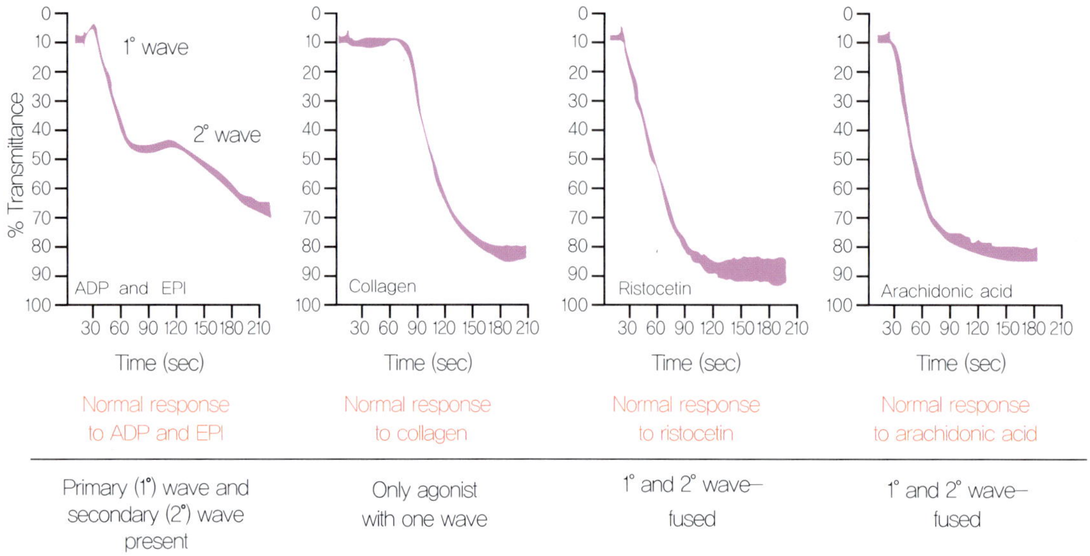

〈그림 2-6-1〉 혈소판 응집능 검사 정상 결과 양상

[표 2-6-1] 질환별 혈소판 응집능 검사 양상

Typical Aggregating Pattern in Platelet Disorders					
Platelet Disorders	**Collagen**	**ADP**	**Epinephrine**	**Ristocetin**	**Arachidonic acid**
Normal	2° wave only	1 and 2 wave	1 and 2 wave	1 and 2 wave	2 wave only
von Willebrand disease	Normal	Normal	Normal	No response	Normal
Bernard–Soulier syndrome	Normal	Normal	Normal	No response	Normal
Glanzmann's thrombasthenia	No response	No response	No response	Normal	No response
Storage pool disease	No response	1° wave only	1° wave only	Normal	Normal
Aspirin ingestion	No response	1° wave only 1°	wave only	Normal	No response

CHAPTER 06

혈액 응고와 섬유소 용해 핵심 문제

01 항응혈제로 사용되는 warfarin의 기능은?

① Ca^{++} 을 제거한다.

② 항 thrombin 기능이 있다.

③ Ⅷ 인자를 불활성화한다.

④ 비타민 K를 환원형으로 만들지 못한다.

⑤ Prekallikrein을 kallikrein으로 활성화 시키지 못하게 한다.

참고

Wafarin은 비타민 K를 환원형으로 만들지 못하게 하여 Ⅱ, Ⅶ, Ⅸ, Ⅹ, protein C, protein S 인자의 활성을 저하시킨다.

02 점상출혈과 자색반 증상이 있는 환자의 검사 결과이다. 추가로 필요한 검사는?

- 혈소판 수 : 정상
- 출혈시간(BT) : 연장
- 프로트롬빈시간(PT) : 정상
- 활성화부분트롬보플라스틴시간(aPTT) : 정상

① 혼합검사

② 응고인자 검사

③ D–이량체 검사

④ 혈장 칼슘재가 시간

⑤ 혈소판 응집능 검사

03 섬유소용해계의 이상 유무를 보기 위해 실시하는 검사는?

① D–이량체(D–dimer)

② 출혈 시간(bleeding time)

③ 프로트롬빈 시간(prothrombin time)

④ 혈소판 응집능(platelet aggregation)

⑤ 프로트롬빈 소비시험(prothrombin consumption test)

04 aPTT의 결과 50초(참고치 25~35초)가 나온 환자의 검체로 혼합 검사(mixing test)를 실시한 결과이다. 올바른 해석은?

- 1 : 1 mix = 49.5초
- pooled normal plasma = 32.0초

① 섬유소용해가 되었다.

② 혈소판 수가 감소하였다.

③ 순환항응혈소가 존재한다.

④ 응고인자가 활성화되었다.

⑤ 외인계 응고인자가 결핍되었다.

정답

01	02	03	04
④	⑤	①	③

05 혈액응고 과정에서 wafarin 복용으로 활성이 저하되는 인자는?

① 제Ⅴ인자 ② 제Ⅷ인자
③ 제XII인자 ④ Protein C
⑤ Antithrombin Ⅲ

06 혈소판 기능을 분석하기 위한 검사법으로 Closure time(폐색시간)을 이용한 검사로 옳은 것은?

① PIVIKA test
② Template Ivy test
③ Russell's viper venom test
④ PFA-100 test
⑤ Thromboelastography test

07 혈소판 기능 검사의 screening test로, Duke법, IVY법 등의 검사 방법이 알려져 있는 검사는?

① Bleeding time
② Coagulation time
③ Prothrombin time
④ prothrombin consumption test
⑤ Plasma recalcification time

08 내인계 혈액 응고인자 중에서 Vit-K 의존성인 것은?

① 제 III인자
② 제 V인자
③ 제 VII인자
④ 제 IV인자
⑤ 제 XIII인자

09 모세혈관 저항성에 관여하는 혈구는?

① 단구 ② 과립구
③ 림프구 ④ 혈소판
⑤ 적혈구

10 Bleeding time의 연장에 영향을 주지 않은 질환은 무엇인가?

① haemophilia A
② Glanzmann's thrombasthenia
③ von Willebrand disease
④ Bernard-Soulier syndrome
⑤ Immune thrombocytopenic

11 모세혈관 저항성 검사에서 정상을 보이는 경우로 옳은 것은?

① heparin therapy
② Ehler-Danlos 증후군
③ Aspirin 복용
④ Vit. K 결핍
⑤ von Willebrand병

12 혈소판 응집을 억제하는 물질은?

① ADP
② Prostacyclin
③ Epinephyrine
④ Platelet factor 4
⑤ Platelet factor 3

정답

05	06	07	08	09	10	11	12
④	④	①	③	④	①	④	②

13 혈액응고 1단계 형성에 영향을 주는 혈소판 인자는?

① PF1 ② PF2
③ PF3 ④ PF4
⑤ PF5

14 혈소판 기능 검사로 바르지 않은 것은?

① 출혈 시간
② 모세혈관 저항성 검사
③ 혈병 수축능 검사
④ 혈소판 점착능 검사
⑤ 칼슘 재가 시험

15 다음 중 출혈시간 연장에 관여하는 것이 아닌 것은?

① 혈소판의 수
② 혈소판의 점착력
③ 혈소판의 응집력
④ 섬유소 용해계 활성도
⑤ 내인계 응고인자의 결핍

16 bleeding time은 연장되었으나 혈소판 수와 PT가 정상이라면 추가로 필요한 검사는?

① aPTT 검사
② 혈소판 기능 검사
③ FDP 검사
④ Coagulation time
⑤ Mixing test

17 Aspirin을 복용하고 있다면 다음 중 어느 검사를 하기 전 복용을 중지하여야 하는가?

① PT
② aPTT
③ Bleeding time
④ Factor VIII assay
⑤ TT

18 혈소판 응집능 검사에서 ristocetin에만 응집을 보이고, 다른 응집자극제에 대해선 응집반응을 보이지 않는 질환은?

① Wiskott–Aldrich Syndrome
② Hermansky–Puldak syndrome
③ von Willebrand disease
④ Bernard–Soulier syndrome
⑤ Glanzmann's thrombasthenia

19 다음 중 von Willebrand disease, Bernard–Soulier 증후군과 관련이 깊은 것은?

① 혈병 수축능 ② 혈소판 응집능
③ 혈소판 점착능 ④ 혈소판 방출능
⑤ 모세혈관 취약성

20 섬유소원(Fibrinogen)의 가교 역할로 GPⅡb/Ⅲa를 연결하는 혈소판 기능은?

① 혈병 수축능 ② 혈소판 응집능
③ 혈소판 점착능 ④ 혈소판 방출능
⑤ 혈소판 방출능

21 Prothrombin time이 연장되는 경우는?

① XII 인자 결핍 ② IX 인자 결핍
③ XI 인자 결핍 ④ VIII 인자 결핍
⑤ VII 인자 결핍

정답

13	14	15	16	17	18	19	20	21
③	⑤	⑤	②	③	⑤	③	②	⑤

22 **PT와 aPTT가 모두 연장될 경우, 결핍이 의심되는 응고인자는?**

① VII ② IX
③ X ④ XI
⑤ XII

23 **Prothrombin time은 정상이나 activated partial thromboplastin time이 연장되는 경우 결핍이 의심되는 응고인자는?**

① II ② V
③ VII ④ VIII
⑤ X

24 **응고 검사 중 검체가 혈청인 검사는?**

① Prothrombin Consumption Test
② Thrombin Time
③ Factor assay
④ Prothrombin time
⑤ Activated Partial Thromboplastin Time

25 **fibrinogen의 양적, 질적 부족만 반영하는 응고 검사는?**

① Prothrombin Consumption Test
② Thrombin Time
③ Factor assay
④ Prothrombin time
⑤ Activated Partial Thromboplastin Tim

26 **Prothrombin time 검사의 설명으로 옳은 것은?**

① 내인계 응고인자의 종합적인 활성도를 보는 선별(screening)검사이다.
② 결과 보고 방법 중 비율(Ratio)표현법은 환자 혈장의 PT 시간을 정상대조혈장의 PT 시간으로 나눈 값이다.
③ 국제표준비는 PT Ratio 수치에 INR을 대입하여 계산된 수치인 ISI 값으로 보고 한다.
④ 초 표현법의 정상치는 대략적으로 25초~40초이다.
⑤ 검사용 시약에는 접촉인자활성제가 첨가되어 있다.

27 **전혈 응고시간(Coagulation time) 측정 검사로 모세관법에 비하여 민감도가 좋은 검사는?**

① Ivy 법
② Templat 법
③ Lee & White 법
④ Duke 법
⑤ Rees & Ecker 법

28 **aPTT 검사에서 접촉인자 활성제의 역할은?**

① 접촉인자의 활성화를 표준화하기 위한 것이다.
② 접촉인자의 반응시간을 단축하기 위한 것이다.
③ 실온에서 접촉인자가 활성화되도록 하기 위한 것이다.
④ 응고인자 사이의 접촉을 촉진하기 위한 것이다.
⑤ 응고인자와 시약의 접촉시간을 단축하기 위한 것이다.

정답

22	23	24	25	26	27	28
③	④	①	②	②	③	①

29 activated partial thromboplastin의 제조에 사용되는 cephalin의 주성분은 무엇인가?

① Collagen
② calcium ion
③ Cholesterol
④ Phospholipid
⑤ Glycoprotein

30 PT 검사에서 시약별 활성도의 차이를 보정해주는 보고 방법은?

① 초(second) 표현법
② 활성도(%) 표현법
③ ISI(국제민감지수) 표현법
④ INR(국제표준비) 표현법
⑤ ratio(비율) 표현법

31 aPTT 검사의 시약 구성은?

① 접촉인자 활성제 + partial thromboplastin + $Cacl_2$
② 접촉인자 활성제 + tissue thromboplastin + $Cacl_2$
③ Phospholipid + partial thromboplastin + $Cacl_2$
④ Phospholipid + tissue thromboplastin + $Cacl_2$
⑤ collagen + partial thromboplastin + $Cacl_2$

32 갑작스런 출혈로 병원에 내원한 환자의 응고검사에서 다음과 같은 검사 결과가 나왔다면 의심할 수 있는 질환은?

- Bleeding time : 정상
- Prothrombin time : 정상
- aPTT : 연장
- APTT mixing test : 보정

① 파종성혈관내응고증
② 혈소판감소증
③ 혈우병 A
④ von Willebrand 병
⑤ Bernard–Soulier 증후군

33 aPTT가 연장된 환자의 검체로 Mixing test를 시행한 결과 보정되지 않았다면 무엇을 의심할 수 있는가?

① 파종성혈관내응고증
② 혈우병 B
③ 순환항응혈소
④ von Willebrand 병
⑤ 내인계 응고인자 결핍

34 항인지질항체(Antiphospholipid Ab)가 있다고 판단되는 검사 결과는?

① PT 검사 연장, Mixing test 보정
② PT 검사 정상, Mixing test 보정
③ APTT 검사 연장, Mixing test 보정
④ APTT 검사 연장, Mixing test 보정 안됨
⑤ APTT 검사 정상, PT 검사에서 연장, Mixing test 보정

정답

29	30	31	32	33	34
④	④	①	③	⑤	④

35 Thrombin time은 다음 중 어느 응고인자의 양적, 질적 부족만을 반영 하는가?

① I ② II
③ V ④ VIII
⑤ XIII

36 PT와 aPTT가 모두 연장되었을 때 결핍이 있다고 단정할 수 없는 응고인자는?

① II ② V
③ VII ④ VIII
⑤ XIII

37 응고검사에서 응고시간이 연장되고, 혼합검사(Mixing test)에서도 교정되지 않는 경우 어느 검사를 시행해야 하는가?

① D-dimer
② Thrombin test
③ fibrinogen 정량 검사
④ Factor assay
⑤ 루푸스 항응고 인자 검사

38 X 인자의 결핍증을 반영하고 aPTT보다 Lupus anticoagulant에 예민한 검사로 Russell's viper venom test 라고도 불리는 검사는?

① PT ② aPTT
③ TT ④ Stypven time
⑤ Mixing test

39 섬유소 용해 검사와 거리가 먼 것은?

① 전혈응고 용해시간
② euglobulin clot lysis time
③ FDP
④ Clot retraction test
⑤ D-dimer test

40 BT는 정상이고 PT, aPTT 검사는 모두 연장되었으나 혼합검사에서 보정되었다. 다음으로 진행 해야할 검사는?

① 혈소판 응집능 검사
② Factor Assay
③ TT
④ 루푸스 항응고 인자 검사
⑤ 모세혈관 저항성 시험

41 섬유소용해 검사의 설명으로 옳은 것은?

① 전혈 응고 용해 시간은 감도가 매우 민감한 방법으로 약간의 fibrinolysis 가 있는 경우에도 유효한 검사이다.
② euglobulin clot lysis time은 혈액중에 있는 fibrinolysis계의 저지 물질인 anti-plasmin을 제거한 후 fibrinolysis계의 항진 여부를 측정하는 검사이다.
③ FDP는 활성화된 fibrinogen의 가수분해 작용에 의해 fibrin이 분해되어 생성되는 물질이다.
④ FDP 중 분자량이 가장 큰 것은 E 분획이다.
⑤ D-dimer는 plasmin의 가수분해 작용에 의해 D 분획으로 분해된다.

정답

35	36	37	38	39	40	41
①	⑤	⑤	④	④	②	②

42 Prothrombin time의 INR에 대한 설명으로 바르지 않은 것은?

① 정상 참고치는 2.0~3.5이다.

② PT ratio와 ISI 값으로 구할 수 있다.

③ 국제표준비로 계산한 결과값이다.

④ INR의 계산 공식은 $[\frac{환자혈장의\ PT(초)}{정상대조혈장의\ PT(초)}]^{ISI}$ 이다.

⑤ WHO에서는 PT 시약에 ISI를 표시하도록 권장하고 있다.

43 Aspirin 복용 시 검사결과에 영향을 줄 수 있는 것은?

① PT

② aPTT

③ Bleeding time

④ Factor VIII assay

⑤ TT

정답

42	43
①	③

Chapter

07 세포화학 염색법

01 Peroxidase(POD) 염색

1) 검사 목적

① 호중구, 호산구, 단구의 1차 과립(azurophilic)에서 발견되는 효소

② 급성백혈병이 과립계인지 비과립계인지 구별(즉, AML(양성)과 ALL(음성)을 구분)

2) 검사 원리

① $AH_2(\text{기질}) + H_2O_2 \xrightarrow{POD} A(\text{기질의 산화물 : 발색}) + 2H_2O$

② POD(과산화효소) : 수소 수용체로 과산화수소의 산소를 활성화시켜 기질의 산화를 촉매 세포의 효소활성부위에 기질의 종류에 따라서 각각 다른 색으로 발색

3) 검사 결과

① 양성 : 전골수구, 전단구, 과립구, 단구(약양성), Auer 소체

② 음성 : 골수모구, 단모구, 적모구, 림프구, 형질세포, 거핵구, 혈소판

02 Sudan black(SBB) 염색

1) 검사 목적

① 과립구계에 존재하는 Lipid granule을 흑색이나 흑갈색으로 염색

② 급성백혈병이 과립계인지 비과립계인지 구별(즉, AML(양성)과 ALL(음성)을 구분)

③ Peroxidase 염색과 밀접

2) 검사 원리

불활성 Diazo 색소인 Sudan Black B가 지질에 있는 곳에 녹아 들어가 인지질을 염색

3) 검사 결과

① 양성(흑색, 흑갈색) : 전골수구, 과립구, 단구, Auer 소체

② 음성 : 림프구, 형질세포, 적모구계

03 Esterase 염색

1) 검사 목적

① 검사의 종류에 따라 단구계(비 특이적 Esterase)와 호중구계(특이적 Esterase)를 염색

② 이중 에스터라제 : 비특이적 에스터라제와 특이적 에스터라제를 동시에 염색

③ 단모구를 동정하거나 FAB 분류 M4 구별에 반드시 실시

2) 검사 원리 및 방법

① 비 특이적 에스터라제 : 단구계 염색법

- 기질 : ANA(α-naphthyl acetate), ANB(α-naphthyl butyrate)
- $R-COOR' + H_2O \xrightleftharpoons{esterase} R-COOH + R'OH$
- NaF 저해시험(단구계 세포 저해시험)
  - 단구계 세포가 비특이적 에스터라제 활성이 반드시 강한 것만이 아니기 때문에 과립구계와 혼동할 가능성이 있음
  - NaF는 단구계 세포의 활성을 특징적으로 저해하므로 NaF 저해시험을 통하여 단구계 세포를 확인할 수 있음

② 특이적 에스터라제 : 호중구계 염색법

- 기질 : Naphthol AS-D chloroacetate
- $Naphthol\ AS-Dchloroacetate \xrightarrow[H_2O]{esterase} naphthol + diazonium\ salt \rightarrow azo\ \pi gment$(청색침착)

3) 검사 결과

① 특이적 에스터라제 양성(청색) : 전골수구, 호중구

② 비특이적 에스터라제 양성(적갈색) : 단구

③ FAB M2, M3 양성 : 특이적 에스터라제

④ FAB M4 양성 : 이중 에스터라제

⑤ FAB M5 양성 : 비특이적 에스터라제

04 Periodic Acid Schiff (PAS) 염색

1) 검사목적

① 혈구중의 다당류인 Glycogen을 증명

② 급성백혈병이 과립계인지 비 과립계인지 구별(즉, AML(음성)과 ALL(양성)을 구분)

③ 적백혈병(FAB M6)의 적모구(양성)와 거대적혈모구성 빈혈의 적모구(음성)의 감별

2) 검사 원리

① 다당류에 포함되어있는 ά-glycol기가 periodic acid에 의에 산화 되어 aldehyde기 생성

→ 산화반응

② 이것이 Schiff's reagent와 작용하여 붉은 자주색(홍 적자색)으로 염색.

→ Schiff 반응

3) 검사 결과

① 양성(적색 또는 적자색, 세포질 내 또는 그 주변에서 관찰) : ALL, 적모구(강한 양성)

- 과립구계 : 호중구 – 강양성, 호산구 – 음성
- 단구계 : 산만성 약양성
- 림프구계 : ALL의 림프모구 – 강양성
- 혈소판계 : 산만성의 강양성

▶ 적혈구계 : 적백혈병(M6)의 적모구 – 강양성
▶ 지주해성 빈혈, 재생불량성 빈혈, 골섬유종, 철결핍성 빈혈 – 음성

② 음성 : AML(거의 모든 모구), 거적모구

▶ AML에서 골수모구, 전골수구–대부분 음성, 일부 산만성 약양성
▶ 악성빈혈의 거적모구 : 음성

05 Acid Phosphatase(ACP) 염색

1) 검사 목적

① 모든 백혈구계 세포의 효소활성이 있음

② 급성림프성 백혈병에서 T–cell ALL 진단(T–cell ALL 모구 – 강양성)

2) 검사 원리

① 기질 : naphthol AS–B1 phosphate

② Acide phosphatas에 의해 naphthol AS–B1 phosphate가 가수분해되어 생성된 naphthol AS–B1이 azo dye와 결합하여 불용성의 적자색(홍색) 침전물 형성

3) 검사 결과

① 양성(적자색)

▶ 중증도 양성 : 림프구, 호중구, 호산구, 적모구, 혈소판
▶ 강양성 : 단구, 조직구, 거핵구, Hairy cell

② 주석산 저항검사(TRAP)

▶ 염색 시 주석산을 첨가하면 주석산에 강한 Cell은 염색성이 저해되지 않음
▶ Hairy cell, T–cell ALL blast : 주석산에 저항성이 강함

06 Leukocyte Alkaline Phosphatase(LAP) 염색

1) 검사 목적

① 말초 혈액의 성숙호중구에서 인지 – 세포의 감별이 목적이 아니라 LAP 활성을 scoring

② CML(만성골수성백혈병)과 leukemoid reaction(유백혈병성 질환)을 감별하는 보조검사

③ 평가 대상이 호중구이므로 Neutrophil alkaline phosphatase (NAP) 로도 사용

2) 검사 원리

① 반응액 중의 기질이 LAP의 효소작용에 의해 나프톨과 인산으로 분해되어 나프톨과 디아조니움 염이 결합하여 발색

② 효소 활성부위에 불활성의 침전물 형성

3) 검사 결과 및 해석

① 양성률 : 성숙 호중구 100개에 대한 양성 호중구의 백분율

② 참고치 : 남자 - 85.2%(60.5~99.5), 여자 - 88.6%(67.5~99.5)

③ 결과

- LAP 증가(100 이상) : leukemoid reaction(유백혈병성 질환), 골수증식 증후군, 재생불량성 빈혈 등
- LAP 감소(13 이하) : CML(만성골수성백혈병), PNH, 적백혈병 등

07 Iron stain(철 염색)

1) 검사 목적

① 적혈구 및 적혈모구 내에 철과립의 존재 확인

② 말초혈액 - 철적혈구, 골수의 적모구 - 철모구, 환형 철모구 확인

③ Heme 합성 장애 또는 철대사 이상 질환에서 철모구 증가

④ 따라서 철모구성 빈혈과 철결핍성 빈혈의 진단에 이용

2) 검사 원리

① Prussian blue 염색법

- Potassium ferrocyanide가 혈구중의 3가 철이온과 결합 불용성의 prussian blue 생성 → 청색으로 염색(청색의 양성과립)
- 환형 철모구

- 철은 transferrin에 의해 운반되어 적모구내에 일시 저장되어 mitochondria에서 Hb 합성에 이용
- 그런데 heme 합성 효소의 결핍이 생기면 heme 합성이 저해되어 mitochondria 내에 철과립 축척
- mitochondria는 핵 주위를 둘러싸고 있기 때문에 철염색 시 환형철모구(ringed sideroblast) 생성

3) 검사 결과 및 해석

① 철결핍성 빈혈 : 철적혈모구 감소

② 철적혈모구성 빈혈 : ringed sideroblast 증가

③ 재생불량성 빈혈, 지중해성빈혈 : 철적혈모구 증가

④ 참고치

▶ 철적혈구(siderocyte) : 0.4~0.6%

- 말초혈액 도말표본의 성숙적혈구 1,000개 중 철적혈구의 백분율

▶ 철적혈모구(sideroblast) : 30~50%

- 보통 Hb합성을 하고 있는 적모구에 대한 양성률

08 NBT 환원검사

1) 검사 목적

① 과립구가 미생물을 탐식하면 대사의 활성화로 인하여 활성산소가 증가한다.

② 과립구의 활성산소 생성능력을 측정하여 세균성질환과 비세균성질환을 조사

2) 검사 원리 및 방법

① 세균감염 시 호중구에 의해 탐식 → 대사성 변화(활성산소 증가) → NBT 용액과 반응 → 흑청색의 침착물 형성

② 호중구 100개를 관찰해서 양성세포 비율(%)로 보고

③ Band neutrophil 과 metamyelocyte는 관찰 호중구에서 제외

3) 검사 결과

① NBT 환원 증가 질환 : 세균감염, 바이러스 감염, 곰팡이 감염, 기생충 감염, 수막염, 신생아, 유아, 임신 등

② NBT 환원 감소 질환 : 바이러스 질환, 만성 육아종, 비 세균성 열성 질환, 암종(Carcinoma), 류마티스 관절염, 항생제 치료 등

CHAPTER 07

세포화학 염색법 핵심 문제

01 Nonspecific esterase NaF에 의해 염색이 억제되는 세포는?

① 단핵구 ② 림프구
③ 골수구 ④ 거핵구
⑤ 적혈구

02 골수검사에서 peroxidase 염색과 sudan black B 염색에서 양성을 보이는 세포는?

① 거핵구 ② 혈소판
③ 림프모구 ④ 전골수구
⑤ 형질세포

03 다음은 혈액검사 결과이다. 예상되는 질환은?

- 림프모구 50%
- PAS 염색 양성
- Peroxidase 염색 음성
- TdT 양성

① 다발골수종
② 만성육아종
③ 급성림프구백혈병
④ 급성골수구백혈병
⑤ 만성골수구백혈병

04 말초혈액에서 백혈구모양반응(leukemoid reaction)과 만성골수백혈병(CML)을 감별하려 할 때 가장 좋은 염색법은?

① H&E
② LAP
③ PAS
④ Oil red O
⑤ Peroxidase

05 중성지방이 잘 염색되어 급성골수백혈병 진단에 유용한 염색법은?

① PAS 염색
② Esterase 염색
③ Oil red O 염색
④ Peroxidase 염색
⑤ Sudan black B 염색

참고

Sudan black B 염색은 인지질이 염색되며, Oil red O 염색은 중성지방이 잘 염색되어 급성골수백혈병 진단에 유용 하다.

정답

01	02	03	04	05
①	④	③	②	④

06 급성골수백혈병(AML) M5(monocytic leukemia) 감별진단을 위해 사용하는 특수염색은?

① Oil red O 염색
② Peroxidase 염색
③ Acid phosphatase 염색
④ 비특이적 esterase 염색
⑤ PAS(Periodic acid Schiff) 염색

07 SBB (Sudan black B)에 음성을 보이는 세포로 옳은 것은?

① Auer body
② 호중구(neutrophil cell)
③ 호산구 (eosinophil)
④ 호염기구 (basophil)
⑤ 형질세포(plasma cell)

08 Leukocyte Alkaline phosphatase (LAP)염색에서 Score 증가를 보이는 질환으로 옳은 것은?

① 골섬유종(oseofibroma)
② 유백혈병 (leukemoid disease)
③ 재생불량성빈혈(aplastic anemia)
④ 다발성골수종(multiple myeloma)
⑤ 만성골수구성백혈병(chronic myelocytic leukemia)

09 급성골수성백혈병의 FAB 분류에서 M0는 MPO 반응이 3% 미만이지만 골수성으로 분류하는 이유로 옳은 것은?

① 현미경 검경에서 MPO를 확인할 수 있다.
② CD13이나 CD33 항원이 검출된다.
③ 특이적 esterase stain 양성이다.
④ PAS stain이 음성이다.
⑤ Sudan black B stain이 양성이다.

10 거적모구성빈혈과 적백혈병의 진단에 유용한 염색법은?

① Iron stain
② LAP stain
③ PAS stain
④ Peroxidase stain
⑤ Acid phosphatase

11 세포내 지방의 존재를 규명하기 위한 염색법은?

① Esterase stain
② LAP stain
③ PAS stain
④ Peroxidase stain
⑤ Sudan Black B stain

12 백혈구의 LAP score가 감소하는 경우 어떠한 질환을 의심할 수 있는가?

① 골수증식 증후군
② 유백혈병
③ 만성 골수성 백혈병
④ 재생불량성 빈혈
⑤ 진성 다혈증

13 백혈구의 LAP score가 11점을 보였다면 추가로 확인해야 할 유전자 검사는?

① BCR – ABL
② PML – RARA
③ NPM – ALK
④ IGLK – MYC
⑤ AML1 – MTG8

정답

06	07	08	09	10	11	12	13
④	⑤	②	②	③	⑤	③	①

14 Peroxidase 양성인 세포는?

① 림프구
② 혈소판
③ 적모구
④ 전골수구
⑤ 형질세포

15 급성 백혈병에서 AML과 ALL을 감별하기 위한 세포화학 염색법은?

① LAP
② Iron stain
③ Sudan black B stain
④ Acid phosphatase stain
⑤ Nonspecific esterase stain

16 PAS 염색 시 증명되는 물질은?

① 철
② 인지질
③ 단백질
④ 중성지방
⑤ 탄수화물

17 AML에서 호중구계와 단구계를 감별하는데 유용한 세포화학 염색법은?

① Peroxidase stain
② PAS stain
③ Esterase stain
④ LAP stain
⑤ Acid phosphatase stain

18 α-Naphthyl butyrate 기질에 작용하는 효소와 이 효소가 양성인 세포로 조합된 것은?

① Nonspecific esterase – 단구
② Nonspecific esterase – 적모구
③ Specific esterase – 호중구
④ Alkaline phosphatase – 단구
⑤ Acid phosphatase – 림프구

19 다음 중 철염색에 사용되는 것은?

① Prussian blue
② Crystal violet
③ Methylene blue
④ Brilliant cresyl blue
⑤ New methylene blue

20 Pussian blue 염색에서 양성반응을 보이는 것은?

① Siderocyte
② Drum stick
③ Toxic granule
④ Cabot's ring
⑤ Howell–Jolly body

21 급성골수성백혈병의 FAB 분류에서 M5 진단에 가장 유용한 세포화학염색은?

① Peroxidase stain
② PAS stain
③ Nonspecific esterase stain
④ LAP stain
⑤ Acid phosphatase stain

정답

14	15	16	17	18	19	20	21
④	③	⑤	③	①	①	①	③

22 NaF 저해 시험의 특징으로 옳은 것은?

① 호중구계 세포를 특징적으로 염색
② 단구계 세포를 특징적으로 저해
③ 림프구계 세포를 특징적으로 염색
④ 호산구계 세포를 특징적으로 염색
⑤ 호염구계 세포를 특징적으로 저해

23 이중 esterase 염색에서 모두 양성을 보이는 급성골수성백혈병의 FAB 분류 단계는?

① M2
② M3
③ M4
④ M5
⑤ M7

24 혈액도말에서 Auer body가 다발로 보이고 t(15;17)의 PML/RARa 유전자 재배열을 보이는 질환은?

① M1
② M2
③ M3
④ M4
⑤ M5

25 혈액도말에서 Auer body 보이고 POD, SBB 양성, t(08;21)의 전좌를 보이는 질환은?

① M1
② M2
③ M3
④ M4
⑤ M5

26 모든 백혈구계 세포의 효소활성이 있으나 T-cell ALL 모구에 특히 강양성의 반응을 보이므로 급성림프성 백혈병에서 T-cell ALL 진단에 활용되는 염색법은?

① Peroxidase stain
② PAS stain
③ Nonspecific esterase stain
④ LAP stain
⑤ Acid phosphatase stain

27 다음 중 주석산 저항검사에서 강양성을 보이는 세포는?

① Hairy cell
② LE cell
③ B-cell
④ Siderocyte
⑤ histocyte

28 세균의 감염성을 알아보기 위한 특수염색법은?

① LAP stain
② Iron stain
③ MPO 반응
④ NBT 환원 검사
⑤ PAS stain

정답

22	23	24	25	26	27	28
②	③	③	②	⑤	①	④

29 NBT 환원 검사에서 양성반응을 보인는 혈구는?

① 호중구　　② 단구
③ 림프구　　④ 형질구
⑤ 거핵구

30 NBT 환원 증가의 질환이 아닌 것은?

① 세균감염　　② 곰팡이 감염
③ 기생충 감염　　④ 바이러스 질환
⑤ 수막염

31 세포화학 염색법에 관한 설명으로 옳은 것은?

① Peroxidase 염색은 ALL에서 양성이다.
② PAS 염색은 거적모구성 빈혈의 거적모구에서 양성이다.
③ 만성 골수성 백혈병에서 LAP 활성치는 감소한다.
④ 특이적 Esterase 염색은 단구계 세포에서 양성이다.
⑤ 바이러스질환은 NBT 환원 시험 증가의 원인이다.

정답

29	30	31
①	④	③

Chapter

08 기타 검사

01 골수 검사

1) 검사 목적

① 조혈과정에 있어서 미성숙세포의 형태나 조혈의 정도를 파악

② 치료 경과의 관찰, 예후 판정, 암의 골수 전이 확인 등

③ 혈액 질환의 정확한 진단

④ 골수검사 예외 환자 : 혈우병, 혈소판 감소 질환, 중증 호흡기 질환자 등

2) 골수 천자 부위

① 성인 : 흉골, 엉덩뼈, 제3요추, 복장뼈, 늑골

② 유·소아 : 정강뼈, 앞 엉덩이뼈

3) 골수 검사

① 골수용적(Myelocrit) 측정

- ▶ heparinized capillary tube 2/3 정도 골수액을 넣고 11,000rpm에서 5분간 원심하여 분리된 각 층의 용적을 %로 측정
- ▶ 참고치 : 지방층(1~3%), 혈장층(약 50%), 유핵세포층(5~8%), 적혈구층(약 40%)

② 유핵세포수

- 정상 유핵세포수 : 10~20만/μℓ
- 골수기능 저하 시 : 2~3만/μℓ

③ 거핵구수 : 50~150/μℓ

4) 골수표본의 관찰 및 판정

① 세포충실도(Cellularity)

- 골수의 전체 용적에서 조혈세포가 차지하고 있는 정도
- 성인 – 지방세포 : 조혈세포 = 50 : 50

② 세포감별 계산 : 골수계, 적모구계, 림프구계, 단구계, 형질계의 미숙세포와 성숙세포에 대한 감별계산

③ M : E ratio의 비율변화 (정상 3~4 : 1)

- M : E ratio 증가 : 과립계의 증가(CML, 감염증), 적혈구계의 감소
- M : E ratio 감소 : 적혈구계의 증가(빈혈, 적백혈병), 과립구계의 감소
- M : E ratio 비율 비정상 : 진성다혈증, 재생불량성빈혈, 골섬유종 등

④ 세포질의 변화, 핵의 변화, 파괴된 세포 등 관찰

5) 정상인의 골수상

[표 2-8-1] 정상인의 골수상

Cell type	Jandal (1987)	Cell type	Jandal (1987)
Normoblasts, total	21.5 (14.2~30.4%)	Eosinophils	3.2 (1.2~6.2)
Pronormoblasts	0.6 (0.2~1.4)	Basophils	< 0.1 (0.0~0.2)
Basophilic normo	2.0 (0.7~3.7)	Lymphocytes, total	15.8 (10.8~22.7)
Polychro. normo	12.4 (12.2~24.2)	Plasma cell	1.8 (0.2~2.2)
Orthochro. normo	6.5 (2.0~22.7)	Monocytes	1.8 (0.2~2.8)
Neutrophilic, total	56. 0 (45.1~66.5)	Megakaryocytes	< 0.1 (0.0~0.2)
Myeloblasts	1.0 (0.5~1.8)	Reticulum cells	0.3 (0.0~0.5)
Promyelocyte	3.4 (2.6~4.6)	M : E	2.5 (1.2~5.0)
Myelocytes	11.9 (8.1~16.9)	Metamyelocytes	18.0 (9.8~25.3)
Bands	11.0 (8.5~20.8)	Segmented	10.7 (8.0~16.0)

02 세포유전검사 : 염색체검사, 핵형검사

1) 활용 분야

① 각종 혈액 질환이 의심되는 경우

② 치료 후 혈액 질환의 상태를 판정하는 경우

③ 혈액 종양의 재발이 의심되는 경우

④ 골수 이식 후 이식 된 골수의 생착 여부 확인하는 경우

2) 항응고제: heparin

3) 염색체검사 표본 제작

① Phytohemaglutinine(PHA): 분열자극제(T-cell)

② Colcemid: 방추사작용과동원체분리억제, 세포주기를유사분열중기에서정지

③ 0.075% KCl: 저장액, 세포팽창

4) 염색체의 이상

① 염색체의 수적인 이상

- 상염색체 또는 성염색체가 1개인 경우
  ex) Turner 증후군 (45, X)
- 상염색체 또는 성 염색체가 3개인 경우
  ex) Edwards 증후군 (18+), Down 증후군(21+), Patau 증후군(13+)

② 염색체의 구조적 이상

- 전좌(Translocation) : 비상동염색체 간에 염색체의 일부가 바뀌는 것
  ex) t(9;22), t(8;21), t(15;17)
- 결손(Deletion) : 염색체의 일부가 사라진 것
- 중복(Duplication) : 염색체의 일부 유전자가 중복되어 나타난 것(부분 삼체성)
- 역위(Inversion) : 염색체내에 두 지점에 결손이 생기고 결손 사이의 염색체의 일부분이 뒤집혀서 배열되는 경우

03 형광 동소 보합법 FISH

1) FISH(fluorescence in situ hybridization) 검사

① 세포유전학에 분자생물학적 기법을 접목시킨 방법

② 백혈병의 치료 후, 골수 이식 후, 골수이형성 중에서 관찰되는 이상 염색체의 추적검사 등 에 활용

2) 검사의 목적

① 형광물질을 이용하여 염색체이상(chromosomal abnormalities) 및 돌연변이(mutation)에 의한 유전질환을 신속하게 검출할 수 있다.

3) 검사원리 :

FISH법은 단기배양 (48시간) 후에 얻은 분열중기 핵상에서 각 염색체에 특이적 인 probe DNA의 발색이 형광 signal로 나타나는 것을 형광현미경으로 관찰하는 것

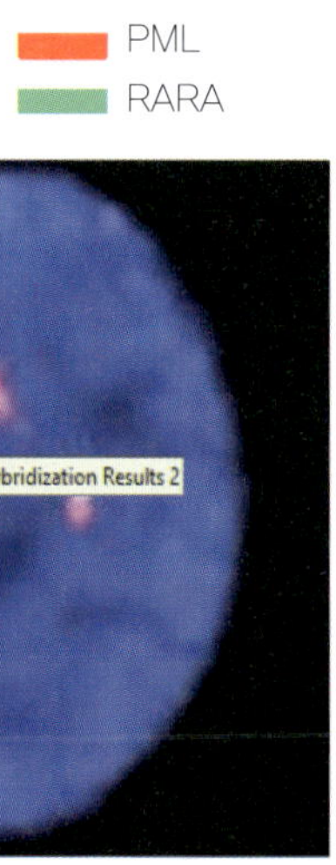

〈그림 2-8-1〉 FISH 검사: *PML/RARA* fusion signals(+)

4) 검사방법

① 염색체 전처리 및 변성 과정

② DNA probe(소식자) 준비 과정

③ 재접합 반응

④ 세척 과정

⑤ 형광물질 표지

⑥ 현미경 검경 및 판독

04 유세포 분석법 Flow cytometry

1) 활용 분야

① 백혈병 & 림프종 아형검사

② 세포주기 감별

③ 아포토시스(Apoptosis) 세포 검출

2) 유세포분석기의 구조

① Laser light

② Fluidics

③ Optics

④ Electronics

3) 유세포분석기의 측정법

① 세포의 형태학적 종류를 감별

- 전방산란광(FSC) : 세포의 크기를 측정
- 측방산란광(SSC) : 세포의 과립도를 측정

③ 형광표지 : 단클론항체를 이용하여 CD marker를 분석

④ 형광색소 : FITC(green)와 PE(orange)를 주로 사용

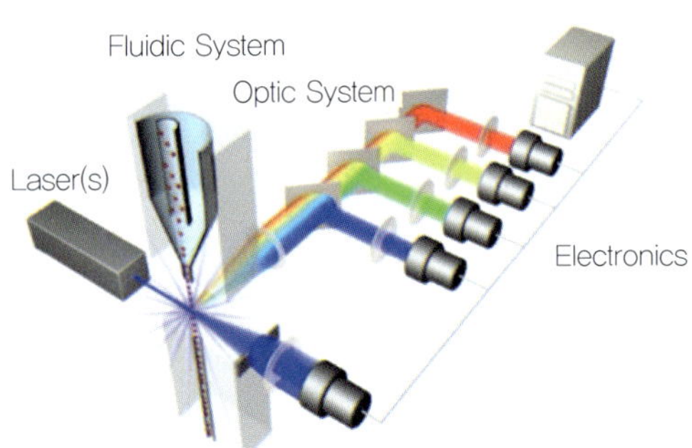

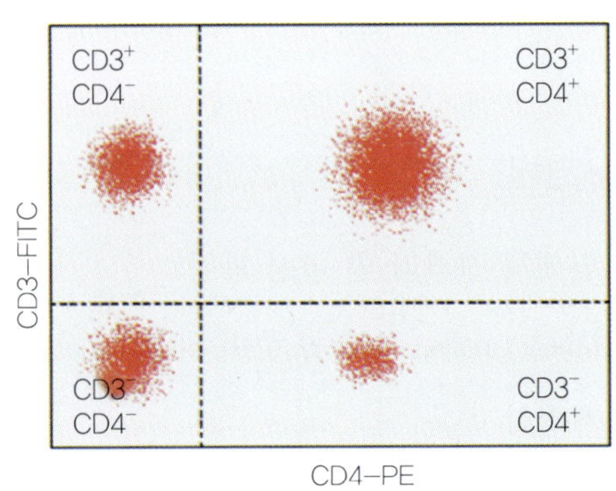

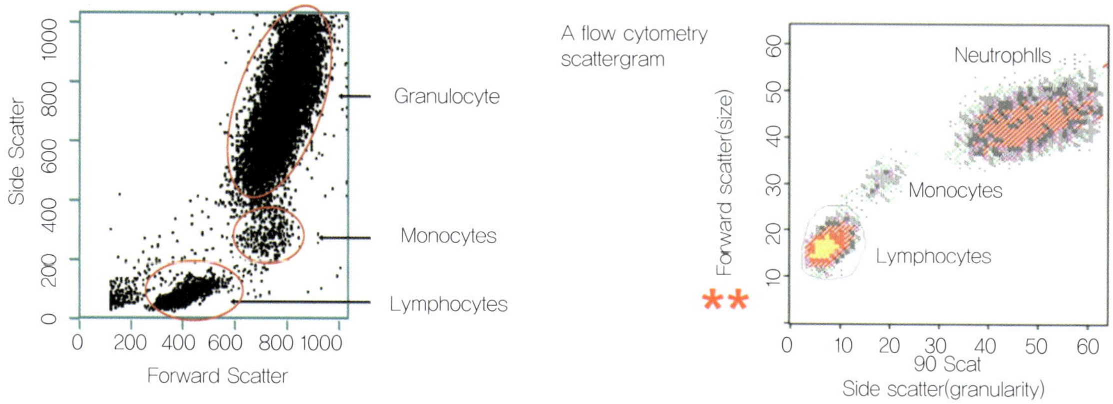

〈그림 2-8-2〉 유세포분석기의 세포분획

4) 주요 CD marker

Major Leukemia CD Marker	
Stem cell	CD34
Mature T cell	CD3
Helper T cell	CD4, CD2, CD3, CD4, CD7
Cytotoxic or Suppressor T cell	CD8, CD2, CD3, CD4, CD7
B cell	CD10, CD19, CD20, CD21, CD22, HLA-DR
NK cell	CD16, CD56
Myelid/monocytic marker	CD13, CD14 (monocyte), CD33
ALL	TdT (located in nucleus)
Erythroblast	Glycophorin A
CALLA	CD10

TdT = Terminal Deoxynucleotidyl Transferase
CALLA = Common Acute Lymphoblastic Leukemia Antigen

CHAPTER 08

기타 검사 핵심 문제

01 염색체 분석방법 중 특이적인 DNA 소식자(probe)를 발색하고 형광 신호로 나타내어 형광현미경으로 관찰하는 방법은?

① 형광제자리부합법(FISH)
② 중합효소연쇄반응법(PCR)
③ 서든블롯법(Southern blot)
④ 염기서열 분석법(Sequencing)
⑤ 흐름세포분석법(Flow−cytometry)

02 염색체 검사를 위한 배양법에서 분열자극제로 사용되는 것은?

① KCl
② FBS
③ PHA
④ Trypsin
⑤ Colcemid

03 골수검체의 골수용적(myOlocrit) 측정 시 현저한 지방층 증가와 관련된 질환으로 옳은 것은?

① 재생불량성빈혈(aplastic anemia)
② 급성골수성백혈병(acute myelocitic leukemia)
③ 만성육아종병(chronic granulomatous disease)
④ 철결핍성 빈혈(iron deficency anemia)
⑤ 만성골수성백혈병(chronic myelocytic leukemia)

04 유세포분석(flowcytometry)의 측정원리에 대한 바른 설명으로 옳은 것은?

① Side scatter는 형광강도를 나타낸다.
② Side scatter값은 림프구가 가장 크다.
③ Forward scatter는 세포크기와 비례한다.
④ FITC 형광염료의 최대출력파장은 590nm이다.
⑤ 염색체의 구조적 이상을 세포상에서 직접 동정할 수 있다.

05 염색체검사를 위한 분염법 중 단백변성물질인 trypsin을 통해 어둡고 밝은 무늬로 염색하는 방법으로 옳은 것은?

① Q banding
② R banding
③ NOR staining
④ G banding
⑤ C banding

06 다음 중 성인에서의 골수 천자 부위는?

① 등뼈(흉추)
② 두덩뼈(치골)
③ 빗장뼈(쇄골)
④ 복장뼈(흉골)
⑤ 나비뼈(접형골)

정답

01	02	03	04	05	06
①	③	①	③	④	④

07 다음 중 유세포 분석기(flow cytometry) 에서 이용하는 분석 원리는?

① 빛의 산란 측정
② 자외선 굴절 측정
③ 빛의 반사도 측정
④ 세포의 혼탁도 측정
⑤ 세포의 비색 측정

08 골수용적(Myelocrit)에서 지방층이 증가하고, 적혈구층이 감소할 때 의심되는 질환은?

① 재생불량성 빈혈 ② 만성육아종
③ 골수섬유증 ④ 악성 종양
⑤ 자반증

09 정상 성인의 골수 세포충실도는?

① 10~30% ② 20~50%
③ 40~60% ④ 60~85%
⑤ 90~100%

10 장상 성인의 세포충실도 비율은?

① 지방세포 : 조혈세포 = 20 : 80
② 지방세포 : 조혈세포 = 30 : 70
③ 지방세포 : 조혈세포 = 50 : 50
④ 지방세포 : 조혈세포 = 70 : 30
⑤ 지방세포 : 조혈세포 = 80 : 20

11 골수용적(Myelocrit) 측정 시 참고치로 옳은 것은?

① 지방층 – 20~30%
② 혈장층 – 약 80%
③ 유핵세포층 – 5~8%
④ 적혈구층 – 약 10%
⑤ 섬유층 – 약 1%

12 진단방법으로 골수천자가 유용한 질환은?

① 철결핍성빈혈
② 호중구 증가증
③ 전염성 단핵구증
④ 골수이형성 증후군
⑤ 파종성혈관내응고증

13 골수 생검 검사에서 전구세포들이 다음과 같이 분석되었다면 M : E 비는?

- 골수계 – 80%
- 적모구계 – 20%
- 림프구계 – 10%
- 단구계 – 5%

① 2 : 1 ② 3 : 1
③ 4 : 1 ④ 8 : 1
⑤ 1 : 4

14 정상 골수 천자액 중에서 발견되는 가장 큰 세포는 무엇인가?

① 골수모구 ② 전골수구
③ 거핵구 ④ 거핵모구
⑤ 전적모구

15 소아에게서 골수천자 및 생검을 위한 가장 적당한 천자 부위는?

① 두덩뼈 ② 넙다리뼈
③ 정강뼈 ④ 복장뼈
⑤ 갈비뼈

정답

07	08	09	10	11	12	13	14	15
①	①	③	③	③	④	③	③	③

16 정상 골수 천자액 중에서 가장 많이 발견되는 골수계 세포는 무엇인가?

① Myeloblast
② Promyelocyte
③ Myelocyte
④ Metamyelocyte
⑤ Megaloblast

17 염색체의 수적이상에서 빈도수가 가장 높은 것은?

① Monosomy ② Diploidy
③ Triploidy ④ Trisomy
⑤ Tetraploidy

18 염색체 표본제작에 사용되는 phytohema gglutinin 시약의 용도는?

① 염색액 ② 저장 용액
③ 분열 중단 시약 ④ 분열 자극제
⑤ 고정액

19 전혈로 염색체를 분석하기 위한 가장 적합한 항응고제는?

① Heparin
② Potasium. oxalate
③ Sodium. citrate
④ EDTA
⑤ Double oxalate

20 Philadelphia chromosome이 나타나는 염색체 이상으로 옳은것은?

① Monosomy(단염색체)
② Trisomy(삼염색체)
③ Inversion(역위)
④ Translocation(전좌)
⑤ Deletion(결실)

21 염색체검사를 위한 분염법 중 단백변성물질인 trypsin을 통해 어둡고 밝은 무늬로 염색하는 방법으로 옳은 것은?

① Q banding ② R banding
③ NOR staining ④ G banding
⑤ C banding

22 PCR (Plymerase Chain Reaction) 과정에서 증폭하고자 하는 DNA염기 서열 영역을 포함하는 양 끝 쪽의 일부 염기 서열로 DNA 합성기에 임의 합성과 관련 있는 성분으로 옳은 것은?

① MgCl2 ② Primer
③ Template DNA ④ Taq polymerase
⑤ d-NTP

23 염색체 표본 제작 과정으로 옳은 것은?

① Colcemide 처리 – 세포 배양 – 저장액 처리 – 고정액 처리 – 염색
② 세포 배양 – Colcemide 처리 – 저장액 처리 – 고정액 처리 – 염색
③ Colcemide 처리 – 세포 배양 – 고정액 처리 – 저장액 처리 – 염색
④ 저장액 처리 – Colcemide 처리 – 세포 배양 – 고정액 처리 – 염색
⑤ Colcemide 처리 – 저장액 처리 – 세포 배양 – 고정액 처리 – 염색

정답

16	17	18	19	20	21	22	23
④	④	④	①	④	④	②	②

24 염색체 분석을 위한 검체로서 적합한 검체는?

① 태아 기형이 의심되는 산모의 양수
② 다운 증후군이 의심되는 유아의 혈청
③ 골수성 백혈병이 의심되는 환자의 혈장
④ 지능 저하가 의심되는 신생아의 혈청
⑤ 이차 성징 발현이 되지 않는 여성의 혈청

25 G banding 법으로는 관찰하기 어려운 미세 결실(microdeletion)을 검출할 수 있고, 세포 주기의 중기(metaphase)뿐만 아니라 간기(interphase)의 핵으로도 분석할 수 있는 유전자 분석 방법은?

① FISH
② 염색체 핵형분석
③ DNA 검사
④ Western blotting
⑤ Flow cytometry

26 BCR/ABl, PML/RARα 등의 유전자 재배열을 검사하기에 가장 좋은 방법은?

① FISH
② 염색체 핵형분석
③ DNA 검사
④ Western blotting
⑤ Flow cytometry

27 유세포분석기(flow cytometer)의 구조가 아닌 것은?

① Laser system
② Fluidic system
③ Optical system
④ Computer system
⑤ Heating system

28 NK cell에 특이적으로 존재하는 세포 표면항원은?

① CD3
② CD13
③ CD14
④ CD33
⑤ CD56

29 유세포분석기의 측정 원리의 조합으로 바르지 않은 것은?

① 전방산란광(FSC) : 세포의 크기
② 측방산란광(SSC) : 세포의 과립도
③ 형광표지 단클론항체를 이용하여 CD marker를 분석
④ Side scatter : 입자의 크기에 따른 빛의 산란
⑤ 형광색소로는 FITC(green)와 PE(orange)를 주로 사용

참고

Side scatter는 세포의 내부 구조에 따라 빛이 산란된다.

정답

24	25	26	27	28	29
①	①	①	⑤	⑤	④

30 Flow cytometry 측정 결과를 알 수 있는 것은?

가) 세포의 크기
나) 세포의 과립도
다) 세포의 형태학적 종류
라) CD marker

① 가, 나
② 가, 나, 다
③ 가, 다
④ 나, 다
⑤ 가, 나, 다, 라

31 유세포분석기(Flow cytometer) 측정으로 가장 유용하게 이용되는 검사는?

① Diff. count
② 혈소판 분리
③ Cell count
④ 미성숙 백혈구 분리
⑤ CD marker

32 유세포 분석기 측정에서 CD13, CD14, CD33이 우세하게 검출되었다면 의심할 수 있는 질환은?

① Acute Erythroid Leukemia
② Acute Myeloblastic Leukemia
③ Acute Biphenotypic Leukemia
④ Acute Myelomonocytic Leukemia
⑤ Acute Megakaryoblastic Leukemia

33 다음 중 형광표지 단클론항체를 이용하여 는 분석기기는?

① 자동혈구분석기
② 면역화학분석기
③ PCR 분석기
④ 유세포분석기
⑤ 삼투압측정기

정답

30	31	32	33
⑤	⑤	④	④

HEMATOLOGY
AND BLOOD
TRANSFUSION
TESTING

Part

03

혈액학 실기

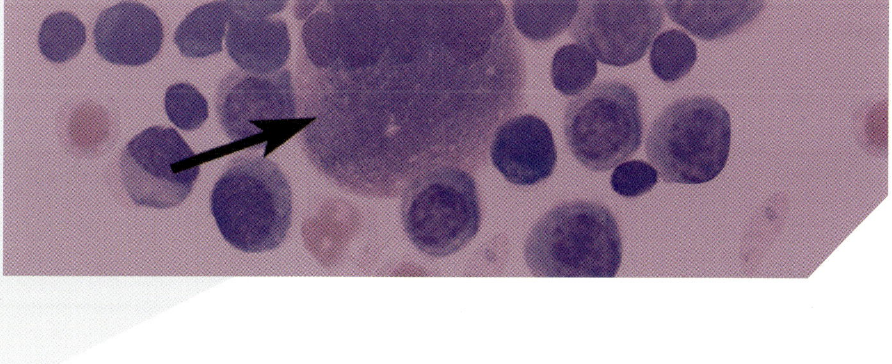

01 아래 사진에서 적혈구의 형태학적 소견으로 보이는 것은?

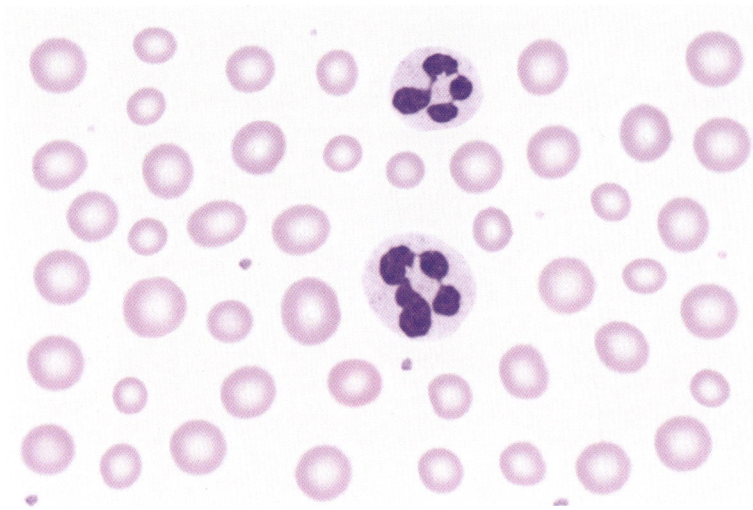

① 대소부동증
② 거적혈구증
③ 타원혈구증
④ 분열적혈구증
⑤ 변형적혈구증

정답
①

02 아래 사진의 염색에서 염색 시약은 ?

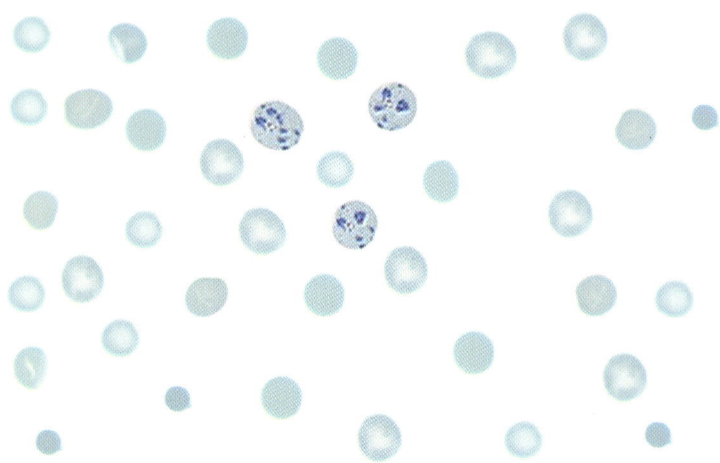

① α-Naphthol
② AS-D chloroacetate
③ 1% brilliant cresyl blue
④ Potassium ferrocyanide
⑤ Nitrobluetetrazolium

정답
③

03 아래 사진의 말초혈액의 일반 염색에서 화살표가 가리키는 세포는?

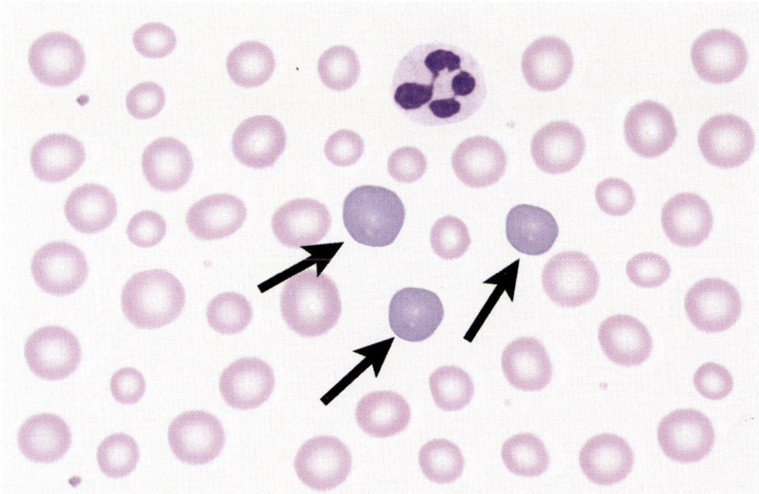

① Pronormoblast
② Basophilic normoblast
③ Polychromatophilic normoblast
④ Orthochromatic normoblast
⑤ Polychromasia

정답
⑤

04 아래 사진과 같은 백혈구가 관찰될 때 원인은?

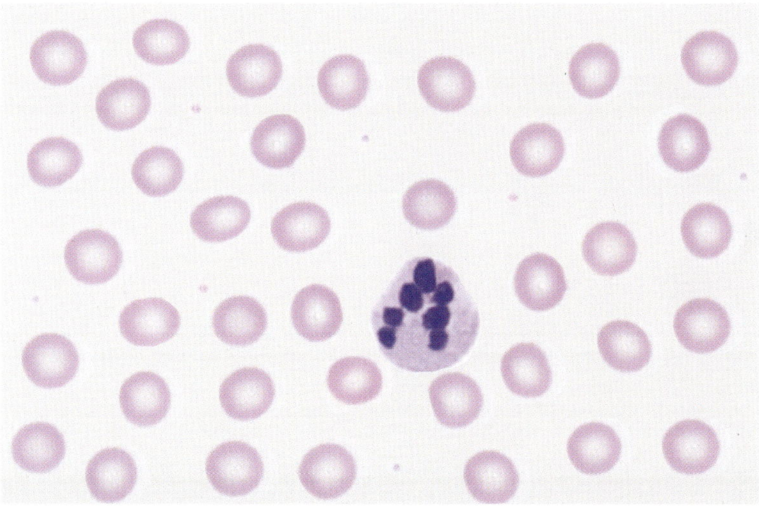

① Cu 결핍
② Vit. B_{12} 결핍
③ Vit. B_6 결핍
④ 철분 결핍
⑤ G-6-PD 결핍

정답
②

05 아래 사진에서 화살표가 가리키는 적혈구 분포 소견으로 추정할 수 있는 질환은?

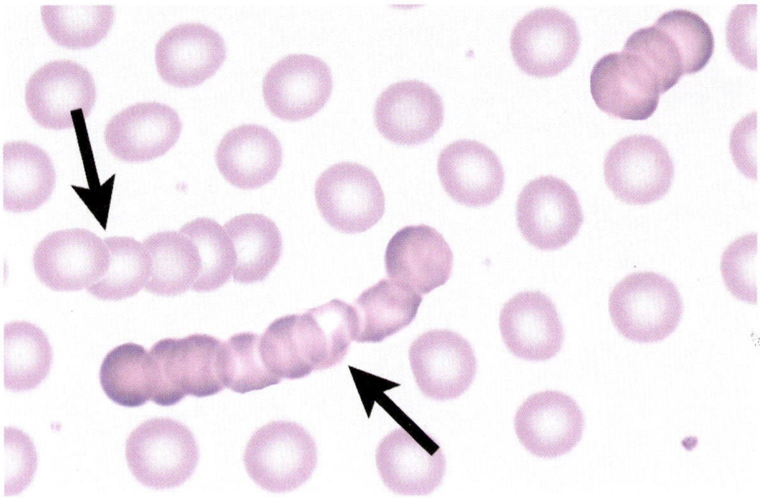

① 만성 육아종증
② 고분자 글로부린 혈증
③ 발작성 야간 혈색소뇨증
④ 조직구 증가증
⑤ 지질 대사 이상 질환

정답 ②

06 아래의 사진에서 화살표가 가리키는 세포는 무엇인가?

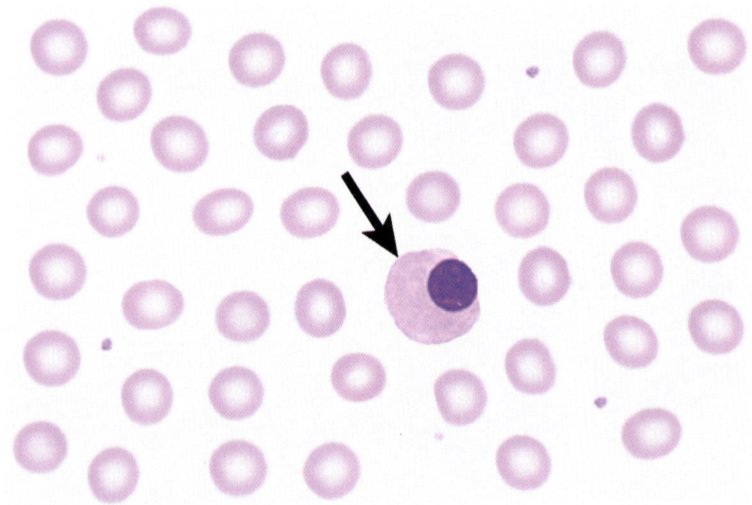

① small Lymphocyte
② Polychromatic normoblast
③ Large Howell–Jolly body
④ Orthochromatic normoblast
⑤ polychromatic erythrocyte

정답 ④

07 아래 사진에서 적혈구내 봉입체는?

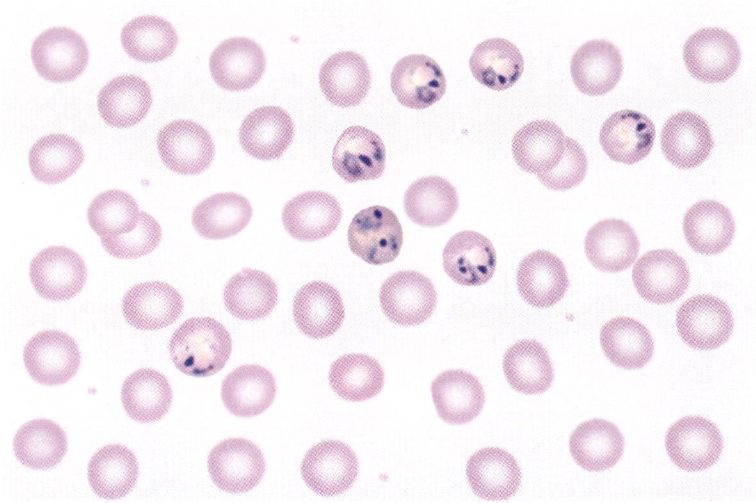

① Heinz body
② Howell–Jolly body
③ Pappenheimer body
④ Malaria parasite
⑤ Basophilic stippling

정답
④

08 아래 사진의 화살표가 가리키는 이상 적혈구는?

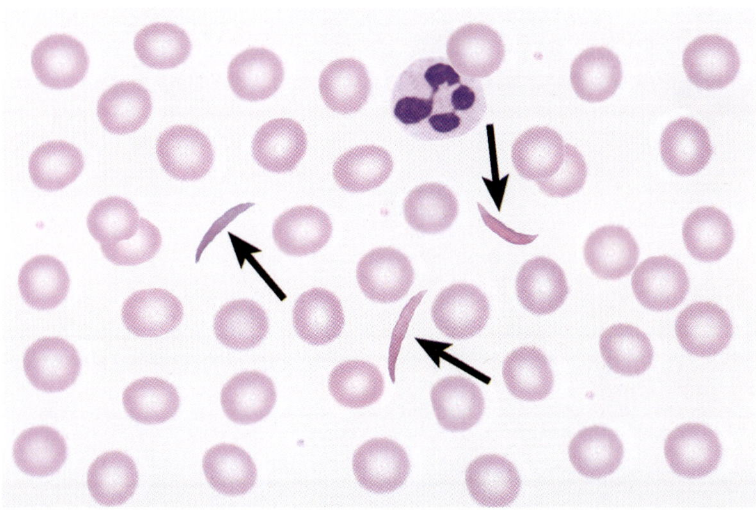

① Acanthocyte
② Echinocyte
③ Target cell
④ Sickle cell
⑤ Spherocyte

정답
④

09 아래 그림은 산소해리곡선인데, "A"가 정상곡선일 경우 그래프 "B"에 대한 설명으로 옳은 것은?

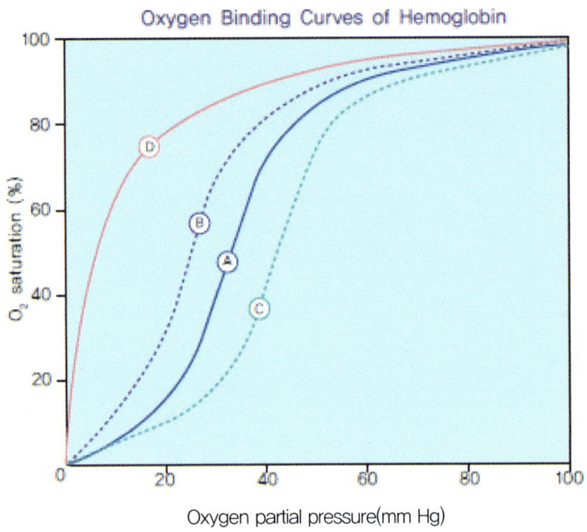

① pH가 높아짐
② 체온이 높아짐
③ CO2 분압이 높아짐
④ 산소 친화성이 낮아짐
⑤ 2,3-DPG 농도가 높아짐

정답 ①

10 아래 사진에서 화살표가 가리키는 세포에 대한 바른 설명은?

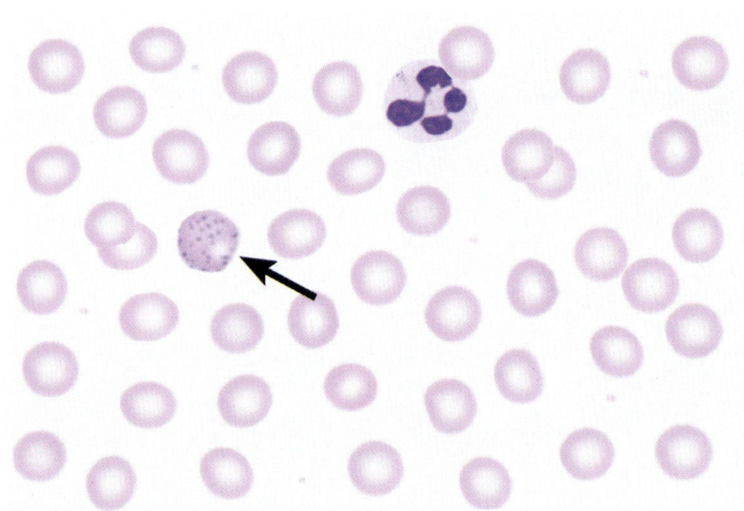

① Pappenheimer body
② Howell-jolly body
③ RNA 찌꺼기
④ basophilic stippling
⑤ Heinz body

정답 ④

11 아래 사진에서 화살표가 가리키는 적혈구내 봉입체는?

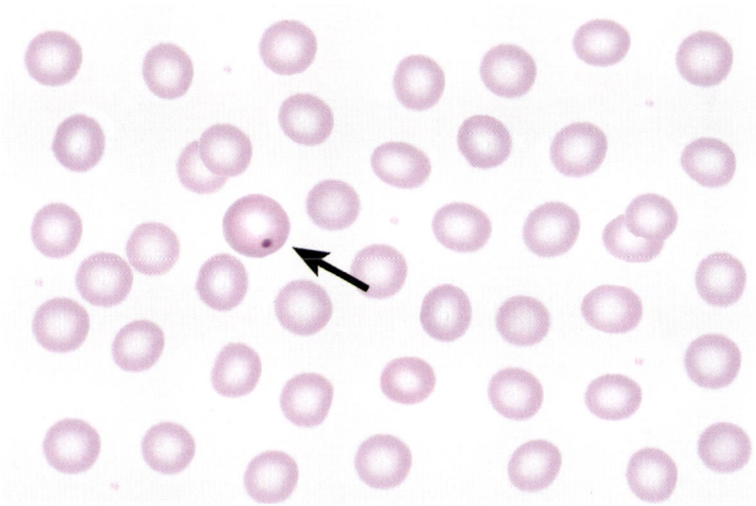

① Malaria parasite
② Heinz body
③ basophilic stippling
④ Howell–Jolly body
⑤ Pappenheimer body

정답
④

12 아래 사진에서 화살표가 가리키는 적혈구내 봉입체로 맞는 것은?

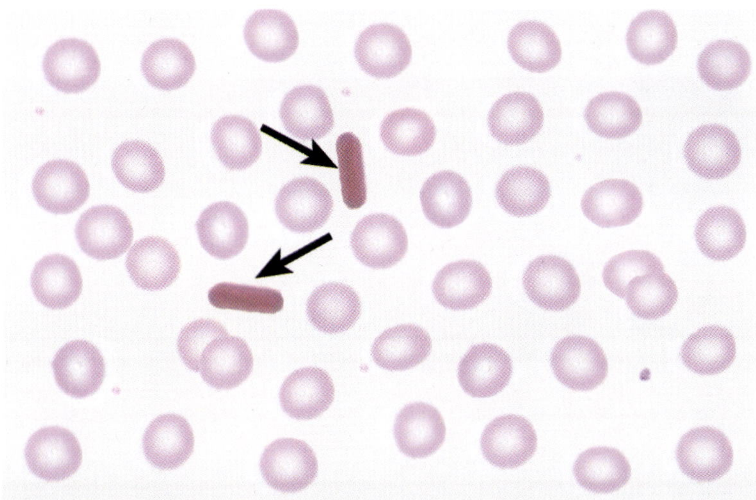

① Hemoglobin C crystal
② Hemoglobin D crystal
③ Hemoglobin E crystal
④ Hemoglobin H crystal
⑤ Hemoglobin S crystal

정답
①

13 아래 사진에서 화살표가 가리키는 적혈구내 봉입체로 맞는 것은?

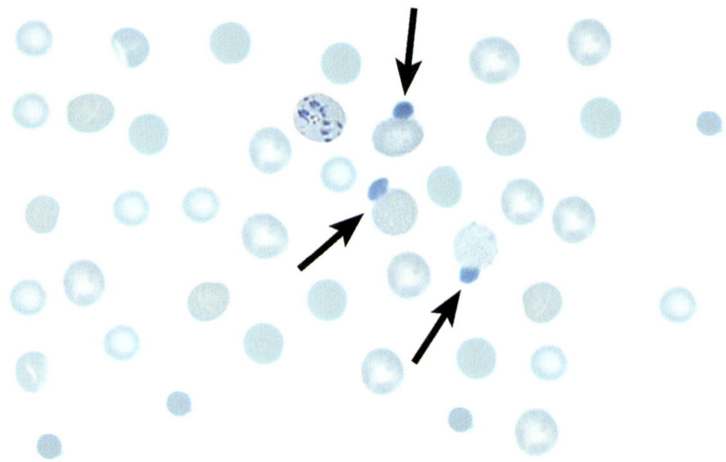

① Howell-Jolly 소체
② Malaria parasite
③ basophilic stippling
④ Heinz 소체
⑤ Hb C 소체

정답
④

14 아래 사진의 화살표에서 가리키는 세포 및 소체 발견 시 진단할 수 있는 질환은?

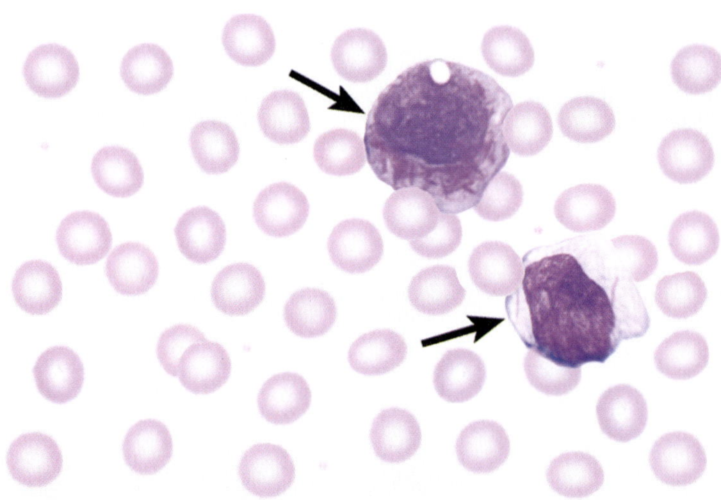

① 악성 빈혈
② 중증감염증
③ 전염단핵구증
④ 진행성 근위축증
⑤ 급성 골수성 백혈병

정답
⑤

15 아래 그림에서 동그라미가 가리키는 염색체 이상으로 진단할 수 있는 질환은?

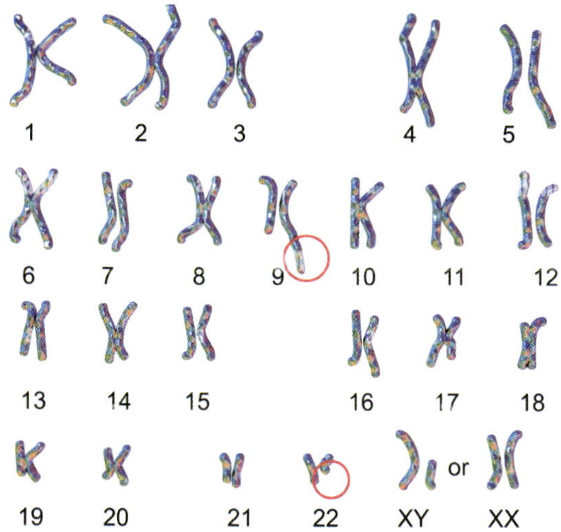

① 급성골수성백혈병
② 급성림프구성백혈병
③ 만성골수성백혈병
④ 만성림프구성백혈병
⑤ 골수 이형성증

정답
③

16 아래 사진에서 화살표가 가리키는 적혈구 내 봉입체로 맞는 것은?

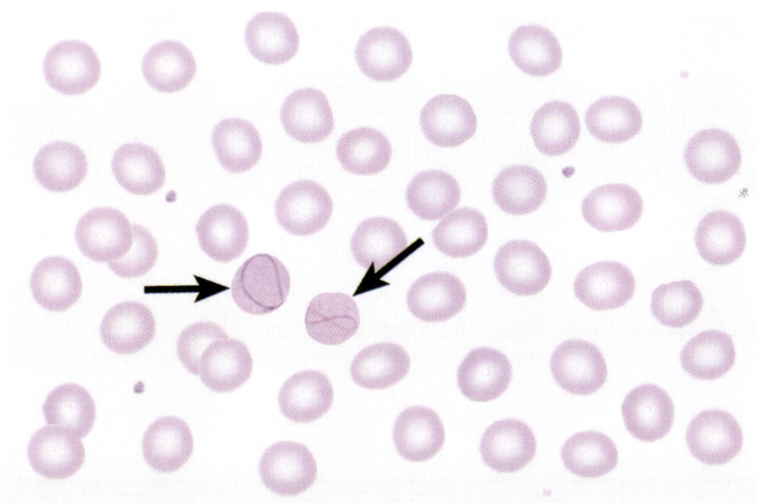

① Heinz 소체
② 호염기성 반점
③ Cabot ring
④ Howell-Jolly
⑤ Pappenheimer 소체

정답
③

17 아래의 자동혈구분석기로 혈구를 측정할 때 혈구의 크기는 어떠한 원리에 의하여 측정되는가?

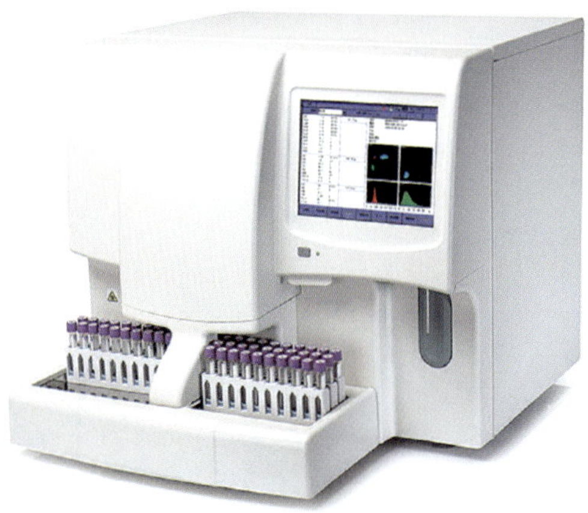

① 주파수(radio frequency)
② 직류저항(DC impedance)
③ 전압변화(pulse)
④ 고주파저항(high-frequency resistance)
⑤ 흡광도(absorbance)

정답 ②

18 아래 사진의 화살표가 가리키는 세포의 특징은?

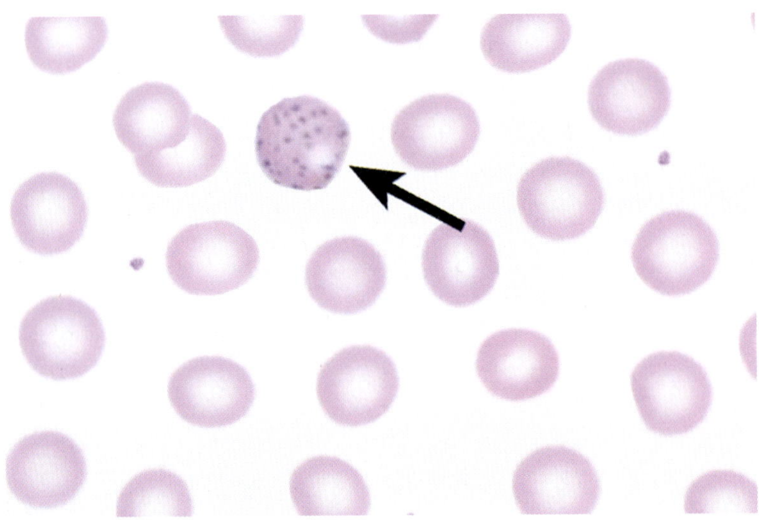

① 초생체염색에서 발견된다.
② 한냉응집소와 관련이 있다.
③ 세포내 반점은 DNA 성분이다.
④ 납이나 중금속 중독에서 발견된다.
⑤ Erythropoietin의 증가와 반비례한다.

정답 ④

19 아래 사진은 털세포(hairy cell)이다. 이 세포가 관찰 될 수 있는 질환은?

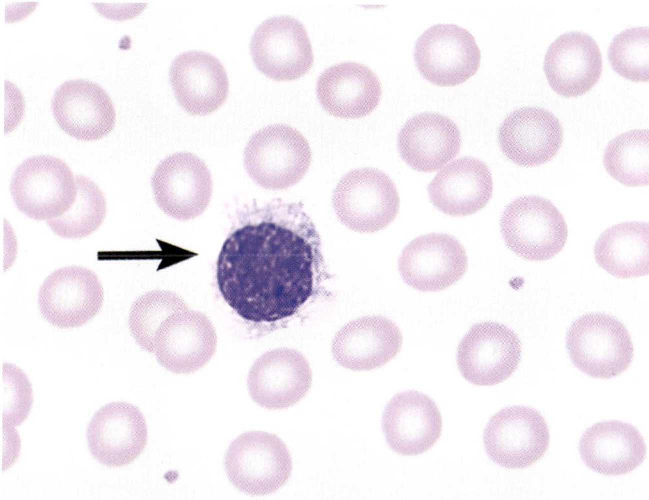

① 만성 육아종증
② 전염성 단핵구증
③ 급성 골수성 백혈병
④ 전신성 홍반성 낭창증
⑤ 만성 B-림프구성 백혈병

정답
⑤

20 아래 도말표본 사진에서 세포충실도를 분석하여 예측할 수 있는 것은?

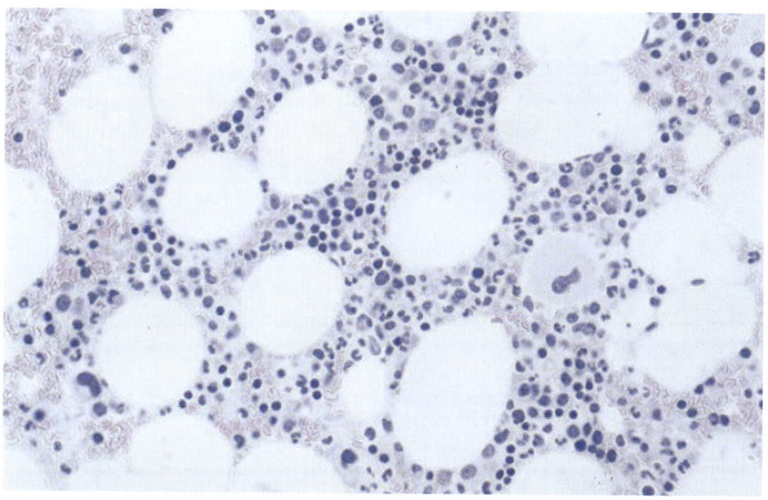

① M : E ratio 증가
② 지방세포 : 조혈세포 = 50 : 50
③ 과립계의 증가(CML, 감염증)
④ 재생불량성빈혈
⑤ 골섬유종

정답
②

21 아래 사진은 자동혈구 분석기 검사에서 이상을 보인 환자의 도말표본이다. 화살표가 가리키는 세포의 영향으로 자동혈구분석기에서 환자의 실제값과 다르게 나올 수 있는 항목은?

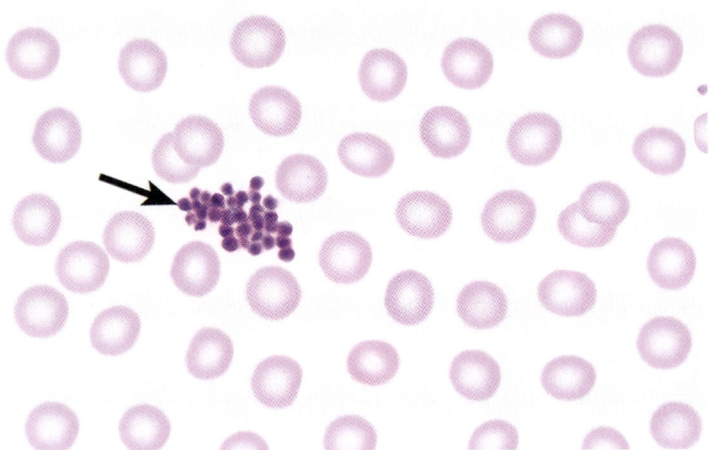

① 적혈구 수 감소
② 백혈구 수 감소
③ 혈소판 수 감소
④ 혈색소 감소
⑤ 적혈구용적 감소

정답
③

22 아래 사진의 검사법은?

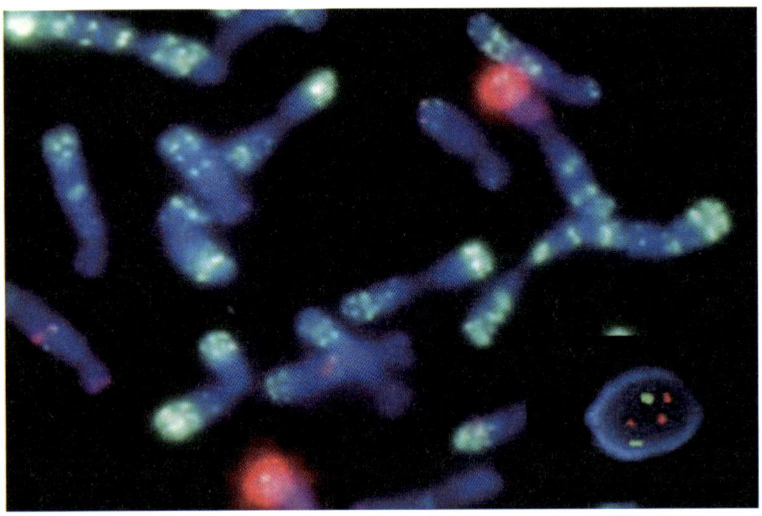

① FISH
② Flow Cytometry
③ G banding
④ AFB
⑤ PFA 200

정답
①

23 아래 사진에서 화살표가 가리키는 현상으로 CBC 검사에 오류가 발생 되었을 때 적절한 조치는?

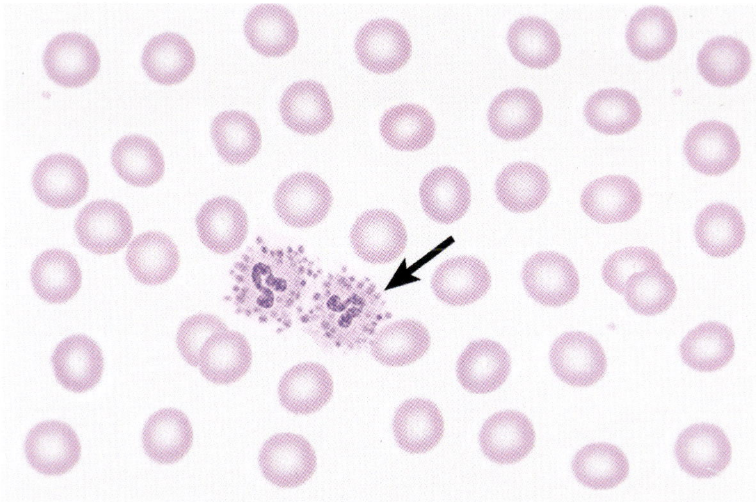

① citrate 항응고제를 이용하여 다시 채혈하여 검사한다.
② 생리식염수를 첨가하여 재검한다.
③ 튜브를 따뜻한 물에 담근 상태로 재검한다.
④ 다시 혼합하여 재검한다.
⑤ 항응고제를 조금 더 추가한 후 재검한다.

정답
①

24 아래 사진의 화살표가 가리키는 세포의 설명으로 옳은 것은?

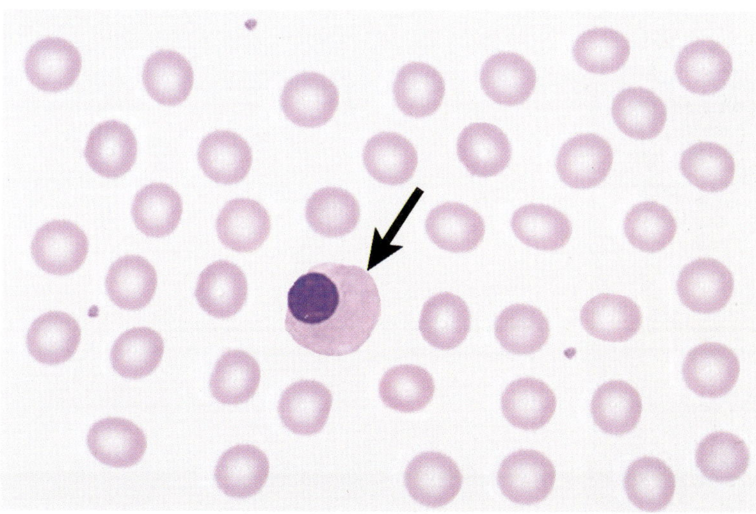

① 세포분열을 하는 마지막 단계의 세포이다.
② 다염성으로 염색된다.
③ 혈색소 합성은 일어나지 않는다.
④ 탈핵과정이 일어나는 단계의 세포이다.
⑤ 초생체 염색으로 관찰할 수 있다

정답
④

25 아래 사진은 Poikilocytosis를 보이고 있다. 가장 관련 있는 질환은?

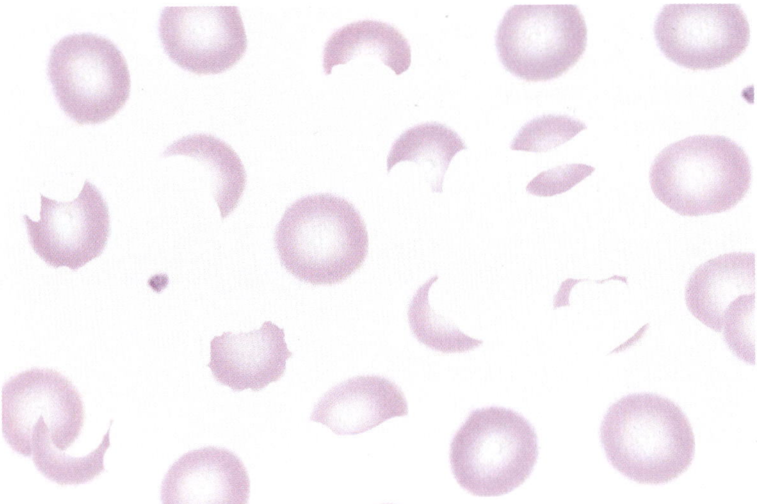

① 겸상적혈구성 빈혈
② 지중해성 빈혈
③ 철결핍성 빈혈
④ 용혈성 빈혈
⑤ 파종 혈관내 응고

정답
⑤

26 아래 사진의 진공 채혈관 중 혈소판 위성현상을 일으키는 채혈관과 그 이름은?

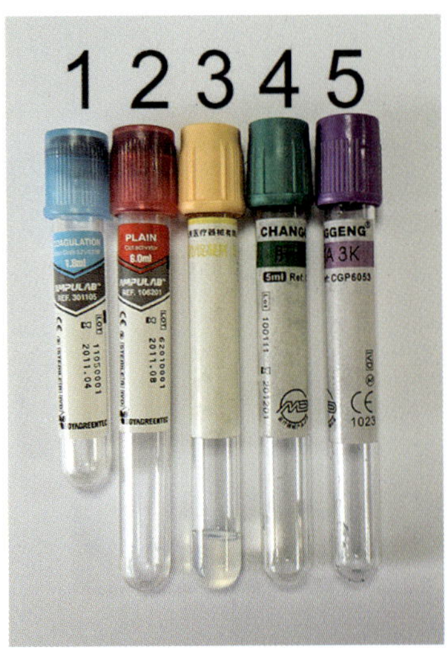

① 1 – Sodium citrate
② 2 – Plain
③ 3 – SST
④ 4 – Heparin
⑤ 5 – EDTA

정답
⑤

27 아래 그림과 같이 농도와 흡광도로 검량선을 작성하여 측정하는 CBC 항목은?

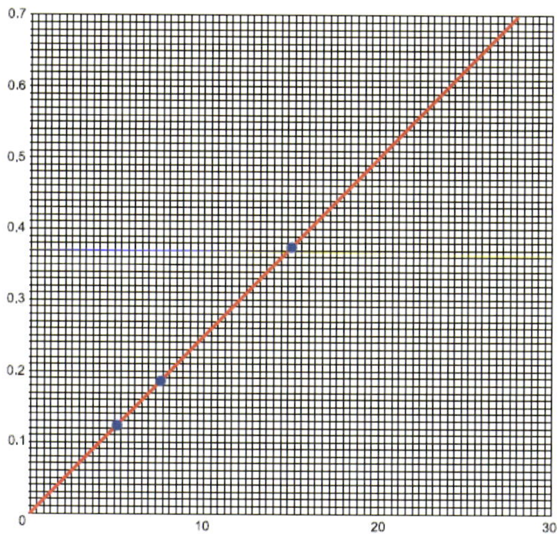

① Hb
② Hct
③ MCV
④ ESR
⑤ RDW

정답
①

28 아래의 사진은 Brilliant Cresyl Blue staine이다. 사진에서 화살표가 가리키는 적혈구내 봉입체는?

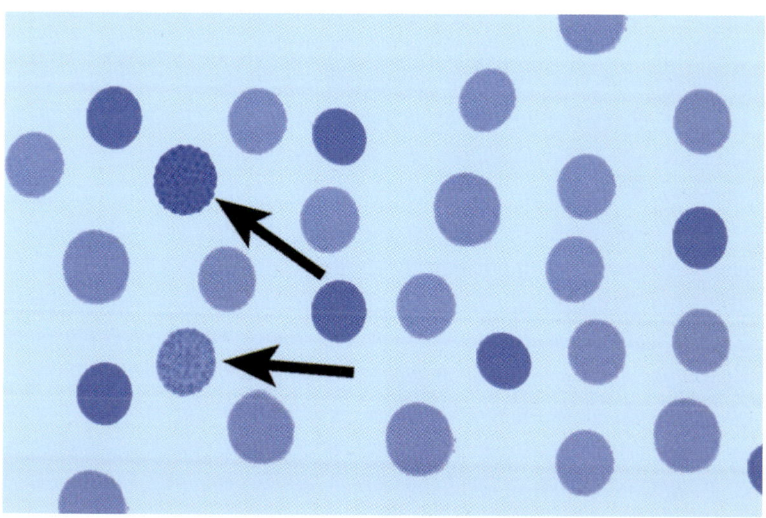

① Howell-Jolly 소체
② Heinz 소체
③ basophilic stippling
④ Pappenheimer 소체
⑤ Hb H 소체

정답
⑤

29 아래 사진은 Westergran ESR 검사이다. 사용되는 항응고제는?

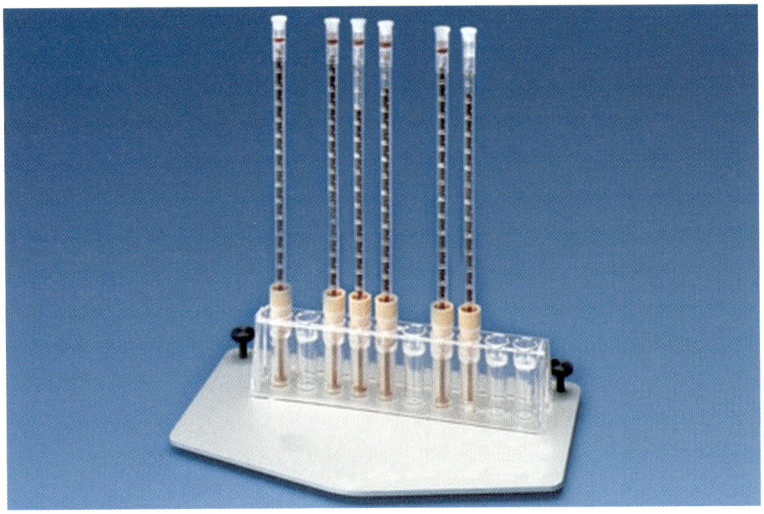

① Sodium citrate
② Sodium oxalate
③ PST
④ Heparin
⑤ EDTA

정답
①

30 Lancet를 이용한 소아의 채혈 부위로 가장 좋은 곳은?

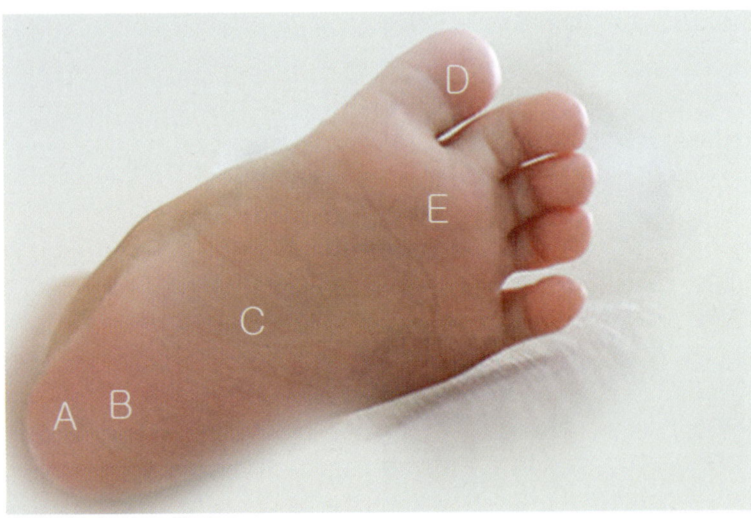

① A
② B
③ C
④ D
⑤ E

정답
①

31 다음 혈구계산반의 전체 면적은?

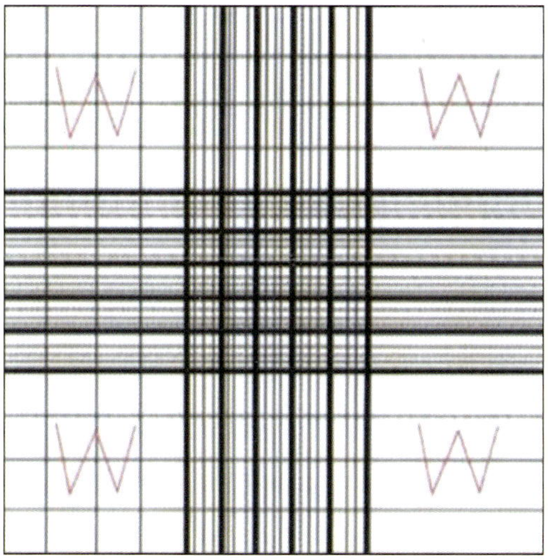

① $1mm^2$
② $3mm^2$
③ $9mm^2$
④ $36mm^2$
⑤ $81mm^2$

정답
③

32 아래 사진은 철염색의 결과이다. 화살표가 가리키는 적혈구내 봉입체로 맞는 것은?

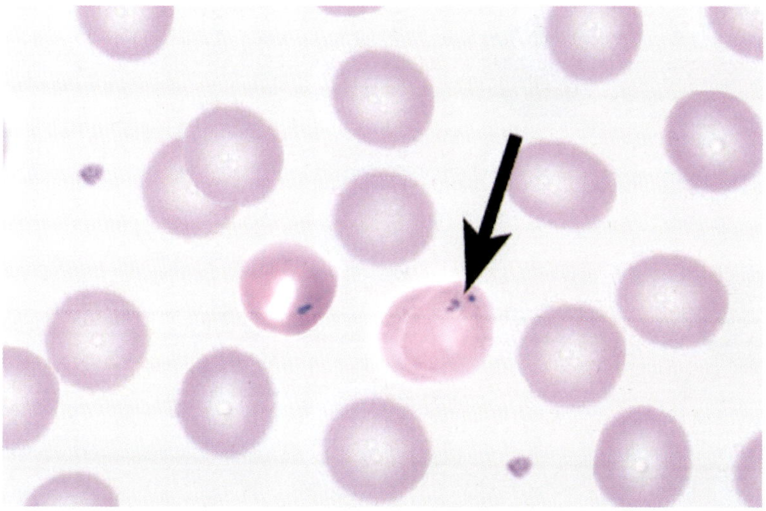

① Howell-Jolly 소체
② Heinz 소체
③ basophilic stippling
④ Pappenheimer 소체
⑤ Hb C 소체

정답
④

33 다음 혈구계산실의 깊이는?

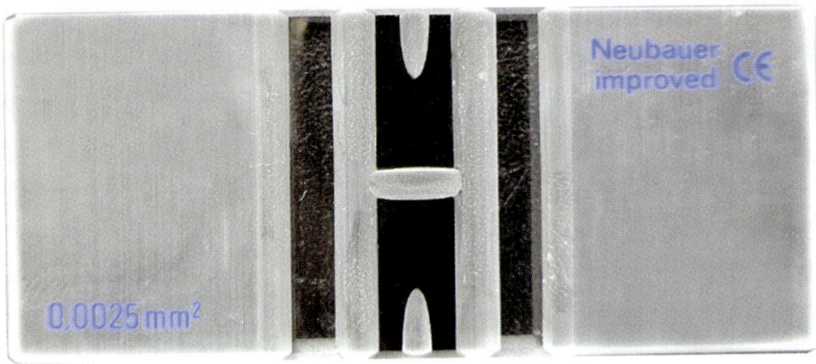

① 0.01mm
② 0.1mm
③ 1mm
④ 0.3mm
⑤ 0.9mm

정답
②

34 아래 사진과 같이 유핵적혈구가 관찰되었을 때 올바른 조치는?

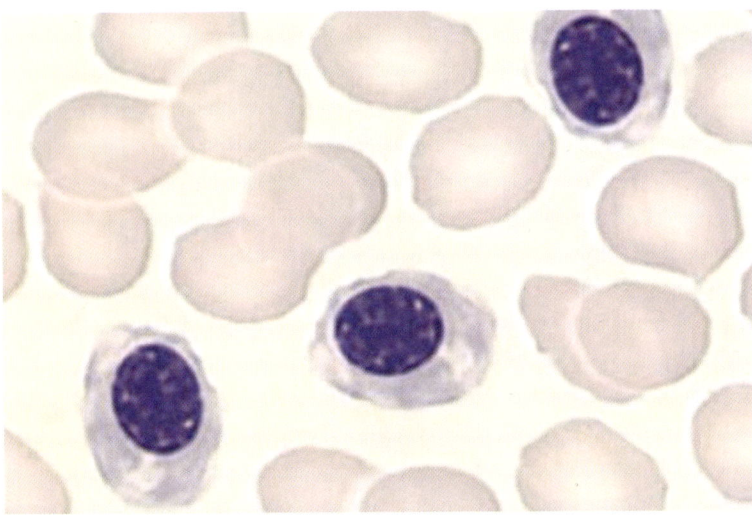

① 적혈구 수 보정
② 백혈구 수 보정
③ 혈소판 수 보정
④ 다시 채혈하여 검사
⑤ 보정 없이 그대로 보고

정답
②

35 아래 사진은 cellulose acetate 지지체의 혈색소 전기영동상인데, SS 혈색소 동형 접합형으로 추정되는 환자는?

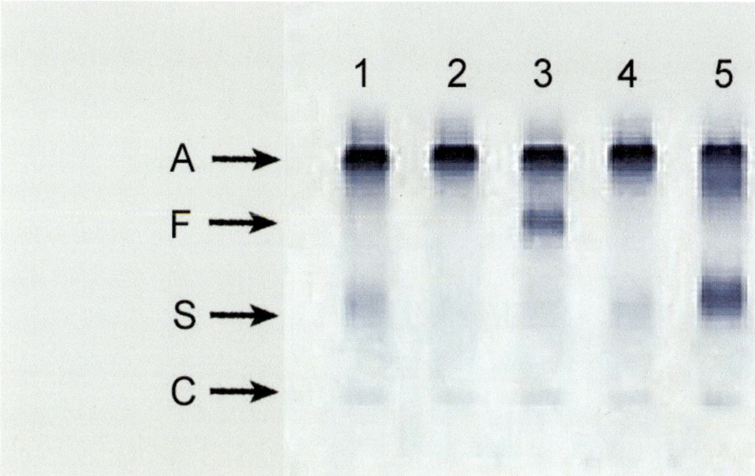

① 1 lane
② 2 lane
③ 3 lane
④ 4 lane
⑤ 5 lane

정답
⑤

36 아래 도말표본의 Ideal zone 은?

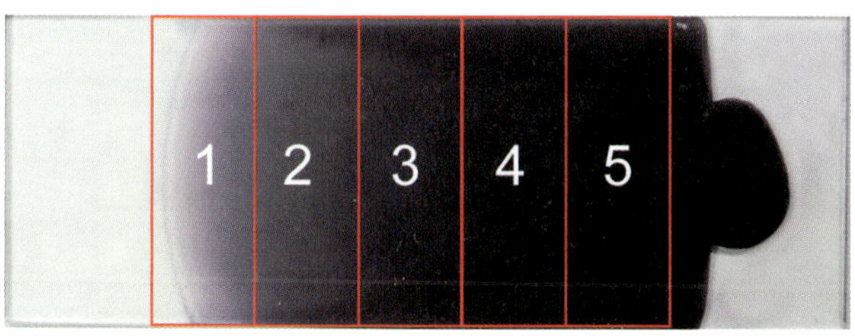

① 1
② 2
③ 3
④ 4
⑤ 5

정답
②

37 아래 도말표본 중 b의 이유로 바른 것은?

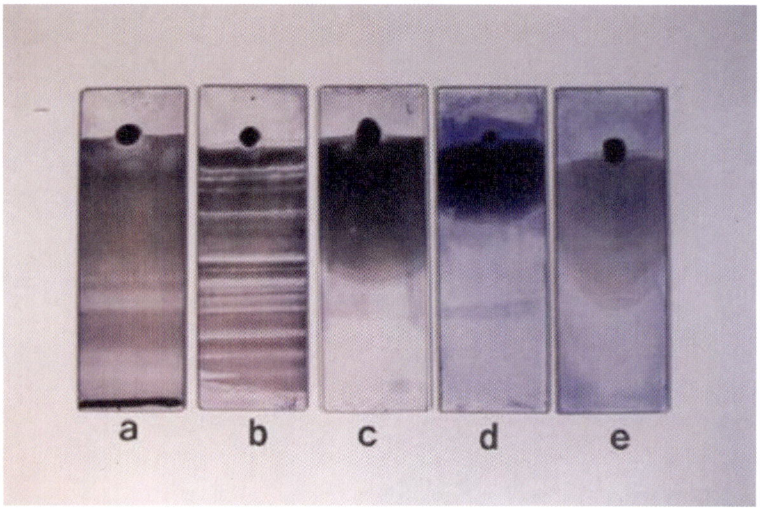

① 깨끗하지 못한 도말 슬라이드
② 미는 힘이 일정하지 않음
③ 미는 각도가 부적절, 미는 속도가 너무 빠름
④ 미는 슬라이드 각이 너무 큼, 혈액량이 적음
⑤ 혈액이 퍼지기 전에 도말 시행

정답
②

38 아래 사진은 Wright stain 결과이다. A, B, C 처럼 염색되는 이유로 바른 것은?

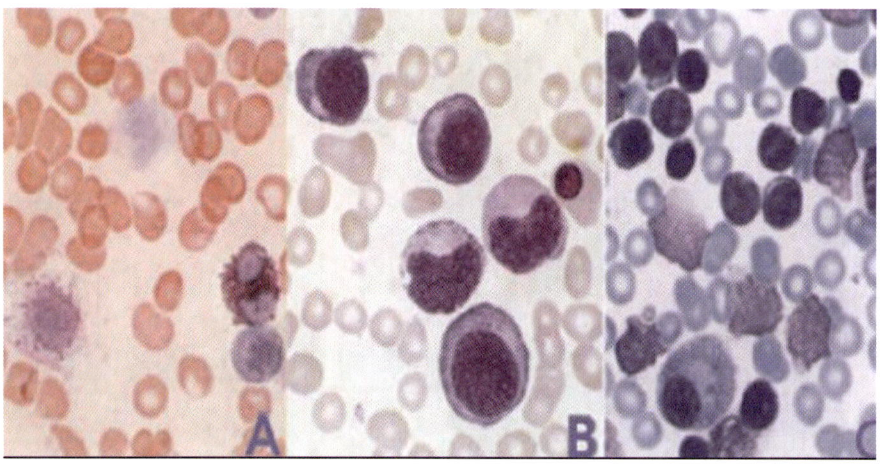

① A – 도말이 너무 두껍게 되었다.
② B – 염색 시간이 너무 지연 되었다.
③ C – buffer solution이 지나친 산성이다.
④ B – Wash를 너무 오래하였다.
⑤ C – 염색액이 너무 알카리로 제조되었다.

정답
⑤

39 아래 장비는 어떤 검사를 하기 위한 분석기인가?

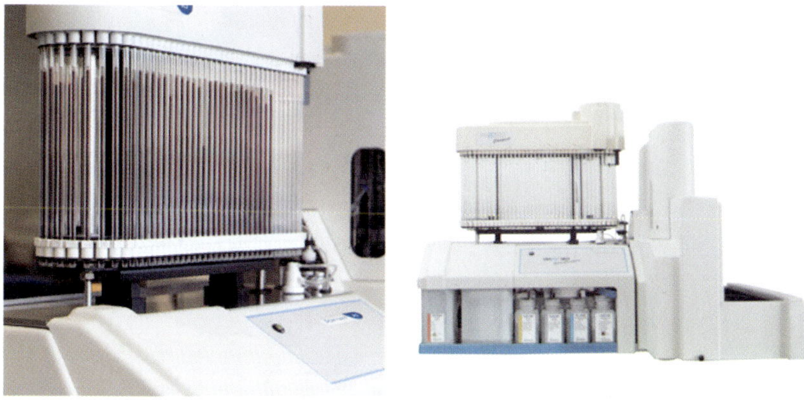

① 혈소판 응집능 검사
② 적혈구 침강 속도 검사
③ 적혈구 용적률 검사
④ 혈병 수축능 검사
⑤ 혈소판 점착능 검사

정답
②

40 아래 사진은 SBB염색의 결과이다. 사진의 결과로 볼 때 사진 속 세포는 다음 중 무엇인가?

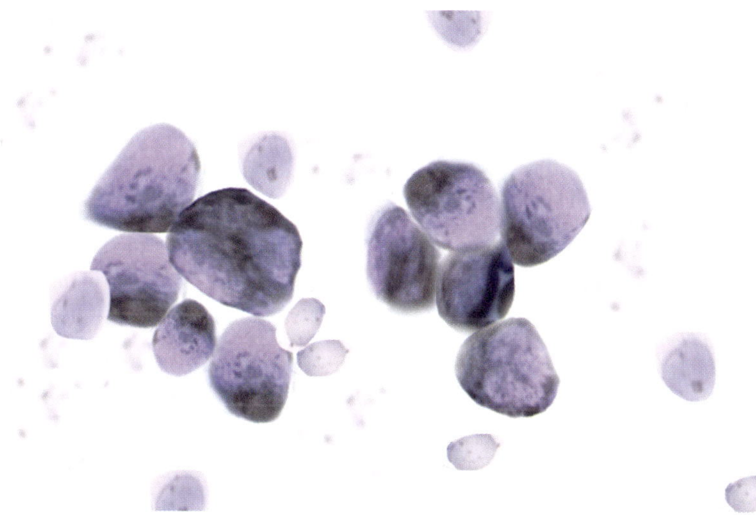

① 림프구
② 과립구계 세포
③ 형질세포
④ 적모구계 세포
⑤ 조직구

정답
②

41 아래의 사진은 LAP 염색사진이다. 화살표한 세포가 증가하였다면 어떤 질환을 의심할 수 있는가?

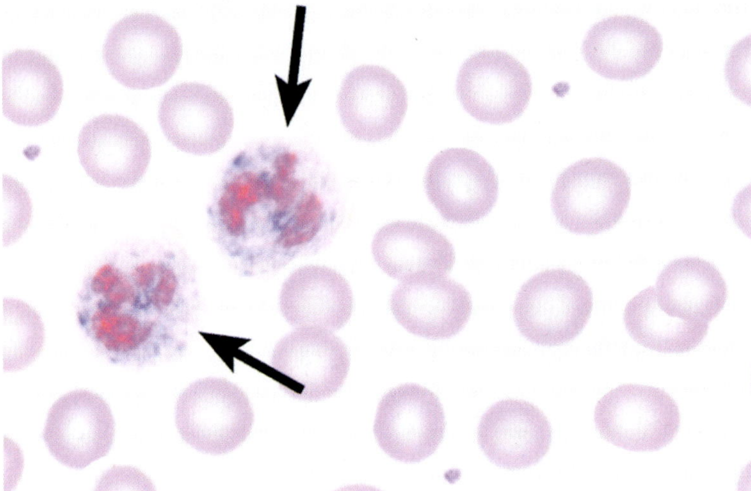

① 유백혈병반응(LR)
② 만성골수구백혈병(CML)
③ 만성림프구성백혈병(CLL)
④ 급성골수구성백혈병(AML)
⑤ 급성림프구성백혈병(ALL)

정답 ①

42 아래 사진은 다당류가 염색된 세포화학염색 사진이다. 염색결과로 추정되는 질병은?

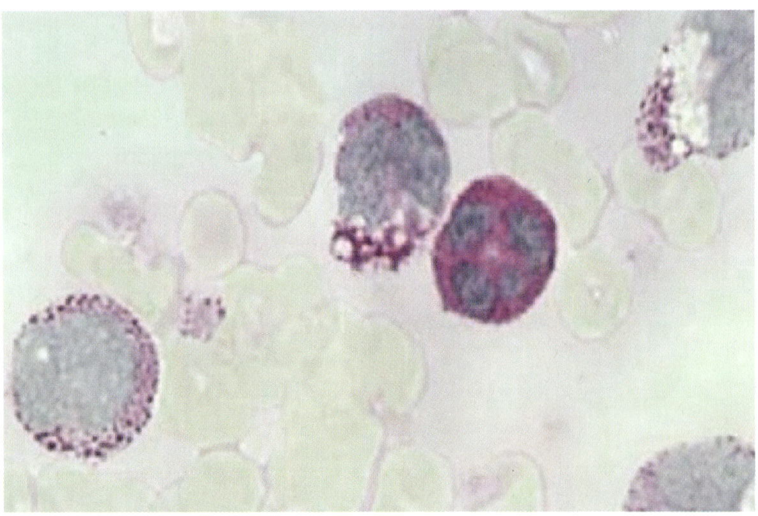

① 유백혈병반응(LR)
② 만성골수구백혈병(CML)
③ 만성림프구성백혈병(CLL)
④ 급성골수구성백혈병(AML)
⑤ 급성림프구성백혈병(ALL)

정답 ⑤

43 아래 사진은 적혈모구의 염색 결과이다. 추정할 수 있는 빈혈의 종류는?

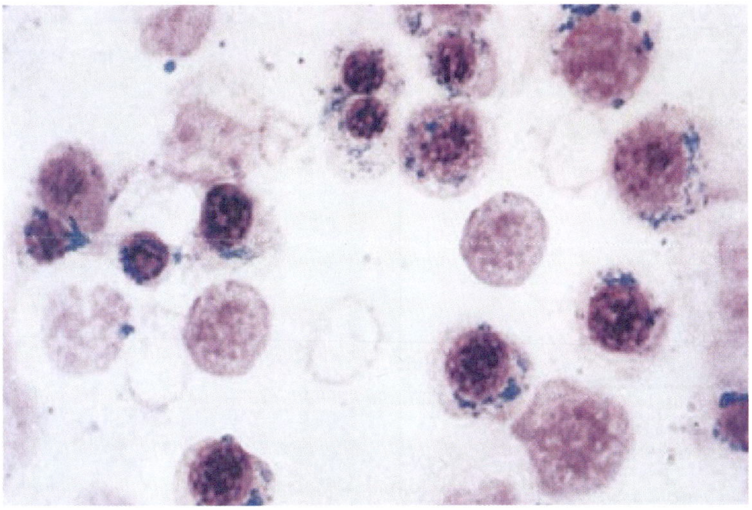

① 철결핍성빈혈
② 악성빈혈
③ 철적혈모세포빈혈
④ 거적모구성빈혈
⑤ 용혈성빈혈

정답
③

44 아래의 표는 LAP score 결과표이다. 표를 보고 LAP score를 계산하면?

0 score	1 score	2score	3 score	4 score
20	30	40	5	5

① 100점
② 80점
③ 125점
④ 145점
⑤ 165점

정답
④

45 아래 사진의 검사결과가 우방이행 되었다면 진단할 수 있는 질환으로 적합한 것은?

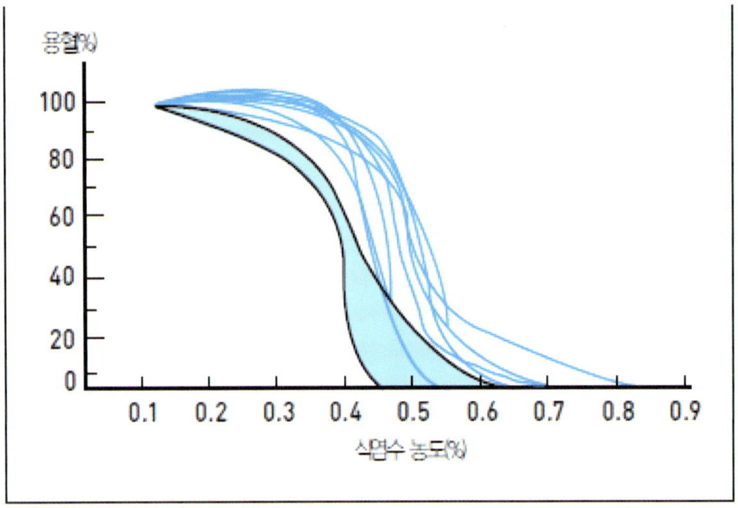

① 유전성구상적혈구증
② 표적적혈구증
③ 낫적혈구증
④ 철결핍성빈혈
⑤ 지중해성빈혈

정답
①

46 아래 그림은 어떤 질병의 선별검사인가?

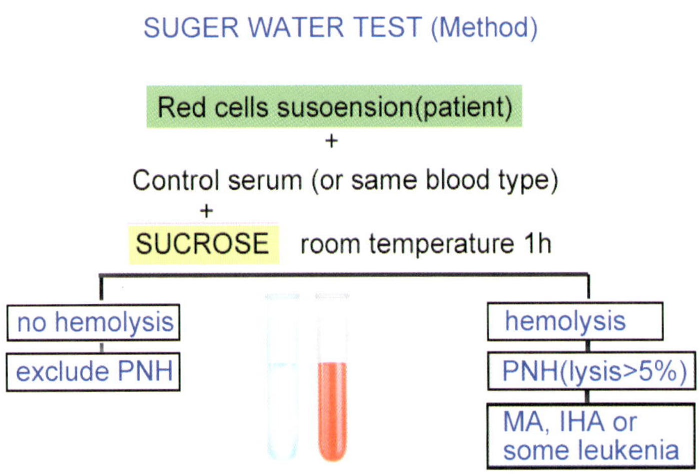

① 발작성야간혈색소뇨증
② Methemoglobin 혈증
③ 유전성구상적혈구증
④ 발작성한랭혈색소뇨증
⑤ 겸상적혈구성 빈혈

정답
①

47 **아래 사진은 어떤 질병을 진단하기 위한 검사인가?**

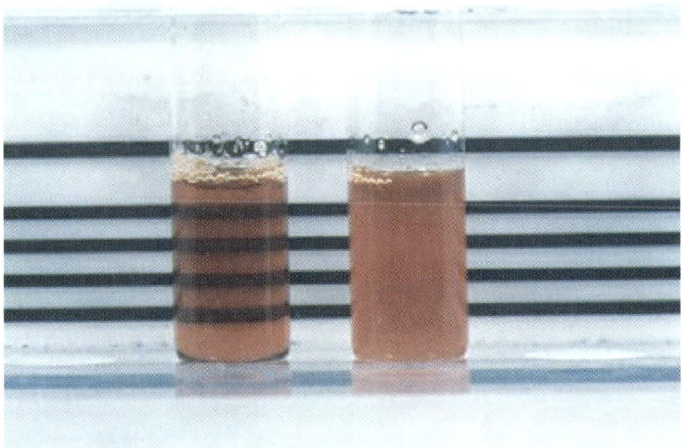

① 발작성야간혈색소뇨증
② Methemoglobin 혈증
③ 유전성구상적혈구증
④ 발작성한랭혈색소뇨증
⑤ 겸상적혈구성 빈혈

정답
⑤

48 **아래 사진에서 보이는 백혈구의 이상은?**

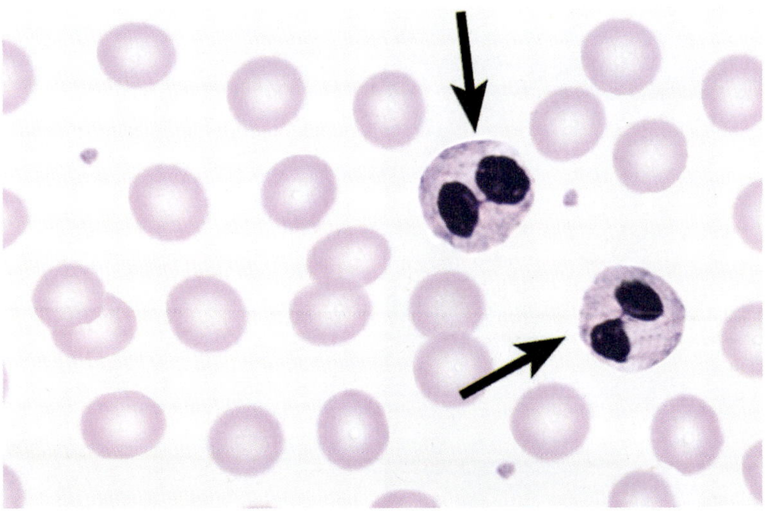

① Drum – stick
② Alder – Reilly anomaly
③ Chediak – Higashi syndrome
④ May – Hegglin anomaly
⑤ Pelger – Huët anomaly

정답
⑤

49 아래 사진의 백혈구에 설명으로 바르지 않은 것은?

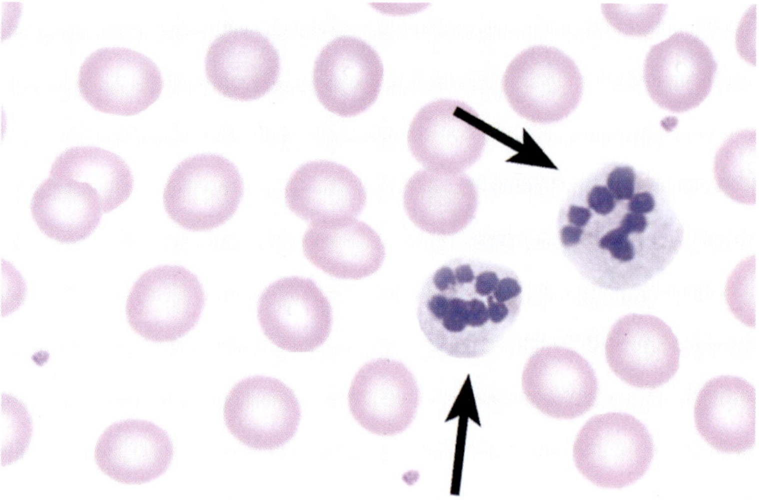

① 과분엽 호중구
② Vit. B_{12}나 엽산 결핍 시 나타남
③ 과립구의 좌방이행
④ 주로 악성 빈혈에서 관찰됨
⑤ 백혈구의 핵 이상

정답
③

50 아래 사진에서 보이는 혈구들은?

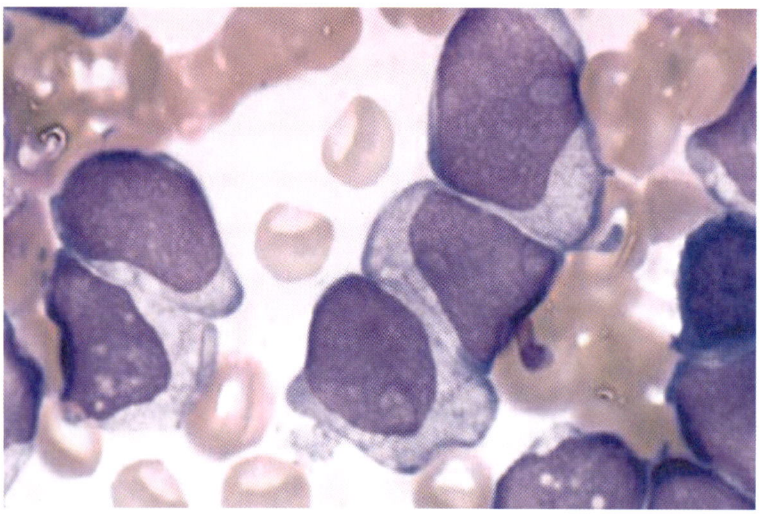

① Myeloblast
② promyelocyte
③ Plasma cell
④ Monocyte
⑤ Atypical lymphocyte

정답
①

51 아래 사진에서 보이는 혈구의 특징으로 옳은 것은?

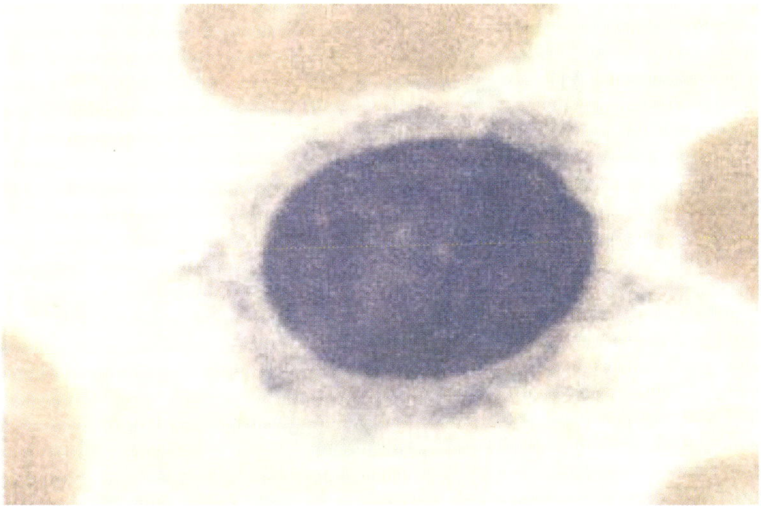

① 만성 B-림프구 백혈병에서 관찰된다.
② 주석산 저항검사에서 저항성이 약하다.
③ 다발성 골수종에서 많이 관찰된다.
④ 이우어 소체가 관찰된다.
⑤ Gaucher'병을 유발한다.

정답 ①

52 아래 사진의 화살표가 가리키는 혈구는?

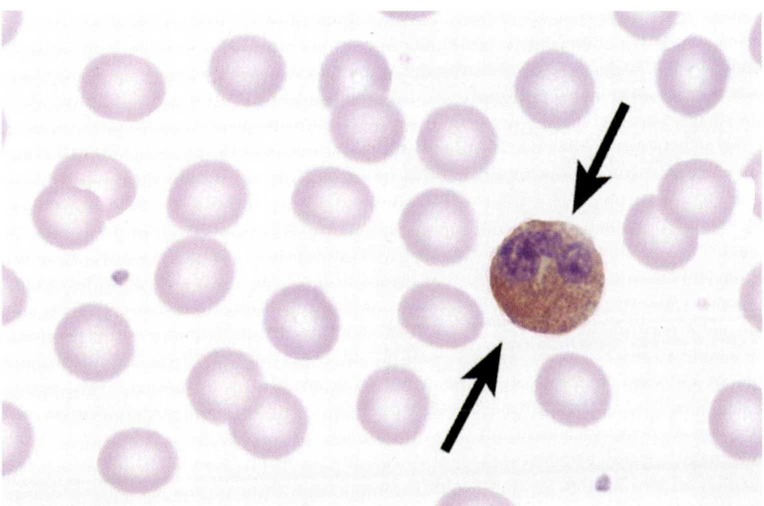

① 호중구
② 호산구
③ 호염기구
④ 전골수구
⑤ 간상핵구

정답 ②

53 아래 사진에서 화살표가 가리키는 세포는 무엇인가?

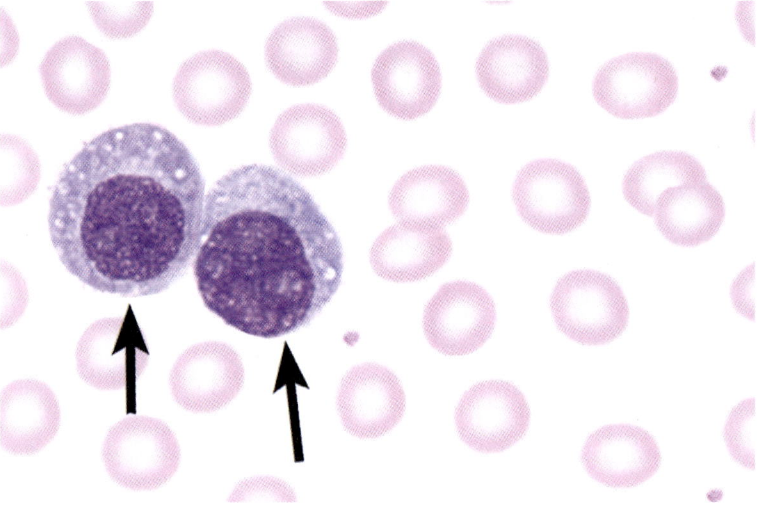

① 대림프구
② 이형림프구
③ 정염성 적혈모구
④ 털세포
⑤ 형질세포

정답
⑤

54 아래 사진에서 보이는 세포는 무엇인가?

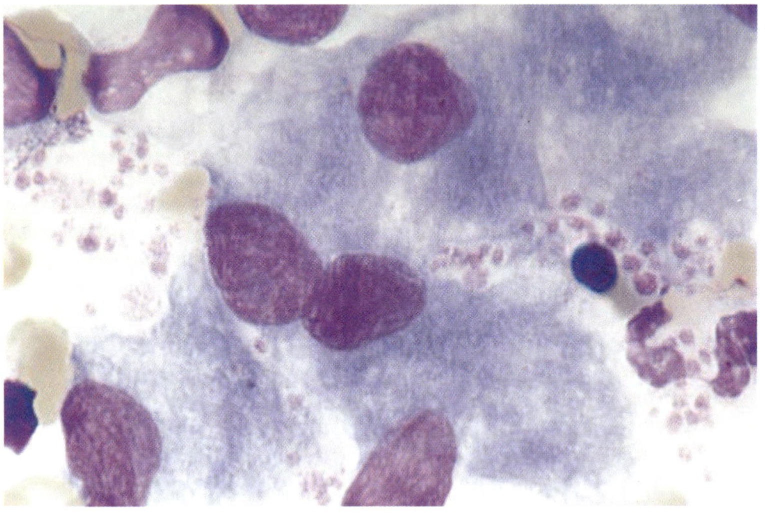

① 전골수구
② 형질세포
③ 조골세포
④ 파골세포
⑤ 털세포

정답
③

55 아래 사진의 화살표가 가리키는 세포질 내 봉입체에 대한 설명으로 옳은 것은?

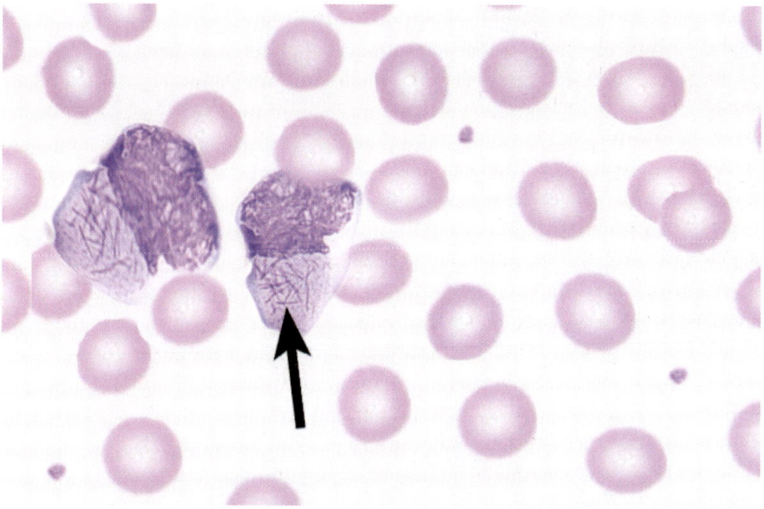

① 하나만 보이는 경우 Faggot cell 이라고 한다.
② FAB 분류 L2에서 주로 발견된다.
③ 백혈구의 정상 분화과정에서 흔히 나타난다.
④ MPO 염색에서 양성이다.
⑤ 만성 림프구성 백혈병에서 보이는 특징이다.

정답 ④

56 아래 사진의 표는 Prothrombin time 결과를 판독하기 위하여 제조사에서 제공되는 chart이다. 해당되는 Prothrombin time 결과 표현법은?

ISI: 1.0

	%	TIME											
1.0	100.0	10.3	10.7	11.0	11.30	11.70	12.00	12.30	12.70	13.00	13.30	13.70	14.00	14.30
1.02	98.1	10.5	10.9	10.9	11.53	11.93	12.24	12.55	12.95	13.26	13.57	13.97	14.28	14.59
1.04	96.3	10.7	11.1	11.1	11.75	12.17	12.48	12.79	13.21	13.52	13.83	14.25	14.56	14.87
1.07	93.6	11.0	11.4	11.4	12.09	12.52	12.84	13.16	13.59	13.91	14.23	14.66	14.98	15.30
1.09	92.0	11.2	11.6	11.6	12.32	12.75	13.08	13.41	13.84	14.17	14.50	14.93	15.26	15.59
1.12	89.6	11.5	11.9	11.9	12.66	13.10	13.44	13.78	14.22	14.56	14.90	15.34	15.68	16.02
1.15	87.3	11.8	12.31	12.31	13.00	13.46	13.80	14.15	14.61	14.95	15.30	15.76	16.10	16.45
1.18	85.1	12.1	12.63	12.63	13.33	13.81	14.16	14.51	14.99	15.34	15.69	16.17	16.52	16.87
1.21	83.1	12.4	12.95	12.95	13.67	14.16	14.52	14.88	15.37	15.73	16.09	16.58	16.94	17.30
1.24	81.1	12.7	13.27	13.27	14.01	14.51	14.88	15.25	15.75	16.12	16.49	16.99	17.36	17.73
1.28	78.6	13.1	13.70	13.70	14.46	14.98	15.36	15.74	16.26	16.64	17.02	17.54	17.92	18.30
1.32	75.7	13.6	14.12	14.12	14.92	15.44	15.84	16.24	16.76	17.16	17.56	18.08	18.48	18.88

① Second
② Ratio
③ % Activity
④ INR
⑤ Ratio와 INR

정답 ④

57 아래 사진에서 보이는 호중구의 특징은?

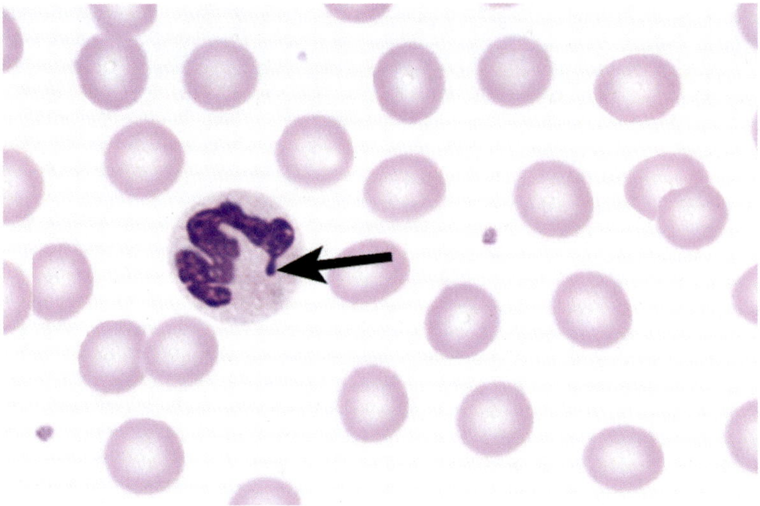

① Alder - Reilly anomaly
② Drum stick
③ Hypogranulation
④ Hypersegmentation
⑤ May - Hegglin anomaly

정답
②

58 아래 사진은 골수 도말표본인데, 화살표가 가리키는 세포는?

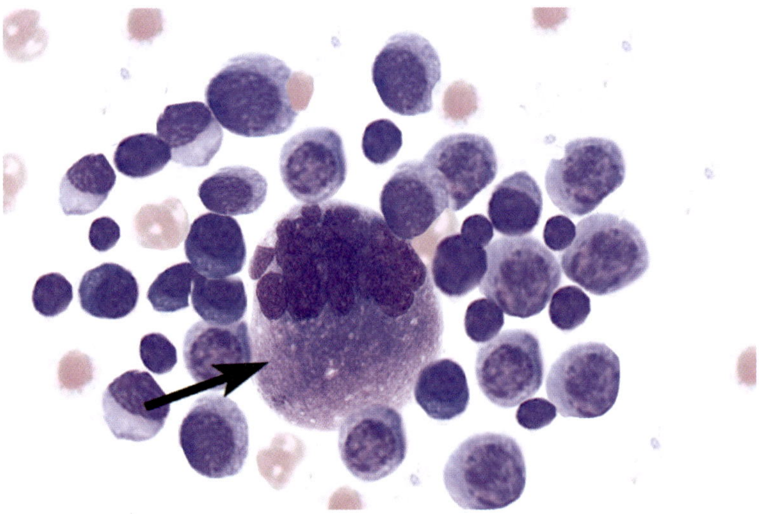

① Myeloblast
② Monoblast
③ Lymphoblast
④ Pronormoblast
⑤ Megakaryocyte

정답
⑤

59 아래 사진에서 화살표가 가리키는 백혈구는?

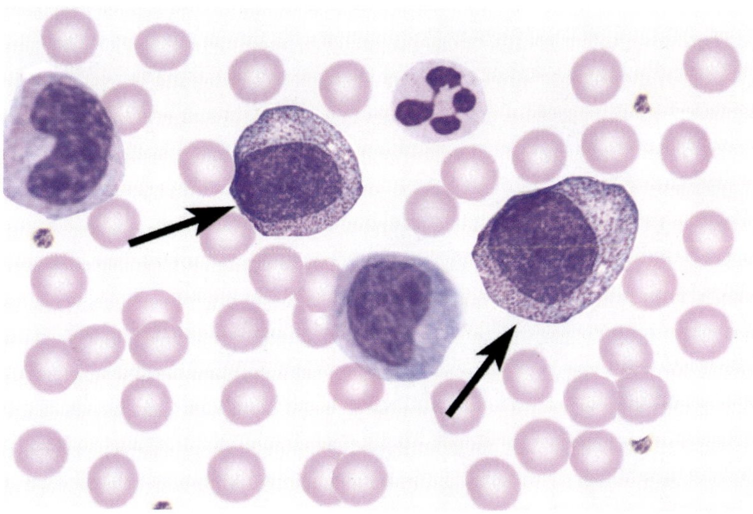

① Band cell
② Myelocyte
③ Metamyelocyte
④ Promyelocyte
⑤ Monocyte

정답
④

60 아래 사진의 화살표가 가리키는 세포는?

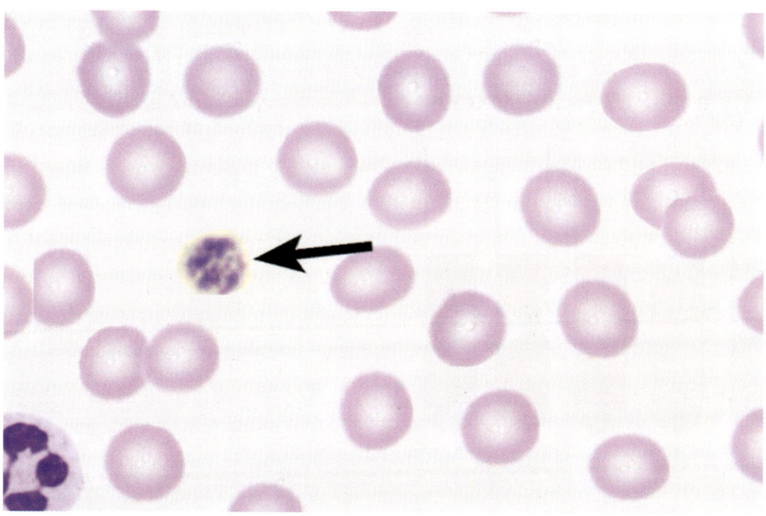

① 림프구
② 그물적혈구
③ 유핵세포
④ 거대혈소판
⑤ 호중구

정답
④

61 아래 사진은 PAS stain 염색 사진이다. 예측할 수 있는 질병은?

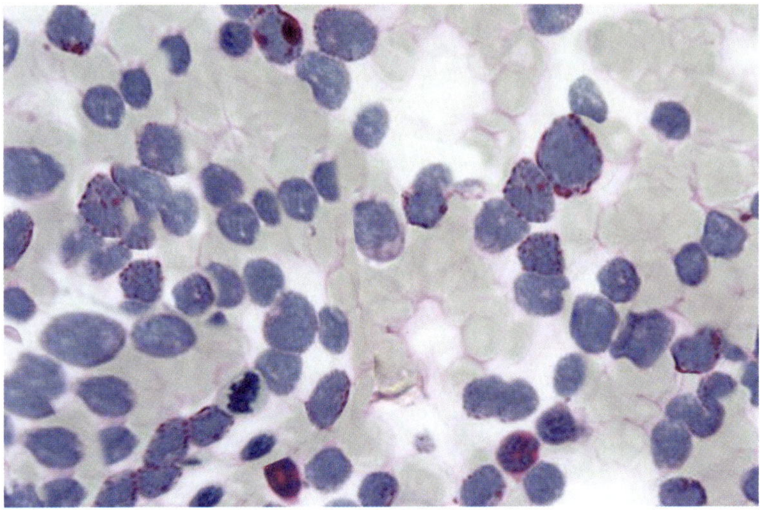

① 골수이형성 증후군(MDS)
② 급성 림프성 백혈병(ALL)
③ 급성 골수성 백혈병(AML)
④ 만성 골수성 백혈병(CML)
⑤ 만성 림프성 백혈병(CLL)

정답
②

62 아래 사진은 적혈구 삼투압 취약성 검사의 결과이다. 의심되는 질환은?

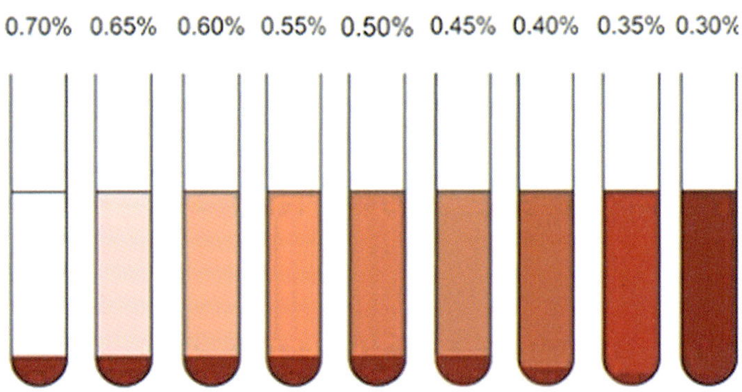

① 만성 질환성 빈혈
② 낫적혈구 빈혈
③ 구형적혈구성 빈혈
④ 철결핍성 빈혈
⑤ 지중해성 빈혈

정답
③

63 환자의 말초혈액 도말표본에서 보이는 상태가 아래와 같을 경우, 결과에 가장 영향을 주는 가장 CBC 항목은?

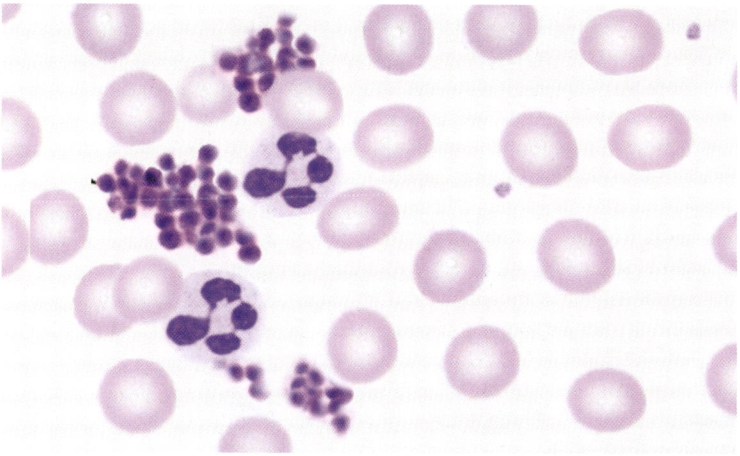

① MCV
② MCH
③ MCHC
④ PCT
⑤ RDW

정답
④

64 아래 사진의 질환 진단에 특이적인 검사법은?

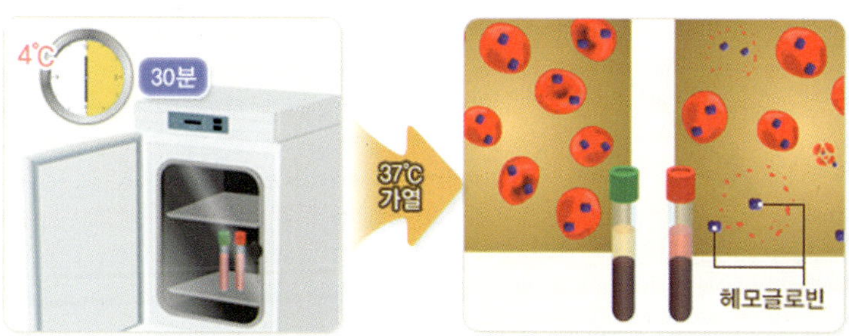

① Ham's test
② Solubility test
③ Sucrose hemolysis test
④ Osmotic fragility test
⑤ Donath–Landsteiner test

정답
⑤

65 아래 사진의 화살표가 가리키는 사진과 연관성이 없는 것은?

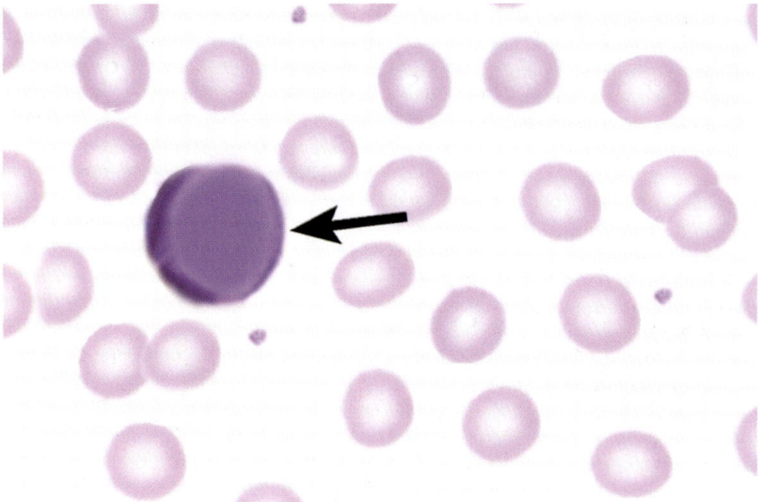

① LE factor
② LE body
③ LE cell
④ Tart cell
⑤ in vitro formation

정답
④

66 아래 사진에서 화살표가 가리키는 백혈구는 무엇인가?

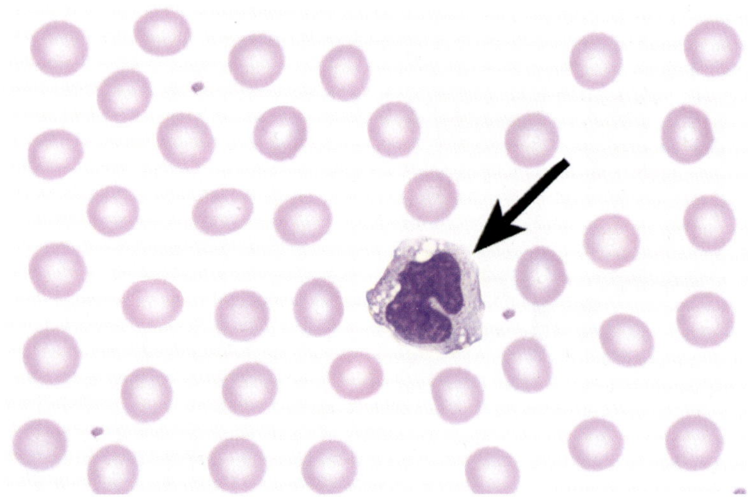

① Band neutrophil
② Lymphocyte
③ Monocyte
④ Metamtelocyte
⑤ Myeloblast

정답
③

67 Thorn test에서 아래 사진의 세포의 변화가 없었다면 예측할 수 있는 질환은?

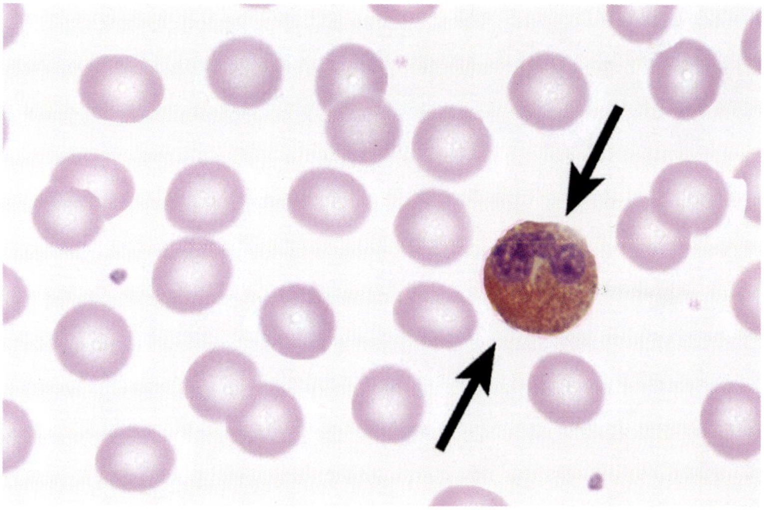

① Cushing disease
② 부신피질 기능 항진
③ Hyperadrenalism
④ Glucocorticoid의 증가
⑤ Addison's disease

정답
⑤

68 아래 사진에서 화살표가 가리키는 혈구의 특징을 보고 추정할 수 있는 질병은?

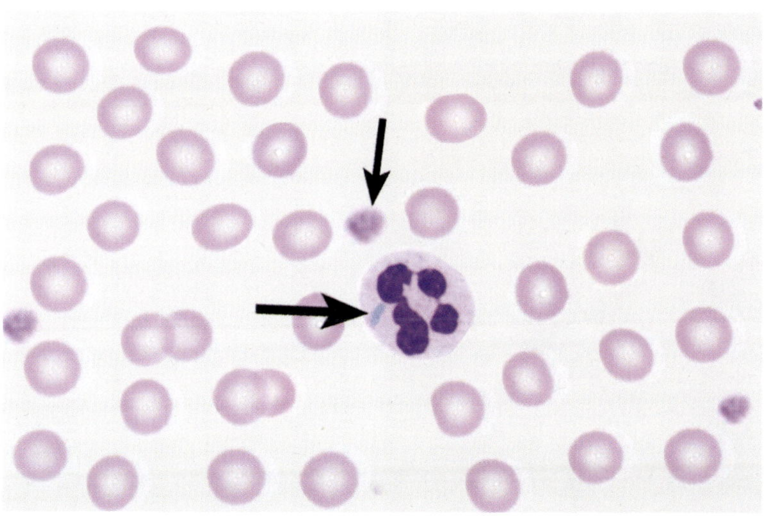

① Alder–Reilly anomaly
② Pelger–Huet anomaly
③ Drum – stick
④ May–Hegglin anomaly
⑤ Chediak–Higashi anomaly

정답
④

69 면양적혈구(sheep red cell)와 반응하여 아래 사진과 같은 rosetting 현상을 보였다면 어떤 세포인가?

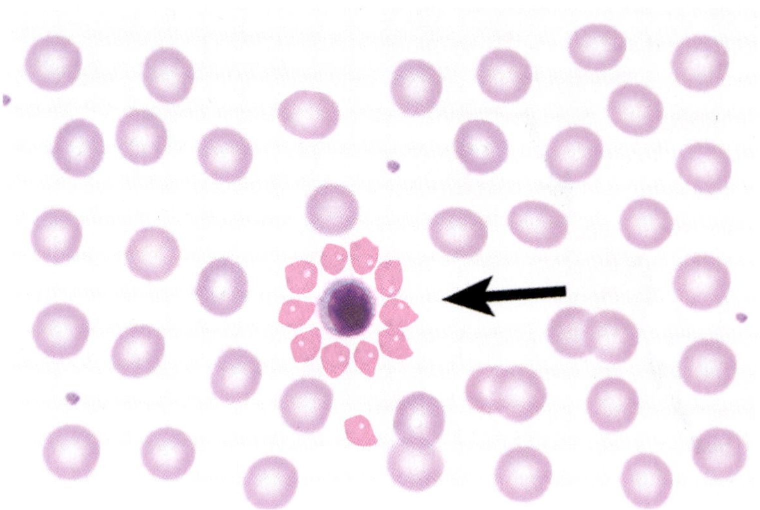

① B-cell
② T-cell
③ NK-cell
④ LE-cell
⑤ plasma cell

정답
②

70 아래의 골수생검 표본 사진으로 추정되는 질환으로 옳은 것은?

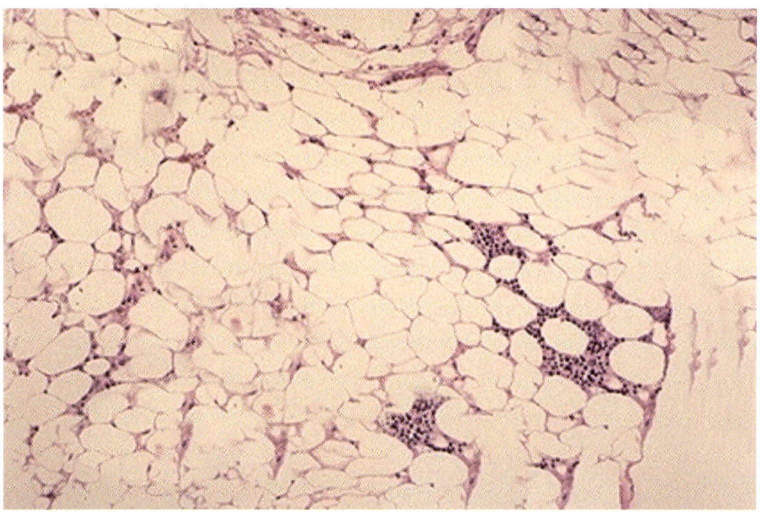

① 백혈병 유사반응
② 지중해성 빈혈
③ 악성빈혈
④ 급성 골수성 백혈병
⑤ 재생불량성 빈혈

정답
⑤

71 아래 사진은 철염색 표본이다. 추정되는 질환의 원인으로 바른것은?

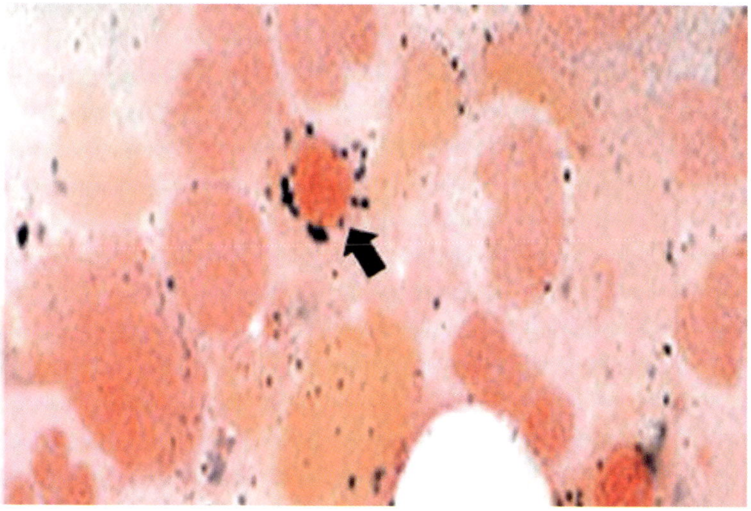

① Heme 대사의 이상
② 철 대사 이상
③ 철의 과잉 소비
④ 저장철의 감소
⑤ Vitamin B_{12} 결핍

정답
①

72 아래 사진의 화살표가 가리키는 적혈구 및 백혈구의 특징으로 예상되는 질환은?

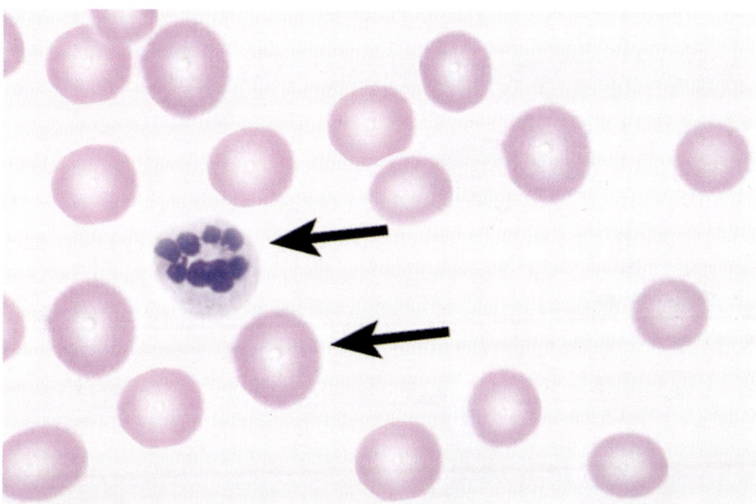

① 적백혈병
② 지중해성 빈혈
③ 철결핍성 빈혈
④ 악성 빈혈
⑤ 재생불량성 빈혈

정답
④

73 아래 사진은 골수염색 사진이다, 증가된 세포에서 의심되는 질환은?

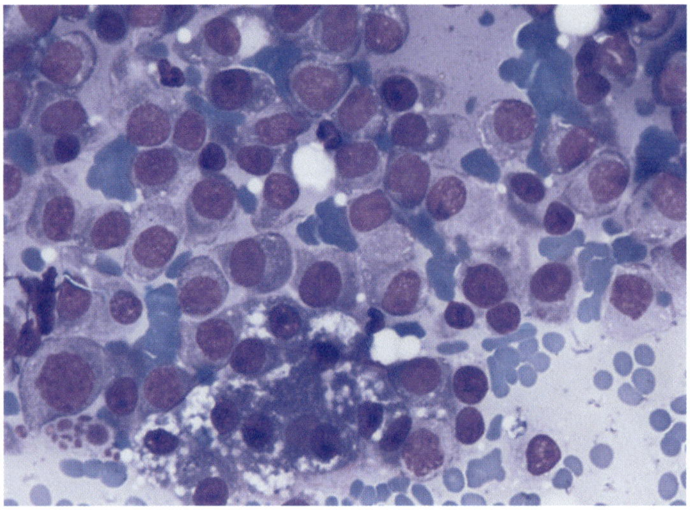

① 골수증식성질환
② 다발성 골수종
③ 진성 적혈구증가증
④ 급성 림프구성 백혈병
⑤ 만성 림프구성 백혈병

정답
②

74 아래 사진에서 보이는 백혈구로 예상할 수 있는 백혈병은?

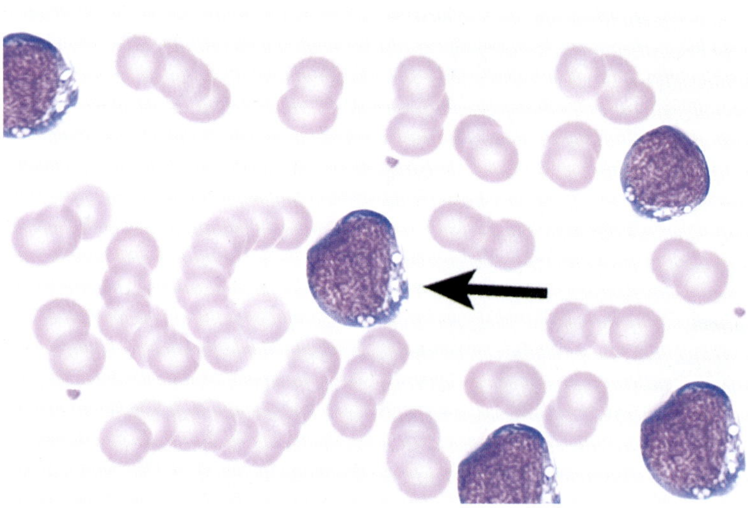

① AML−M1
② ALL−L1
③ ALL−L2
④ ALL−L3
⑤ AML−M7

정답
③

75 아래 사진에서 보이는 백혈구로 예상할 수 있는 백혈병은?

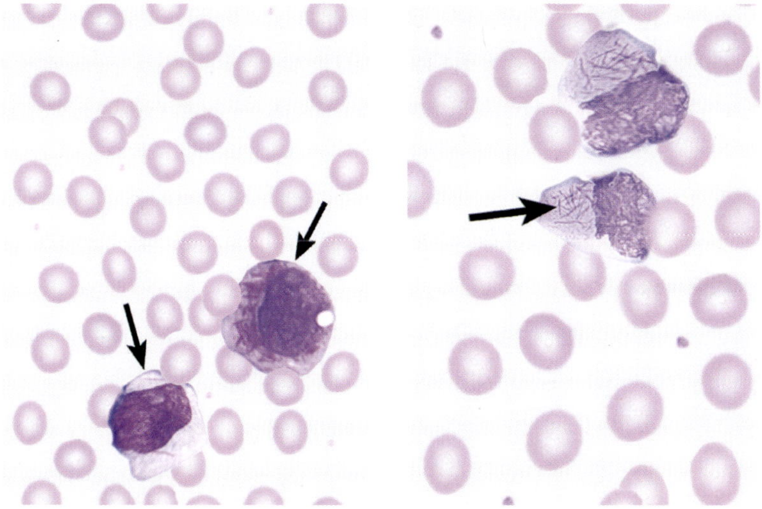

① AML–M0
② AML–M1
③ AML–M2
④ AML–M3
⑤ AML–M4

정답
③

76 아래 사진에서 보이는 백혈구들은?

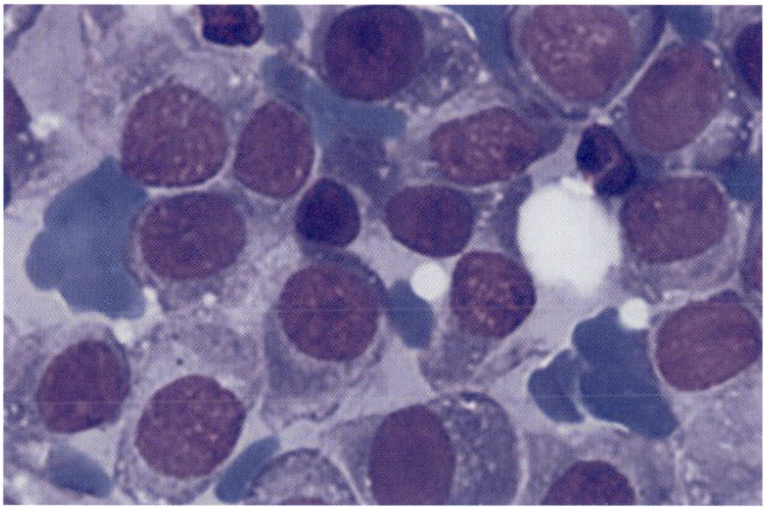

① Lymphocytic series
② Myelocytic series
③ Megakaryocytic series
④ Monocyic series
⑤ Plasmocytic series

정답
⑤

77 아래 사진의 화살표가 가리키는 세포의 관찰로 예상되는 질환은?

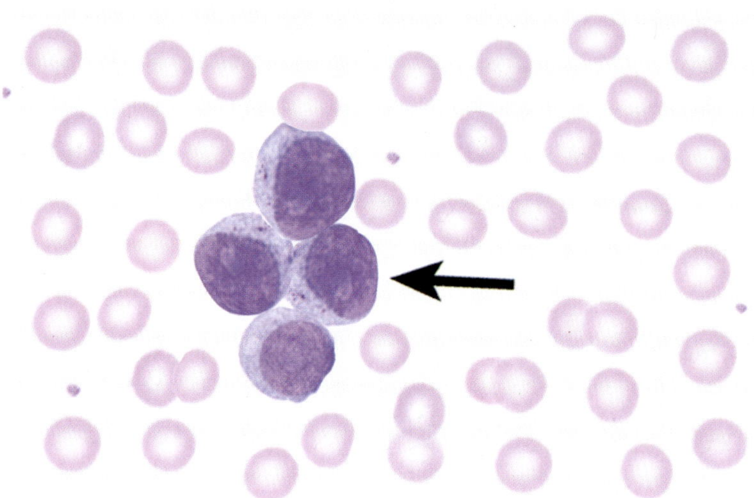

① 백혈병유사반응
② 급성 골수성 백혈병
③ 급성 림프성 백혈병
④ 만성 골수성 백혈병
⑤ 만성 림프성 백혈병

정답
②

78 아래 염색 사진은 이중 esterase 염색이다. 염색의 결과로 추정할 수 있는 백혈병은?

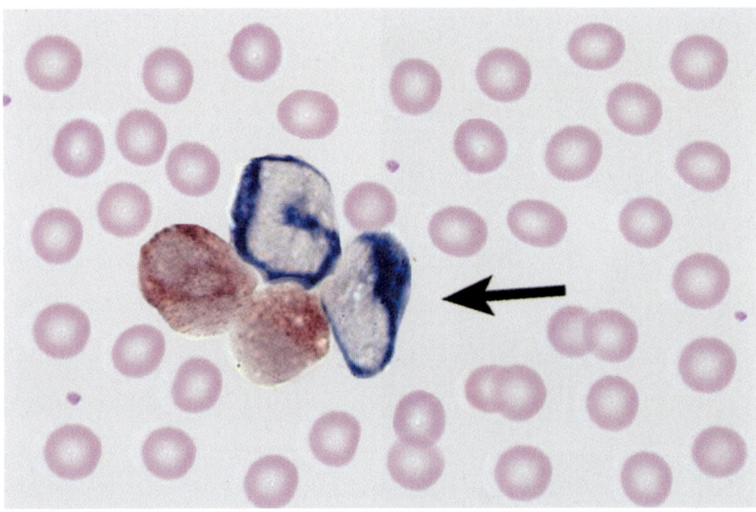

① AML−M1
② AML−M2
③ AML−M3
④ AML−M4
⑤ AML−M5

정답
④

79 아래 사진의 화살표가 가리키는 적혈구 내 봉입체는?

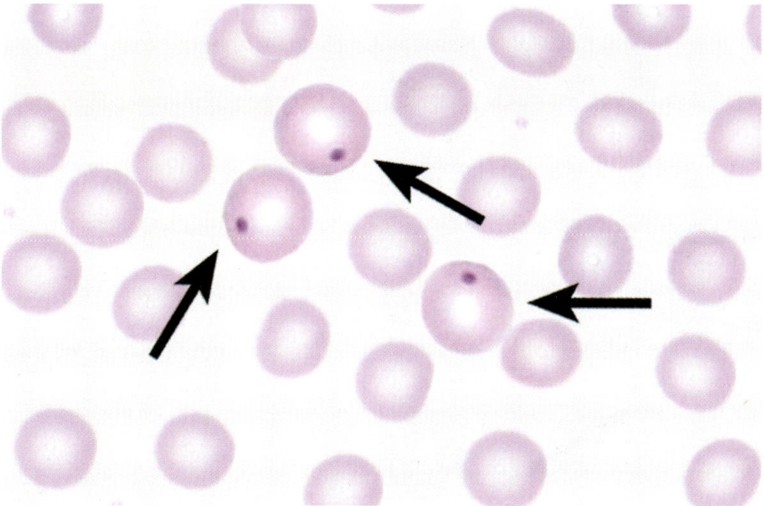

① Malaria parasite
② Heinz body
③ Basophilic stippling
④ Howell–Jolly body
⑤ Pappenheimer body

정답
④

80 아래 그림은 Flow cytometry 분석 결과이다. 분석 결과로 확인 가능한 질환은?

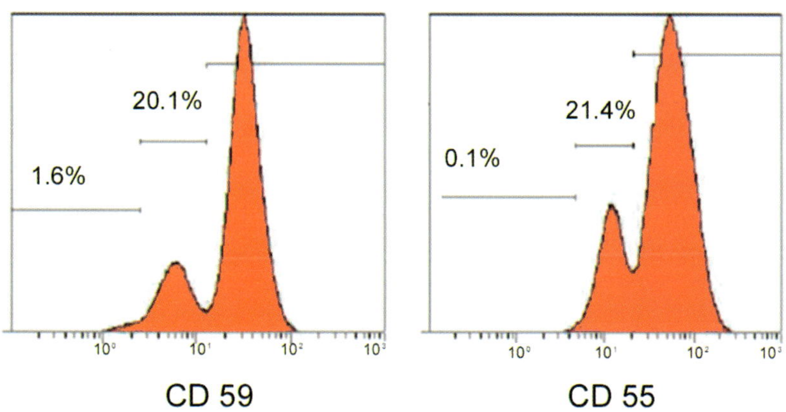

① 유전성 구형적혈구증
② 거적모구성 빈혈
③ 낫 적혈구증
④ 발작성 야간 혈색소뇨증
⑤ 발작성 한냉 혈색소뇨증

정답
④

81 아래 사진의 화살표가 가리키는 세포가 증가하였다면 다음 보기에서 추정할 수 있는 질환은?

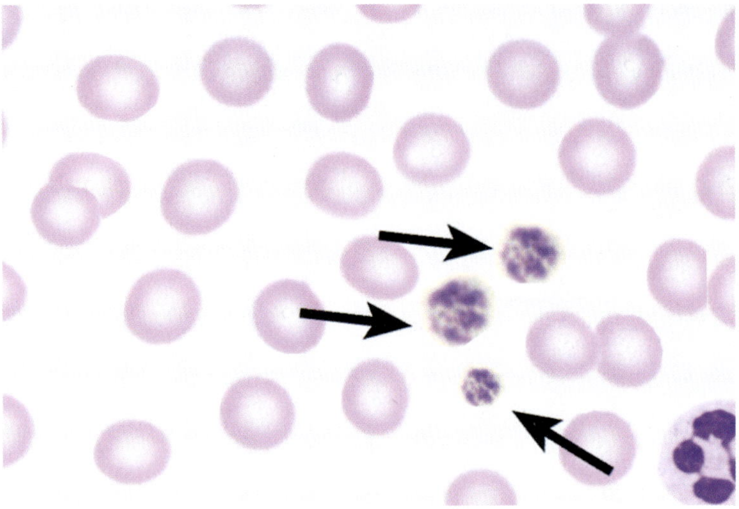

① Von Willebrand disease
② Glanzmann's thrombasthenia
③ Hemophilia
④ Bernard–Soulier Syndrome
⑤ Wiskott–Aldrich Syndrome

정답
④

82 아래 사진의 파이펫 중 빨간색 구슬이 들어있는 파이펫으로 혈액을 0.5mark까지 흡입하고 희석액을 101mark까지 흡입하였다면 희석 배수는 얼마인가?

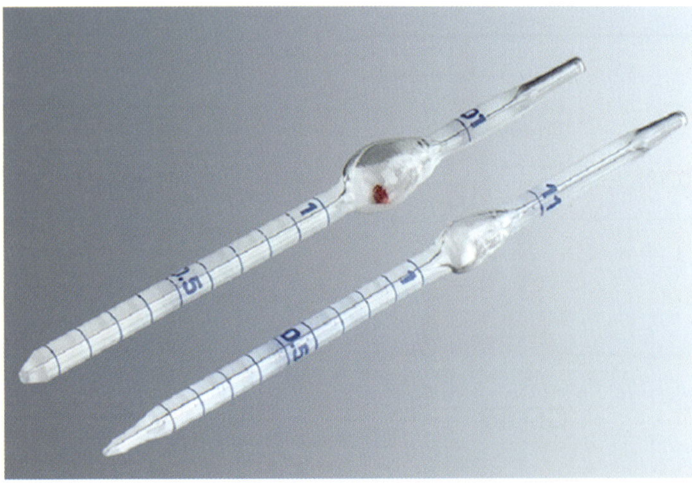

① 10배
② 20배
③ 100배
④ 200배
⑤ 201배

정답
④

83 아래 사진의 화살표가 가리키는 세포를 진단하기위해 필요한 세포화학 염색법은?

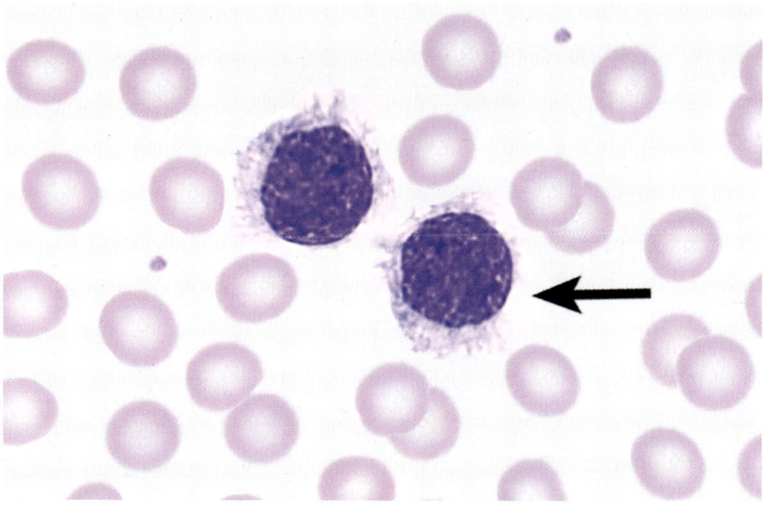

① acid phosphatase stain
② esterase stain
③ peroxsidase stain
④ Sudan black B stain
⑤ PAS stain

정답
①

84 아래 사진에서 보이는 백혈구는?

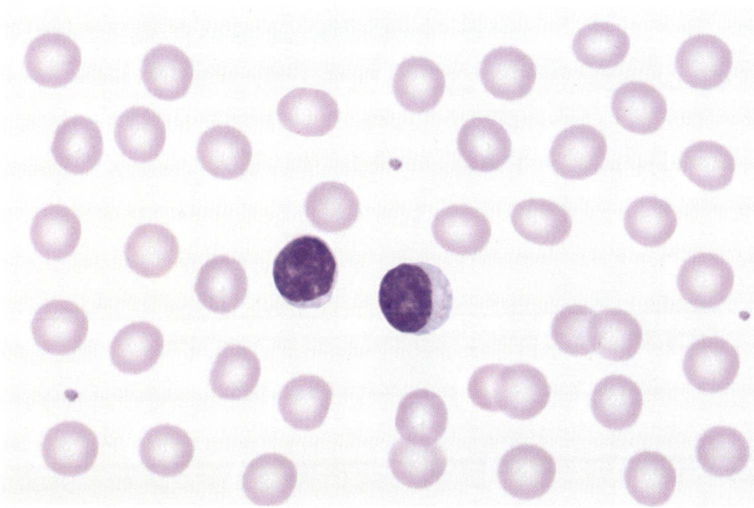

① Orthochromic normoblast
② Plasma cell
③ Nucleated erythrocyte
④ Lymphocyte
⑤ Hypogranular myelocyte

정답
④

85 아래 사진의 화살표가 화살표가 가리키는 세포는 어떤 질환이 있는 경우 검출할 수 있는가?

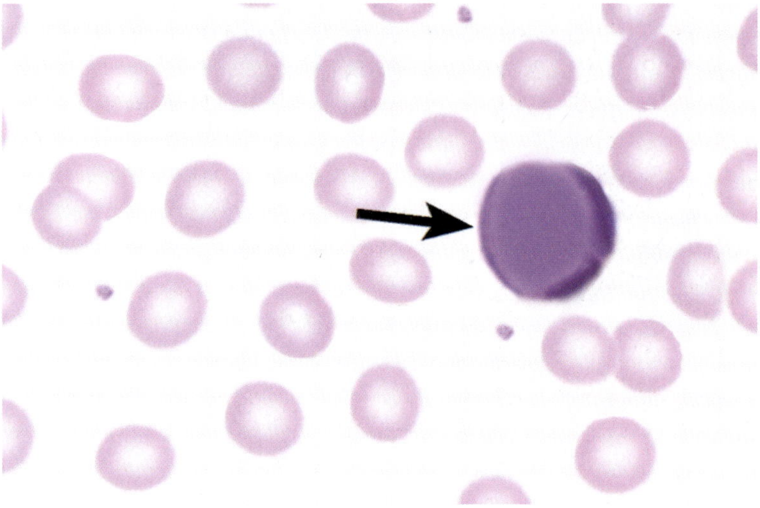

① 급성골수성 백혈병
② 만성골수성 백혈병
③ 전신 홍반성 루푸스
④ 감염성 단핵구증
⑤ 만성림프구성 백혈병

정답
③

86 아래 사진은 Peroxidase stain 표본이다. 아래와 같은 염색 결과를 보였다면 의심할 수 있는 질병은?

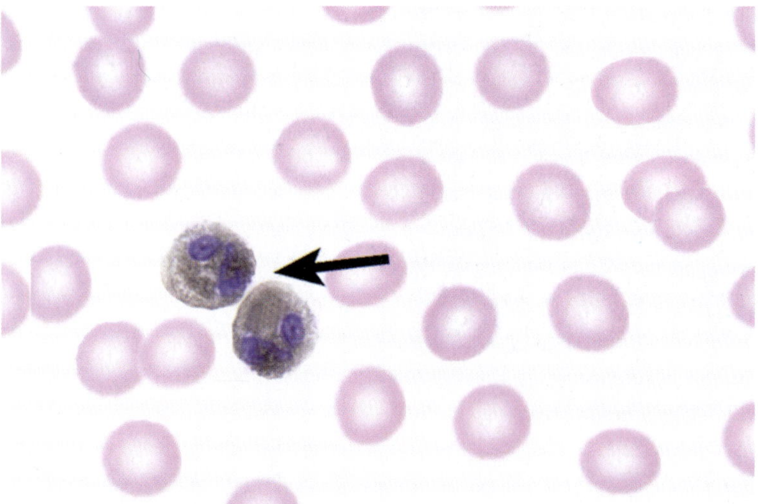

① 급성골수성 백혈병
② 만성골수성 백혈병
③ 골수이형성 증후군
④ 급성림프구성 백혈병
⑤ 만성림프구성 백혈병

정답
①

87 아래 사진은 Philadelphia Chromosom이다. 어떤 질환으로 진단할 수 있는가?

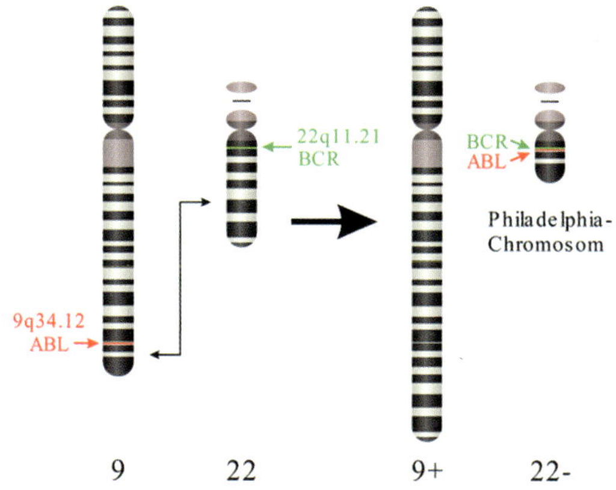

This is a retouched picture, which means that it has been digitally altered from its original version.
Modifications: New drawing under usage of vectorized chromosome idiograms. The original can be viewed here: Chromosome 22.svg: . Modifications made by Master Uegly.

① AML-M2
② AML-M3
③ 만성 골수성 백혈병
④ T-cell ALL
⑤ 만성 림프구성 백혈병

정답
③

88 아래 사진의 화살표한 세포가 탐식한 것은 어떻게 생성되는가?

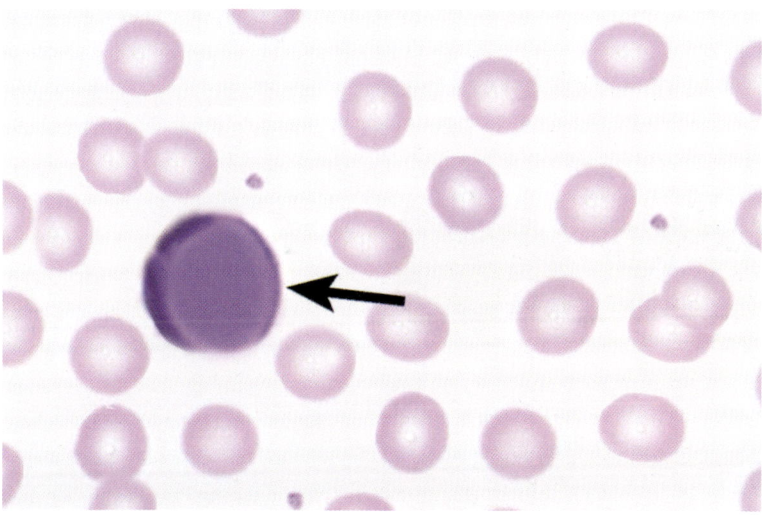

① 탐식능 있는 호중구에 의하여
② 림프구가 변형되어
③ LE factor의 작용으로 인하여
④ 상해된 백혈구핵에 의하여
⑤ 다른 세포를 탐식한 단구에 의하여

정답
③

89 아래 사진의 결과에서 예측할 수 있는 질병은?

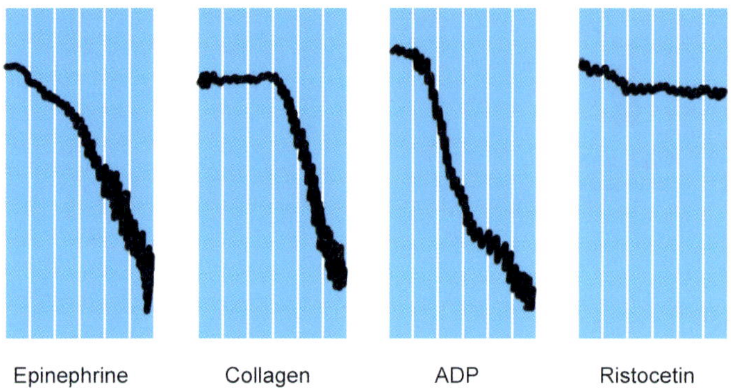

① Von Willebrand disease
② Glanzmann's thrombasthenia
③ Hemophilia
④ Thrombocytosis
⑤ Wiskott-Aldrich Syndrome

정답
①

90 아래 사진의 진공 채혈관에 들어있는 혈당 보존제는?

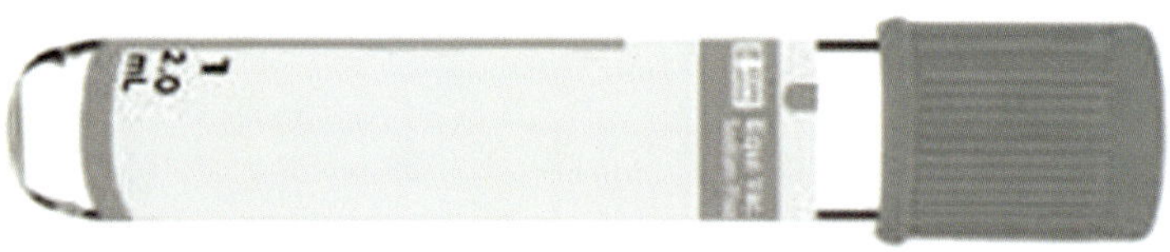

① Sodium fluoride
② Sodium acetate
③ Sodium citrate
④ Sodium chloride
⑤ Sodium alginate

정답
①

91 아래 사진의 화살표가 가리키는 세포가 강양성을 보이는 검사는?

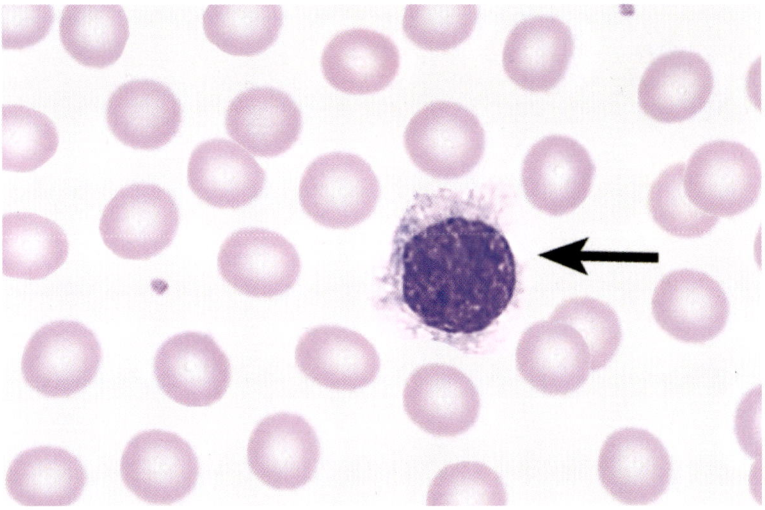

① PAS stain
② NaF 저해시험
③ LAP stain
④ 주석산 저항검사
⑤ 비특이적 에스터라제

정답
④

92 아래 사진에서 화살표가 가리키는 세포는 Auer rod가 다발로 보이는 전골수구성 백혈병(AML–M3) 단계에서 발견된다. 이 세포는 무엇인가?

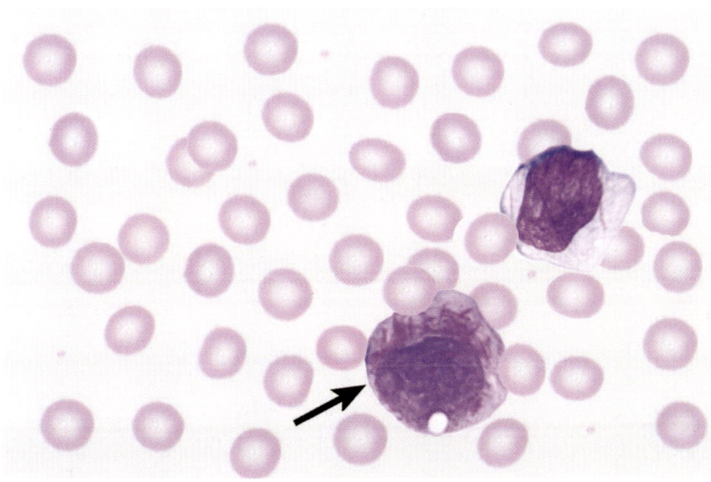

① Gaucher cell
② Faggot cell
③ LE cell
④ Smudge cell
⑤ Hairy cel

정답
②

93 아래 사진의 말초혈액도말 염색표본을 통해 추정할수 있는 것으로 맞는 것은?

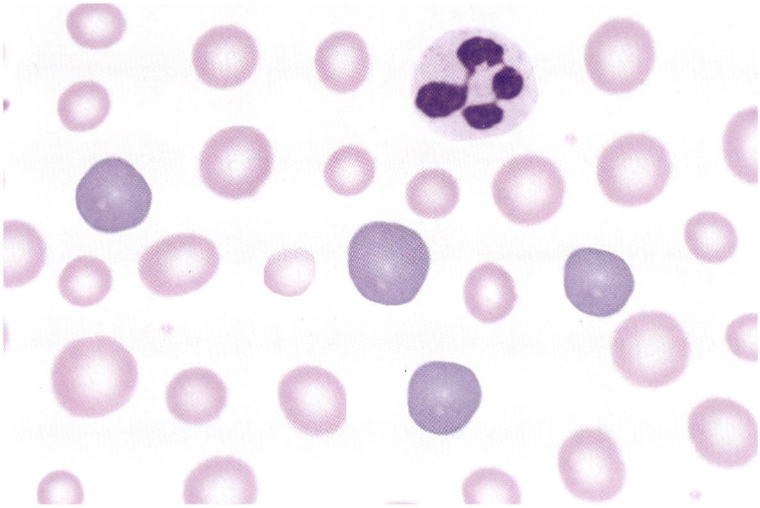

① RDW-CV 값이 낮다.
② 그물적혈구가 감소되어 있다.
③ 다염적혈구가 증가되어 있다.
④ 고색소성을 보인다.
⑤ 분열적혈구의 형태를 보인다.

정답
③

94 아래 그림은 Hct 검사 결과이다. Hct(%)는?

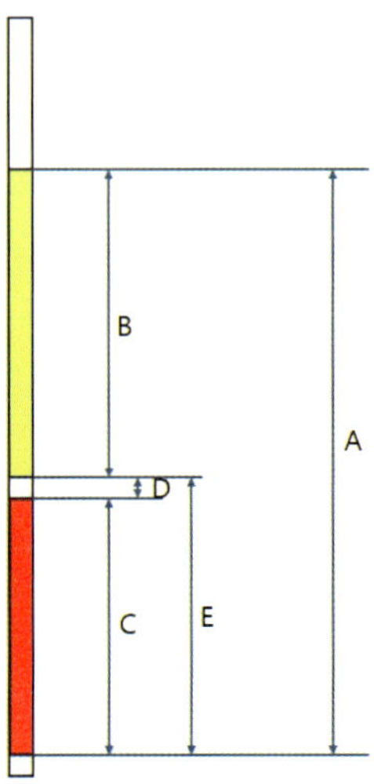

① (B/A) x 100
② (C/A) x 100
③ (E/A) x 100
④ (B/E) x 100
⑤ (A/C) x 100

정답
②

95 아래 사진의 화살표가 가리키는 세포가 관찰될 때 추정할 수 있는 질환은?

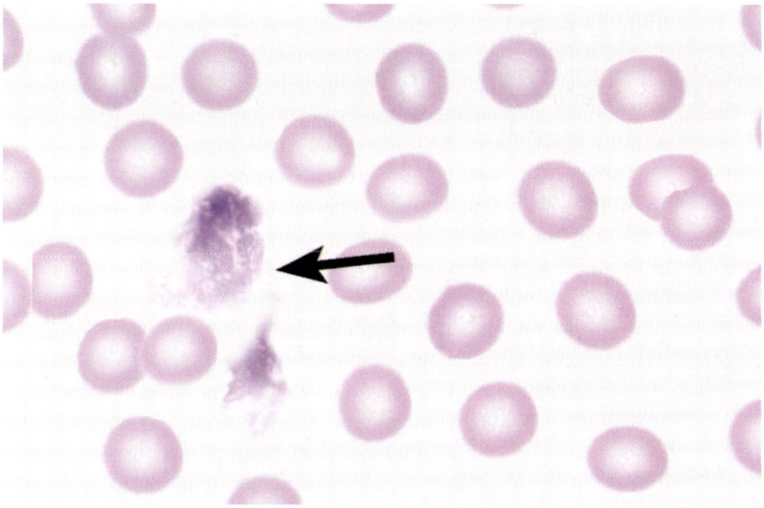

① 급성 골수성 백혈병(AML)
② 급성 림프성 백혈병(ALL)
③ 만성 골수성 백혈병(CML)
④ 만성 림프성 백혈병(CLL)
⑤ 골수이형성 증후군(MDS)

정답
④

96 아래 사진에서 A의 결과로 의심되는 질환은?

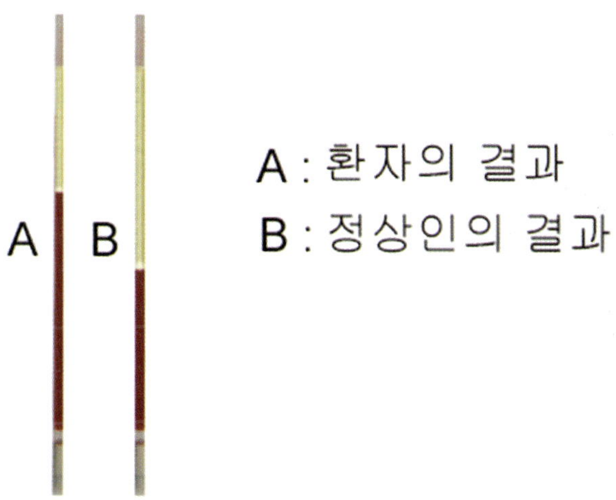

① Anemia
② Thrombocytopenia
③ Oligocythemia
④ Leukopathia
⑤ Polycythemia

정답
⑤

97 아래는 CBC 검사소견이다. 정확한 진단을 위해 추가로 검사해야 할 것은?

Hb	5.6g/dl
RBC	1.4×10^{12}/I
MCV	129fl
MCH	37.4pg
MCHC	33%
WBC	3.9×10^{9}/L
Plt	11×10^{9}/L
reticulocytes	0.5%

① 초생체 염색
② 철 염색
③ ESR 검사
④ 엽산 및 비타민 B_{12} 검사
⑤ PNH 검사

정답
④

98 아래 사진과 같은 혈액도말 슬라이드의 원인은 무엇인가?

① 깨끗하지 못한 도말 슬라이드를 사용하였다.
② 미는 힘이 일정하지 않았다.
③ 미는 슬라이드의 각이 너무 크거나 혈액량이 적었다.
④ 도말슬라이드에 기름기가 있었다.
⑤ 미는 슬라이드에 가해지는 힘이 동일하지 않았다.

정답
③

99 아래 사진의 화살표가 가리키는 호중구 세포질 내 봉입체는?

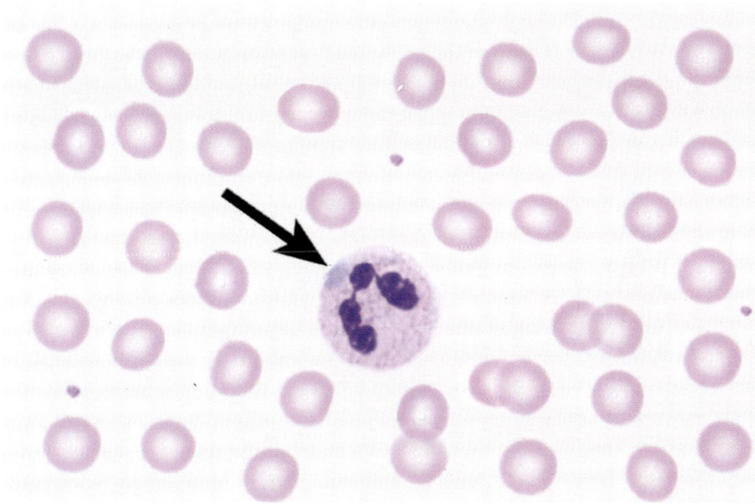

① Heinz body
② Pappenheimer body
③ Döhle body
④ Auer body
⑤ Russell body

정답
③

100 아래 사진의 검사법에서 혈액과 항응고제의 비율은?

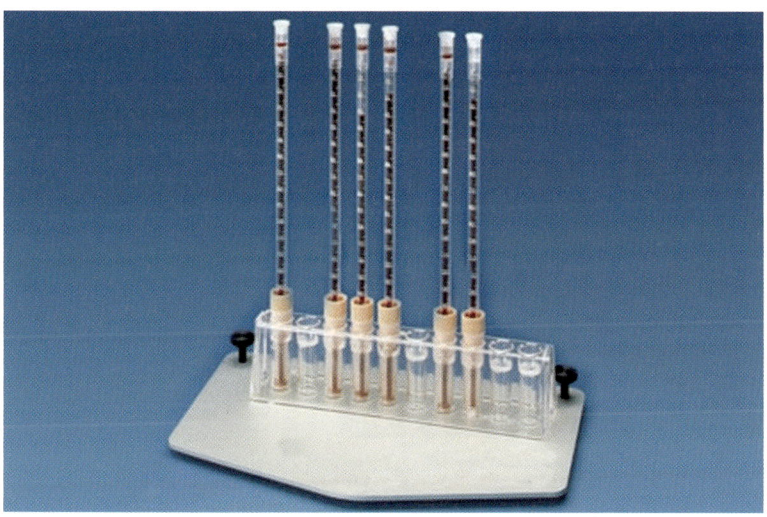

① 1 : 9
② 9 : 1
③ 4 : 1
④ 1 : 4
⑤ 1 : 5

정답
③

101 아래 사진의 염색체의 구조적인 이상은 무엇인가?

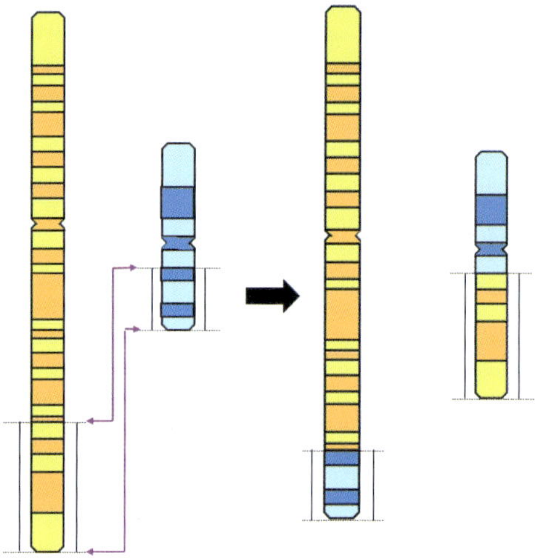

① Deletion
② Inversion
③ Duplication
④ Translocation
⑤ Isochromosomes

정답
④

102 전신에 심한 염증과 혈관 내피 세포에서 혈전이 형성되며 이러한 과정에서 응고인자들이 소진되어 출혈이 발생하며 혈전분해산물이 혈중에 증가하는 혈전성 질환은?

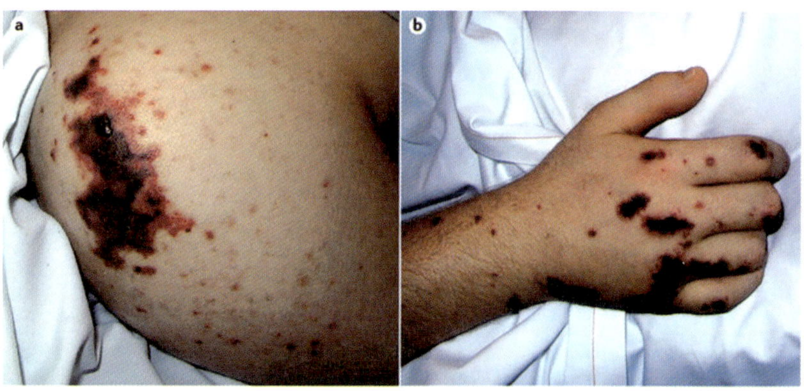

Nature Reviews | Disease Primers

① 특발성 혈소판감소성 자반증(ITP)
② Glanzmann 혈소판 무력증
③ Bernard-Soulier syndrome
④ 파종성 혈관 내 응고증(DIC)
⑤ 엘러스-단로스(Ehlers-Danlos) 증후군

정답
④

103 아래 사진의 화살표가 가리키는 세포를 보고 추정할 수 있는 질환은?

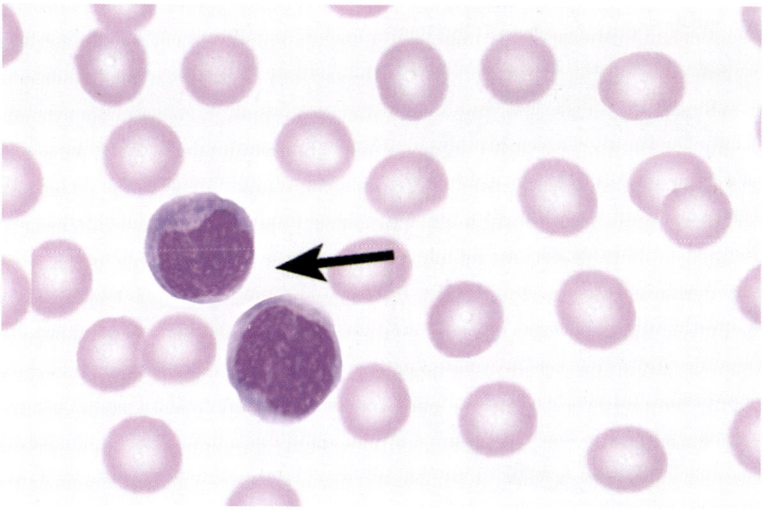

① 감염단핵구증
② 급성 골수성 백혈병
③ 급성 림프성 백혈병
④ 다발성 골수종
⑤ 골수증식성질환

정답
①

104 아래 사진과 같은 현상을 일으키는 항응고제는 무엇인가?

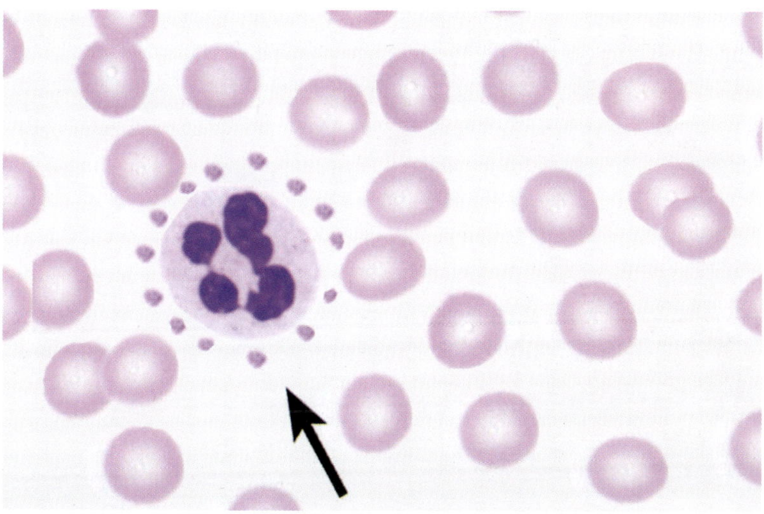

① EDTA
② Heparin
③ Sodium citrate
④ Oxalate
⑤ Plain with clot activator

정답
①

105 아래 사진의 기구로 측정할 수 있는 것은?

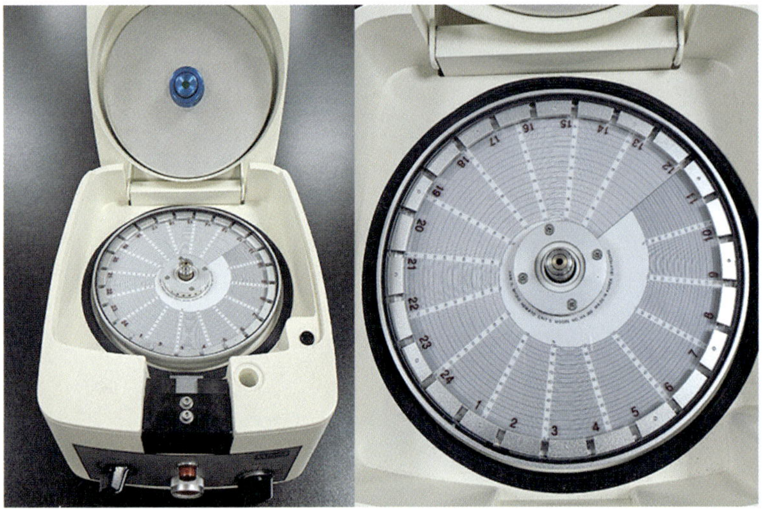

① 혈색소량(Hb)
② 적혈구 용적율(Hct)
③ 적혈구 수(RBC Count)
④ 백혈구 수(WBC Count)
⑤ 적혈구 침강속도(ESR)

정답
②

106 아래 사진은 AML-M5에서 양성 결과로 확인된 세포들이다. 세포화학 염색법은?

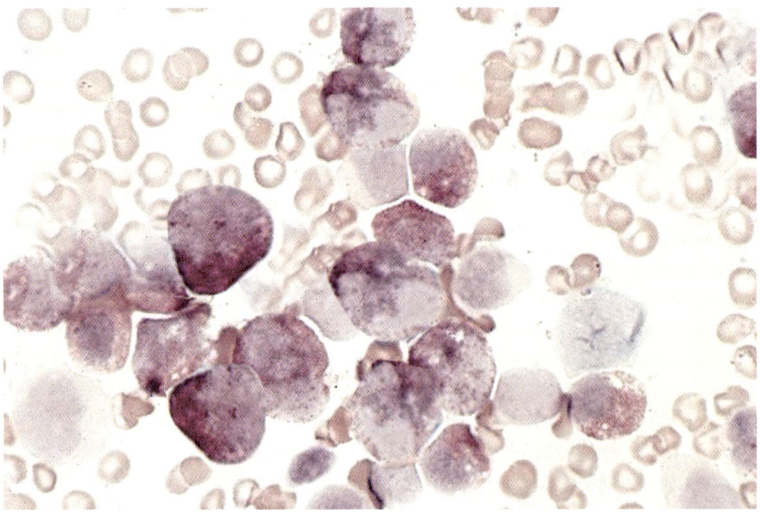

① Peroxidase stain
② PAS stain
③ ACP stain
④ Specific esterase stain
⑤ Non-specific esterase stain

정답
⑤

107 아래 사진의 세포는 50~100μm 이상의 크기로 아주 큰 세포이며 호지킨씨병(Hodgkin's disease)에서 관찰된다, 이 세포의 이름은 무엇인가?

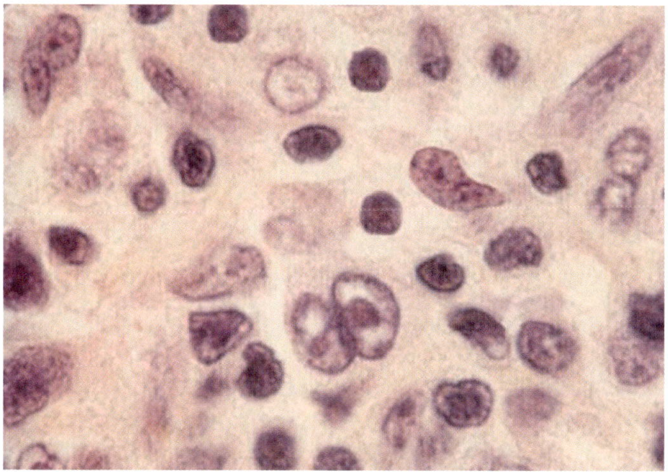

① Osteoblast
② Osteoclast
③ Reed–Sternberg cell
④ Smudge cell
⑤ Macrophage

정답
③

108 아래 사진의 검사에서 각 질환별 결과의 조합으로 옳은 것은?

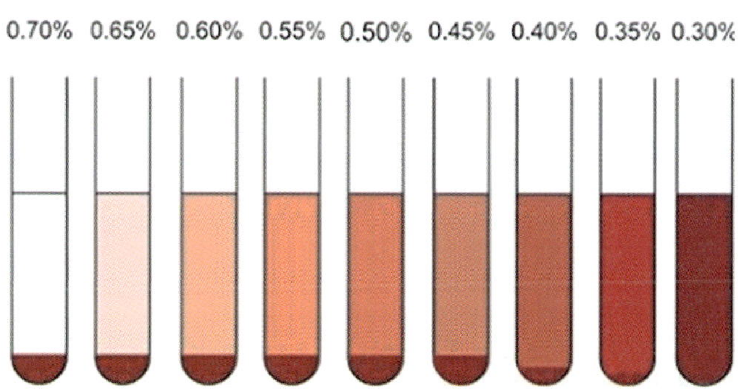

① 지중해 빈혈 – 증가
② 낫적혈구 빈혈 – 감소
③ 철결핍성 빈혈 – 정상
④ 자가면역 용혈성 빈혈 – 감소
⑤ 유전성 구상적혈구 빈혈 – 감소

정답
②

109 아래 사진의 채혈관에 채혈된 혈액을 이용하여 혈액도말표본을 제작하여 Wright 염색을 하였다. 결과로 옳은 것은?

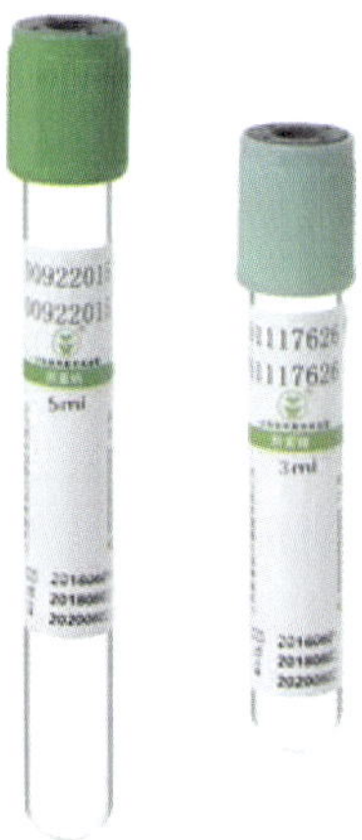

① 호중구의 세포질이 붉게 염색된다.
② 적혈구는 염색되지 않는다.
③ 호산구의 과립이 염색되지 않는다.
④ 배경이 파랗게 염색된다.
⑤ 염색결과에는 이상이 없다.

정답
④

110 아래 사진의 검사가 양성이 나올 수 있는 것에 관여하는 응고인자는?

D-dimer test

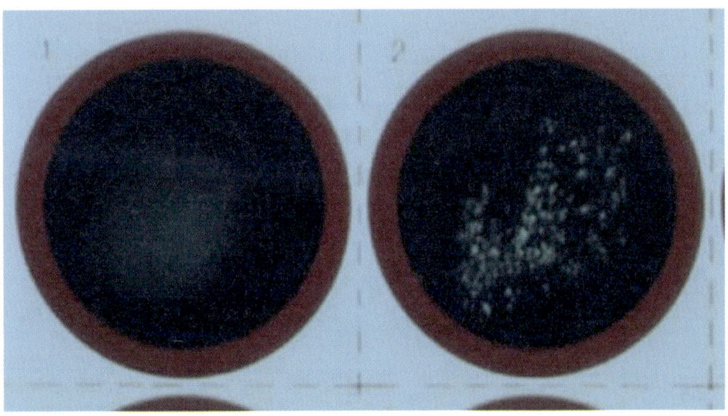

① 응고인자 VIII
② 응고인자 XIII
③ 응고인자 IX
④ 응고인자 XI
⑤ 응고인자 VII

정답
②

111 아래 사진의 채혈용기 중 혈액응고 검사에 사용되는 채혈용기는?

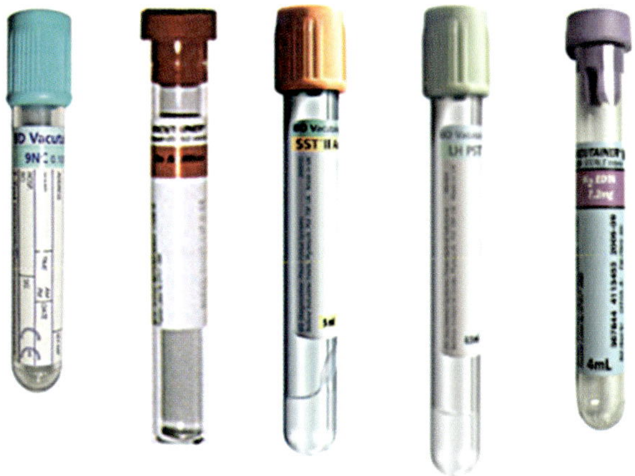

(가) (나) (다) (라) (마)

① (가)
② (나)
③ (다)
④ (라)
⑤ (마)

정답
①

112 아래 사진은 만성골수성백혈병과 백혈병모양 반응 질환을 감별하기 위한 염색사진이다. 염색법은?

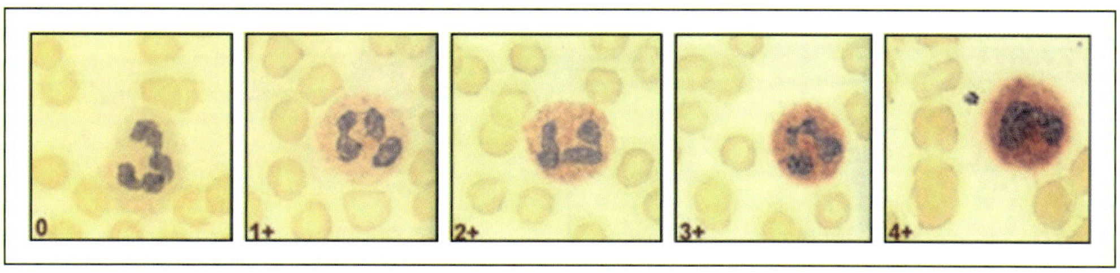

① SBB(Sudan black B)
② ACP(acid phosphatease)
③ PAS(periodic acid schiff)
④ NSE(non-specific esterase)
⑤ LAP(leukocyte alkaline phosphatase)

정답
⑤

113 아래 사진은 적혈구 삼투압 취약성 검사 결과표이다. 표적적혈구에 해당하는 그래프는?

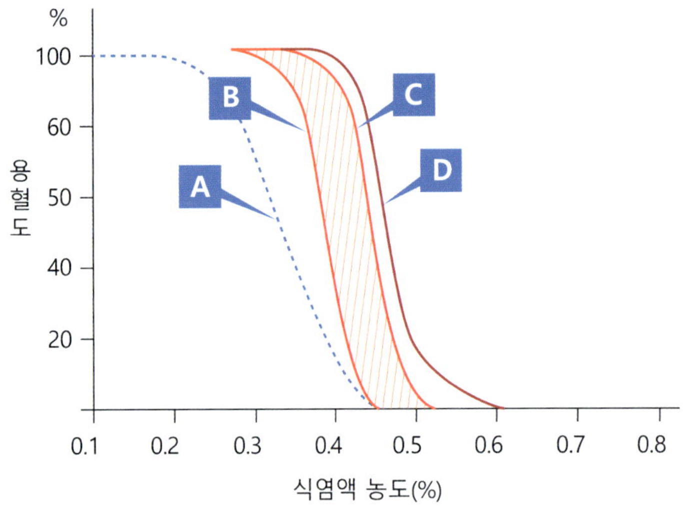

① A
② B
③ C
④ D
⑤ B-C 구간

정답
①

114 아래 사진은 혈액검사부에서 사용하는 장비의 원리를 보여주는 사진이다. 검사 목적은?

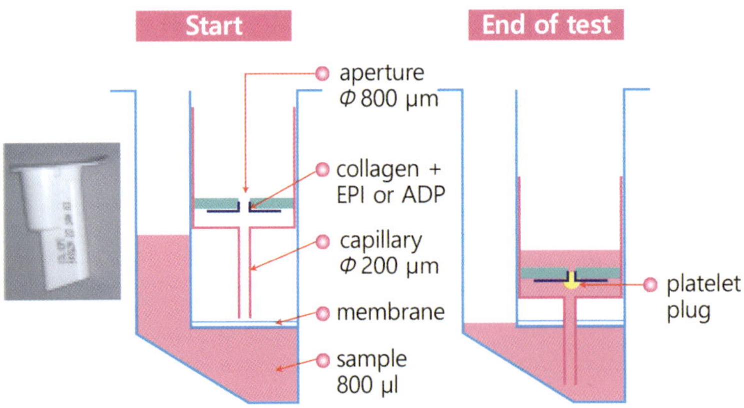

① 약물기능 검사
② 혈소판 기능 검사
③ 섬유소용해계 검사
④ 전혈응고시간 검사
⑤ 혈액응고인자 검사

정답
②

115 아래 사진은 뇌척수액 채취를 위한 요추천자 사진이다. 오른쪽 사진과 같이 혼탁도가 높아 백혈구 감별결과 다핵구가 증가되었다면 예상되는 질환은?

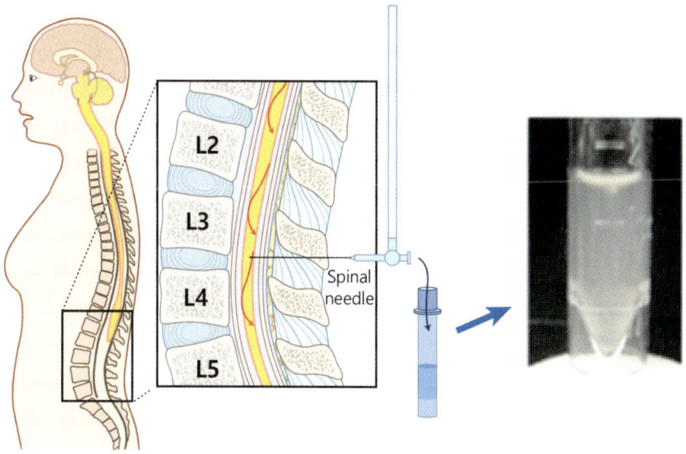

① 만성 뇌막염
② 세균성 감염
③ 결핵성 뇌막염
④ 중추신경 매독
⑤ 바이러스성 뇌염

정답
②

116 환자의 검체를 확인한 결과 아래 화살표와 같은 물질이 발견되었다. 검사결과에 미치는 영향으로 옳은 것은?

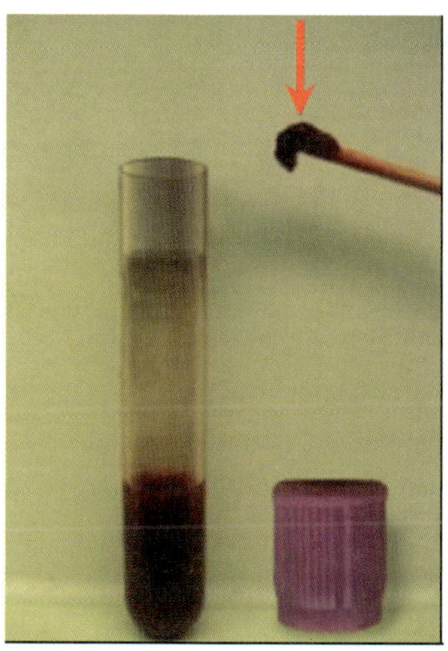

① 적혈구 수가 증가한다.
② 혈소판 수가 증가한다.
③ 적혈구용적률(Hct)이 감소한다.
④ 적혈구침강속도(ESR)이 지연된다.
⑤ 평균적혈구용적(MCV)이 증가한다.

정답
④

117 아래 사진속 장비를 사용하는 목적과 부위의 연결로 옳은 것은?

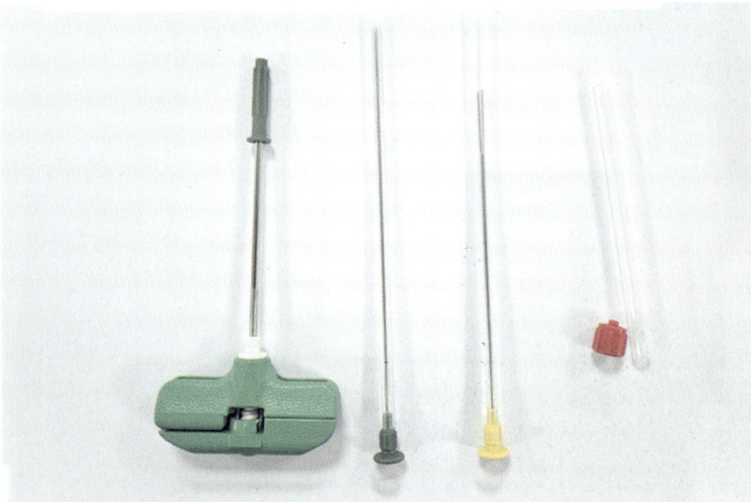

① 골수검사 - 넙다리뼈
② 골수검사 - 뒤엉덩뼈 능선
③ 뇌척수액검사 - 허리뼈 1~2
④ 뇌척수액검사 - 허리뼈 3~4
⑤ 동맥혈가스검사 - 넙다리동맥

정답 ②

118 아래 사진은 염색체 핵형분석 결과 사진이다. 예상되는 질환은?

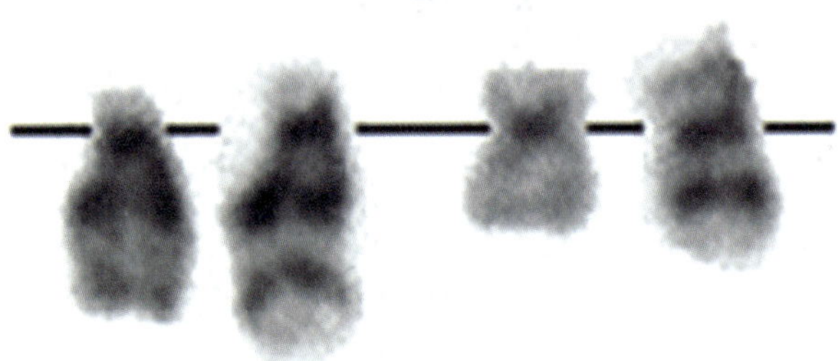

t(15;17)

① 급성림프백혈병(ALL)
② 만성골수백혈병(CML)
③ 급성전골수백혈병(APL)
④ 골수형성이상증후군(MDS)
⑤ 악성림프종(Malignant lymphoma)

정답 ③

119 아래 사진은 혈액응고측정 장비와 그 결과값이다. 결여된 응고 인자는?

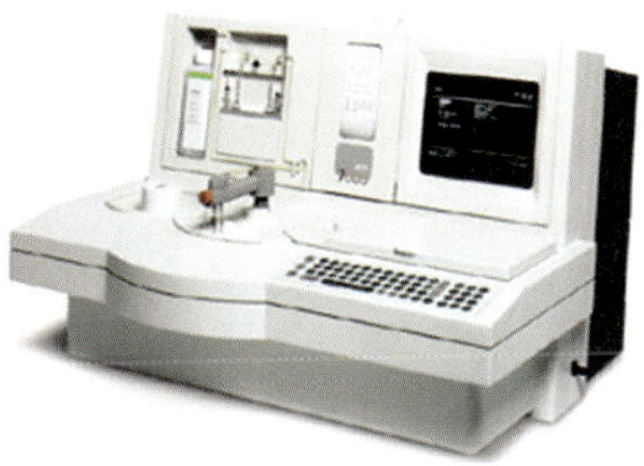

Test	Result	Reference range
PT	41 sec	10~15 sec
aPTT	65 sec	25~40 sec

① Ⅲ
② Ⅶ
③ Ⅸ
④ Ⅹ
⑤ Ⅻ

정답
④

120 아래 사진은 혈액검사부에서 측정하는 검사의 원리를 보여주는 사진이다. 이 원리를 이용한 검사 항목은?

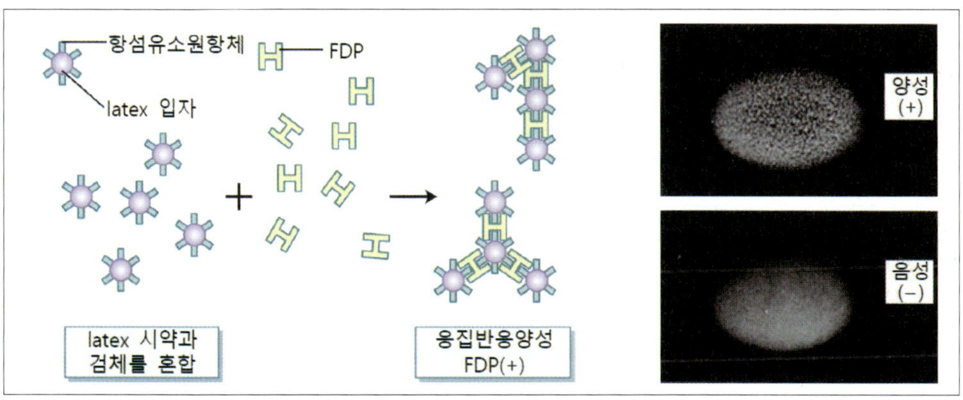

① 혼합시험검사(Mixing test)
② 디-이량체검사(D-dimer test)
③ 프로트롬빈타임검사(Prothrombin time test)
④ 루푸스항응고제검사(Lupus anticoagulant test)
⑤ 프로트롬빈소비검사(Prothrombin consumption test)

정답
②

121 아래 사진은 흐름세포(flow-cytometry) 결과이다. 어떤 세포의 출현이 현저한가?

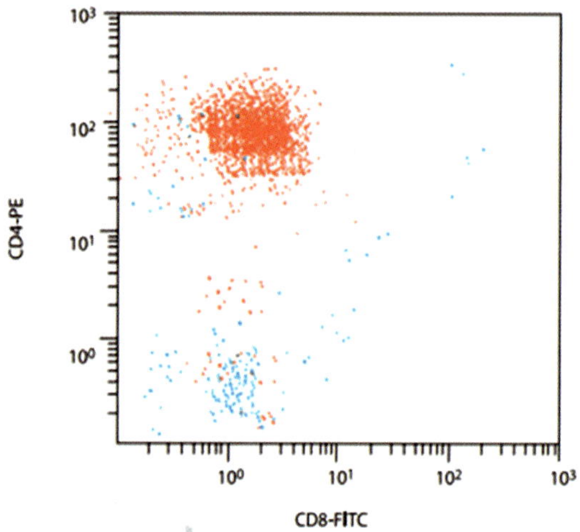

① 단핵구(monocyte)
② 줄기세포(stem cell)
③ 형질세포(plasma cell)
④ B 림프구(B lymphocyte)
⑤ T 림프구(T lymphocyte)

정답
⑤

122 아래 사진은 채혈관 뚜껑 사진이다. 염색체 검사에 사용하는 시험관은?

색	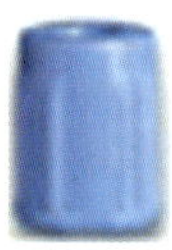	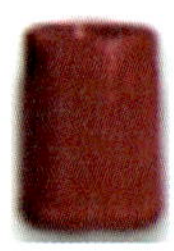	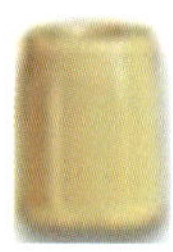	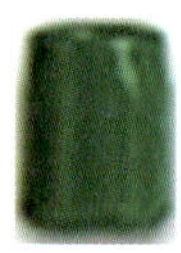	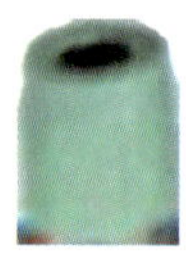
Order fo draw	Sodium Citrate	Serum (Plain)	SST II	Heparin	PST
	(가)	(나)	(다)	(라)	(마)

① (가)
② (나)
③ (다)
④ (라)
⑤ (마)

정답
④

123 아래 사진은 자동혈액분석기에서 볼 수 있는 검사 결과 그래프 사진이다. 혈소판을 나타내는 것은?

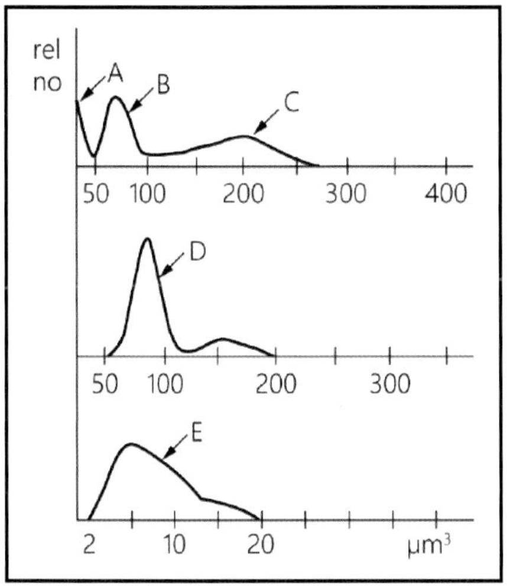

① A
② B
③ C
④ D
⑤ E

정답
⑤

124 아래 사진은 말초혈액도말표본 사진이다. 슬라이드 제작 시 미는 속도가 빠르고 각도가 클 경우 볼 수 있는 도말은?

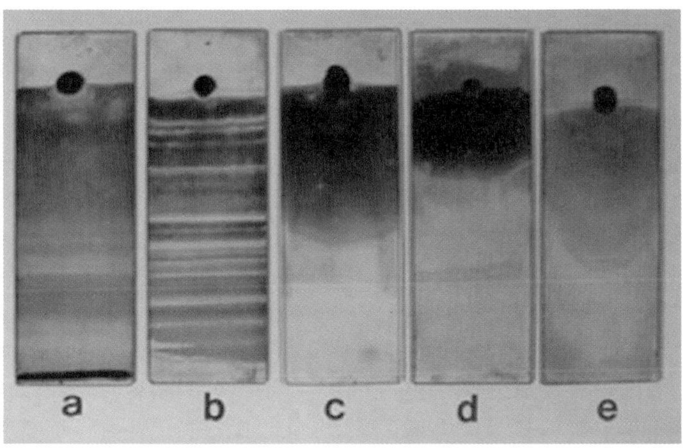

① a
② b
③ c
④ d
⑤ e

정답
④

125 아래 사진은 말초혈액도말 사진이다. 화살표가 가리키는 세포가 관찰되었다면 예상되는 질환은?

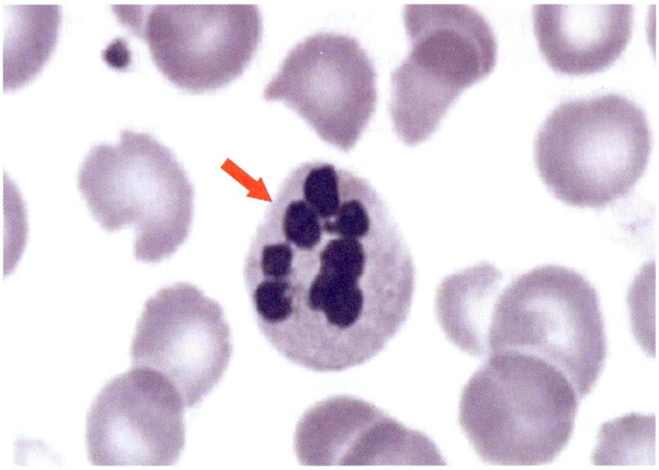

① 다발골수종
② 철결핍빈혈
③ 감염단핵구증
④ 지중해성빈혈
⑤ 거대적혈모세포빈혈

정답
⑤

126 백혈병이 의심되는 환자의 골수 도말로 α-Naphthyl butylate를 기질로 사용하여 비특이적 에스테라제 염색을 실시하였다. 아래 사진의 화살표가 가리키는 세포는?

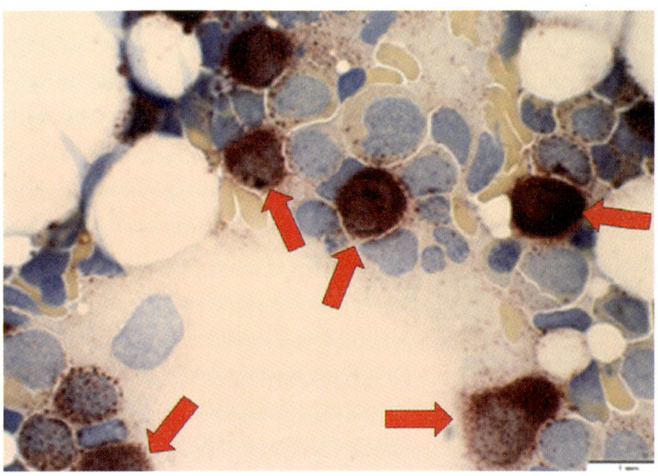

① 단핵구
② 림프구
③ 호산구
④ 호중구
⑤ 호염기구

정답
①

127 응고검사 결과 PT 검사는 정상으로 나왔으나 aPTT 검사는 연장된 결과가 나와 아래 사진과 같은 방법으로 추가 검사를 실시하였다. 추가 검사 결과 정상으로 나왔다면 예상할 수 있는 결핍인자는?

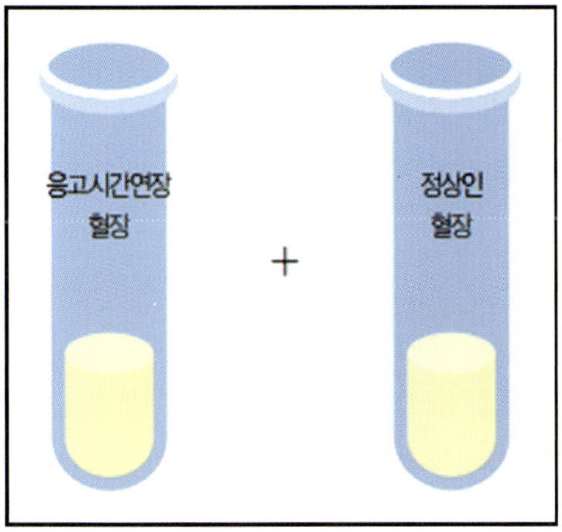

① Ⅰ
② Ⅱ
③ Ⅶ
④ Ⅷ
⑤ Ⅹ

정답
④

128 아래 사진은 핵형분석 사진이다. 염색법은?

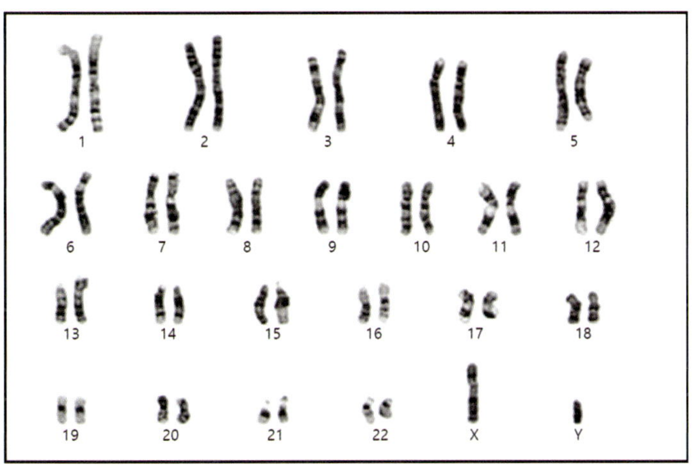

① C 분염법
② G 분염법
③ Q 분염법
④ R 분염법
⑤ NOR 분염법

정답
②

129 아래 사진은 혈액검사부에서 사용하는 장비 사진이다. 사용 목적은?

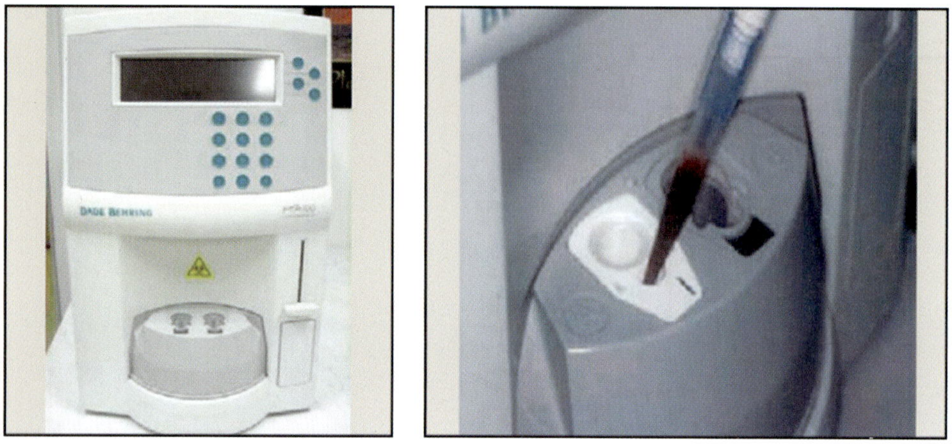

① 혈전탄성계 검사
② 섬유소 용해 검사
③ 혈소판 기능 검사
④ 혈액응고인자 검사
⑤ 혈소판 방출능 검사

정답
③

130 아래 사진은 혈액응고계 검사에 사용하는 시약 사진이다. 올바른 설명은?

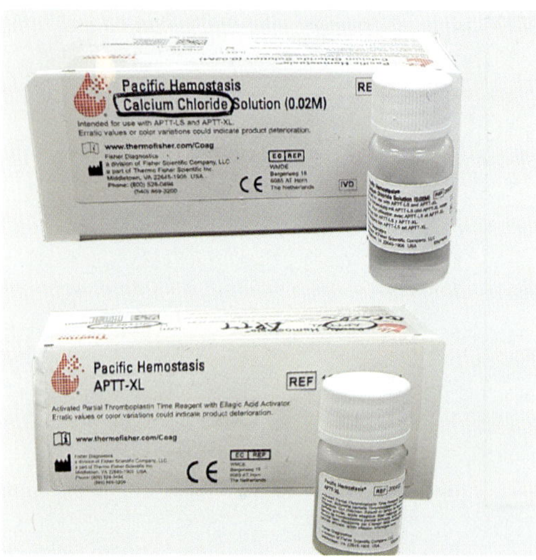

① 검사결과는 INR로 보고한다.
② 염화칼슘의 농도는 0.25M을 사용한다.
③ 쿠마린의 약물 농도를 조절하기 위한 검사다.
④ 내인계 응고기전의 이상유무를 보기 위해 사용한다.
⑤ 외인계 응고기전의 이상유무를 보기 위해 사용한다.

정답
④

131 아래 사진에서 보면 혈구세포가 미세공(aperture)를 통과하면서 전기저항이 발생되며 이는 그래프 상에서 pluse로 표현된다. pluse의 크기가 의미하는 것은?

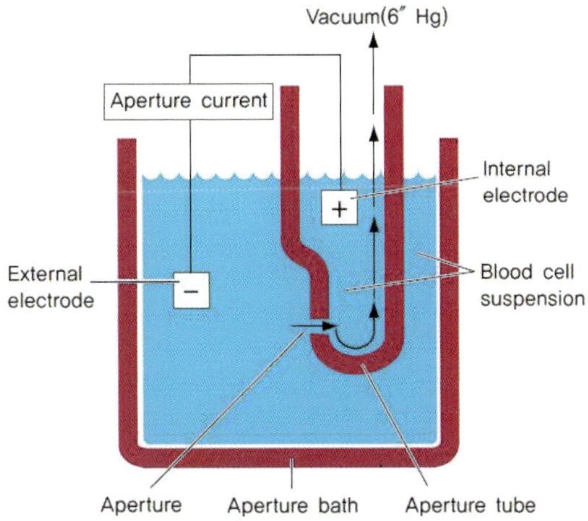

① 세포의 크기
② 세포의 수
③ 세포의 종류
④ 과립의 크기
⑤ 과립의 종류

정답
①

HEMATOLOGY
AND BLOOD
TRANSFUSION
TESTING

Part

04

수혈의학

혈액학 및 수혈 검사학

HEMATOLOGY AND BLOOD TRANSFUSION TESTING

Chapter

01 총론

01 수혈의 역사

1) 혈액형의 발견

년도	학자	업적
1901	Karl Landsteiner	A, B, O 분류
1902		AB 분류
1940	Levine과 Weiner	Rh(D) 발견

2) 항응고제의 개발

년도	업적
1914	구연산(citrate) 물질 발견
1916	구연산(citrate)에 포도당(dextrose) 첨가
1943	ACD(acid citrate dextrose) 개발
1957	CPD(citrate phosphate dextrose) 개발
1976	CPD에 adenine 첨가 CPDA-1 개발(35일 보존)

02 면역 혈액학

1) 응집원(Agglutination) 적혈구 막 표면의 항원(Antigen), 대응하는 항원(Antigen)과 시험관내(in vitro) 에서 결합

2) 응집소(Agglutinin) 적혈구 항원에 작용하여 적혈구를 응집시키는 면역글로불린자가 혈구 응집소(Autoagglutinin) – 동일인의 적혈구를 응집시킬 수 있는 응집소

3) 용혈소(Hemolysin) 응집소와 같으나 그 작용이 적혈구를 용혈시키는 항체

4) 항원(Antigen) 숙주(host)에 이물질 적인 것이 비경구적으로 들어가서 일정한 시간이 경과하여 생체 내에 특이한 항체를 생성

5) 항체(Antibody) – 항원(Antigen)과 특이하게 결합하는 물질

(1) 항체생성 원인에 의한 분류

① 동종항체(Isoantibody) ; 동일종에서 얻은 항원 자극에 의해 생성된 항체, 정상동종/면역동종 항체

② 자가항체(Autoantibody) : 자기 자신의 세포와 조직에 대하여 생체 내에서 생산된 항체, 자가 면역질환과 관계된 항체

(2) 실험적 특성과 발생에 따른 항체의 종류

① 자연항체(Natural antibody) : 뚜렷한 항원 자극 없이 나타난 항체, 태어날 때부터 갖고 있는 항체로 anti-A나 anti-B와 같은 항체

② 면역항체(Immune antibody) : 다른 기전에 의한 항원 자극으로 생성된 항체, anti-Rh

③ 온난항체(Warm antibody) : 37℃의 온도에서 가장 잘 반응하는 항체

④ 한랭항체(Cold antibody) : 4~10℃ 온도와 같은 저온에서 가장 잘 반응하는 항체

(3) 반응태도에 의한 분류

① 완전항체(Complete antibody) : 식염수 매질(medium) 중에서 응집을 일으킬 수 있는 항체

② 불완전항체(Incomplete antibody) : 식염수 매질 중에서는 응집을 일으키지 못하며 고농도의 알부민을 가해줘야 응집을 일으키는 항체

6) 항원 및 항체의 여러 가지 반응들

(1) 감작(Sensitization) 적혈구 표면에 있는 항원 결정 물질에 항체가 물리적으로 부착하는 과정

(2) 감작에 영향을 미치는 인자들(Factors affecting the sensitization)

① 온도(Temperature)

② pH

③ 항온방치시간(Incubation time)

④ 이온의 강도(Ionic strength)

⑤ 항원과 항체의 비율(Antigen-Antibody ratio)

(3) 응집(Agglutination) : 감작된 세포들이 서로 충돌해서 항체와 항체가 서로 붙어 다리를 만들어서 세포가 서로 연결되어서 이루어짐

(4) 용혈(Hemolysis) : 어떤 혈액형 항체들은 보체를 활성화시켜 해당 항원을 가진 적혈구를 용혈시키는 반응을 나타냄

7) 보체(Complement)

(1) 면역혈청 중 항체와 협동작용으로 용혈 또는 용균 반응을 일으키는 활성물질로 C1에서 C9까지 존재

(2 보체의 기능 : 2차적 면역반응을 촉진시켜서 세포용해, 탐식작용, 화학구성, 면역부착현상 등을 일으킴. 몇 가지 분획으로 구성된 일종의 globulin으로 정상 혈청에 들어있음 ★

(3) 열에 대하여 아주 약하며 용혈소 같은 항체가 항원을 감작시키면 이에 흡착되어 비특이적으로 항원·항체반응에 보조역할을 하는 것임

(4) 56℃에 30분 동안 가열하는 비동화 과정에서 완전히 파괴됨. 4℃에서는 1~2일 보존되며 50℃에 냉동하면 2개월 동안 보존이 가능

(5) Heparin이나 EDTA는 항보체작용(ANTI COMPLEMENTING ACTION)이 있으므로 이런 항응고제로 처리한 혈장(Plasma)은 혈청 반응에 쓸 수 없음

[표 4-1-1] 완전항체와 불완전항체의 구

구분	완전항체	불완전 항체
면역 글로불린 종류	IgM	IgG
항체구분	자연항체(생후2~3개월)	면역항체(항원자극)
온도	한랭 항체(4~10℃, 20~25℃)	온난 항체(37℃)
검출매질 종류	식염수매질	알부민, 효소매질, 쿰스, LISS, PEG 등
면역응답(in vivo)	1차 반응(응답)	2차 반응(응답)
검출 항체 종류	anti-A · B · H(규칙항체) anti-P · I, M, N, Le, Lu(불규칙항체)	anti-RH · Le · JK · Kell · S-s,Di 등
태반 통과	불가능	가능(신생아 용혈성질환)

혈액학 및 수혈 검사학
HEMATOLOGY AND BLOOD TRANSFUSION TESTING

CHAPTER 01

총론 핵심 문제

01 완전항체의 개념과 관련이 없는 것은?

① IgM ② 식염수항체
③ 2가항체 ④ 차단항체
⑤ 자연항체

02 항체와 결합하여 용혈 또는 용균반응을 일으키는 물질은?

① 응집원 ② 응집소
③ 용혈소 ④ 조리소
⑤ 보체

03 항체의 항원결합부위는?

① Fc ② Fab
③ CL ④ CH
⑤ JC

04 2차 면역반응에서 가장 높은 항체역가를 보이는 면역글로불린은?

① IgG ② IgM
③ IgA ④ IgE
⑤ IgD

05 혈액형 부적합 수혈의 결과 생성되는 면역글로불린은 무엇인가?

① IgG ② IgM
③ IgA ④ IgE
⑤ IgD

06 1차 면역반응에서 처음에 생성되는 면역글로불린은?

① IgG ② IgM
③ IgA ④ IgE
⑤ IgD

07 시험관 내에서 보체를 불활성화시키기 위한 조건은?

① 22℃에서 30분 방치한다
② 22℃에서 1시간 방치한다
③ 37℃에서 45분 방치한다
④ 56℃에서 30분 방치한다
⑤ 56℃에서 24시간 방치한다

08 부적합 수혈이나 임신 등 면역에 의해서만 생성되는 항체는?

① anti-A ② anti-D
③ anti-H ④ 한랭항체
⑤ 양혈구응집소

정답

01	02	03	04	05	06	07	08
④	⑤	②	①	①	②	④	②

09 **적혈구 감작 및 2차 면역 반응에서 생성되는 면역글로불린은?**

① IgG ② IgM
③ IgA ④ IgE
⑤ IgD

10 **면역항체에 대한 설명 중 옳은 것은?**

① IgM 계열
② 완전항체이다.
③ 태아기 때 형성된다.
④ 온난항체이다
⑤ 태반 통과하지 않는다.

정답

09	10
①	④

Chapter

02 헌혈자의 선택과 채혈

01 헌혈자의 선택

1) 건강진단 관련 요인

(1) **체중(Weight)** 남자 50kg 미만, 여자 45kg 미만인 자

(2) **체온** 섭씨 37.5℃를 초과하는 자

(3) **맥박** 50회/min 미만 또는 100회/min 초과하는 자

(4) **혈압** 이완기혈압 100mmHg 이상 제외됨

수축기혈압 90mmHg 미만 또는 180mmHg 이상인 자

2) 질병 관련 요인

(1) **연령** 만 16세 미만인 자 또는 70세 이상인 자(320mL)

(2) **채혈 간격**

① 채혈 후 2개월이 지나야 하고 혈장만을 채취하는 경우는 14일이 경과 하여야 함

※ 혈소판 성분 채혈은 72시간 경과 후 채혈 가능

② 임신 중이거나 분만 후 6개월이 경과하지 않았으면 제외

③ 외과수술 받은 후 6개월이 경과하지 않으면 제외

④ 콜레라, 디프테리아, 인플루엔자, A형간염, B형간염, 공수병 등 예방접종 후 24시간이 경과하지 않았으면 제외

⑤ 수혈을 받은 후 1년이 경과 하지 않으면 제외

(3) 감염병 환자, 간염, 매독, 결핵, 말라리아, AIDS 환자는 제외

(4) 심장병, 당뇨병, 경련, 알콜 중독자, 심실상실자와 최근 체중이 줄고 있는 자는 제외

(5) 기타 의사의 진단에 의거 부적당한 자

3) 혈색소(Hemoglobin,Hb)

(1) 혈색소(Hb) 검사 실시

(2) 전혈(혈액 비중이 1.053 미만인 자, 혈액 100mL당 12.5g 미만인 자)

(3) 적혈구용적률이 38% 미만인 자

(4) Hemoglobin은 황산동법(Copper sulfate method) 또는 hemoglobinometer로 측정

(5) 과거 1년 이내에 전혈채혈 횟수가 5회 이상인 자

02 채혈(Blood Collection)업무

1) 채혈백(Blood collection bag; Plastic bag)

(1) 채혈백은 발열 물질이 없고(pyrogen free) 무균처리, ACD액, CPD액이 무색 투명 한 것

(2) 채혈백은 혈구의 파괴가 덜 되므로 용혈이 적고 깨질 염려가 없다는 장점

(3) 사용 전 채혈백 점검

① CPDA-1 액이 들어있는 채혈백의 색깔이 투명한지를 관찰해야 하며 이물질이 없는지 확인

② 평평한 탁자 위에 채혈백을 꺼내놓고 위를 눌러서 멸균된 항응고제가 새지 않는지 확인

③ 16gauge 채혈침 보호 뚜껑이 완전히 밀폐되어 있는지 확인, 채혈 시에는 보호뚜껑을 뺀 후 녹물이 있으면 사용치 말아야 함

④ 채혈백 속에 소량의 공기는 무방, 다량의 공기가 있으면 사용 불가(Air bubble 확인)

(4) ATP와 2,3-DPG의 유지

① ATP : 적혈구가 정상적인 형태와 기능 및 구조를 유지하기 위해서는 에너지가 필요하고 이 에너지는 당분해에서 생긴 ATP에 의해 공급. ATP양과 적혈구 형태는 밀접한 관계가 있어 ATP가 증가하면 적혈구의 형태가 정상적으로 되고 생존능도 증가

② 1~6℃ (4℃) 에서 전혈 보존 시 적혈구의 해당계 효소작용 억제→포도당을 에너지원으로 21일간 생존

③ 2,3-DPG : 적혈구의 산소 운반 기능과 관계가 깊으며 수혈효과를 좌우하게 됨

2,3-DPG가 감소되면 조직에 산소를 운반할 수 없고 혈액보존과 더불어 2,3-DPG의 감소는 Hb의 산소친화성을 높여 산소해리곡선의 좌방이동(left shift)을 나타내지만 이러한 현상은 수혈 후 24시간 이내에 정상으로 회복됨

④ 수혈 후 24시간의 적혈구 생존율이 70%이상 이어야 함

⑤ ATP나 2,3-DPG는 유리 채혈병보다 플라스틱 백이 더 잘 보존, ACD전혈보다 CPD전혈이더 좋음

(5) Label 표지법

① ABO 혈액형 및 Rh 혈액형의 blood type

② 매독(syphilis), HBV, HIV, HCV, HTLV, ALT(기재 내용)

③ 의사, 의료기사명

(6) Blood type 표시

① A형 : Yellow

② B형 : Red

③ O형 : Blue

④ AB형: Black

(7) Bag의 종류

① 단일채혈백, Single bag – 전혈(Whole blood)용

② 이중채혈백, Double bag – 농축적혈구/신선동결혈장

③ 삼중채혈백, Triple bag – 성분 제제용 → 혈소판, 농축적혈구/농축혈소판/신선동결혈장

④ 사중채혈백, Quardruple bag – 농축적혈구/농축혈소판/신선동결혈장/동결침전제제

2) 항응고제(Anticoagulant)

(1) ACD–B – Citric acid, Trisodium citrate, dextrose, D.W

→ 혈액 100㎖에 항응고제 25㎖ ⇒ 1 : 4 = 80 : 320

(2) CPDA–1 : Trisodium citrate, citric acid, dextrose, Monobasic sodium phosphate, Adenine → 혈액 100㎖에 항응고제 14㎖ ⇒ 56 : 400

[표 4-2-1] 헌혈 혈액 제제 종류

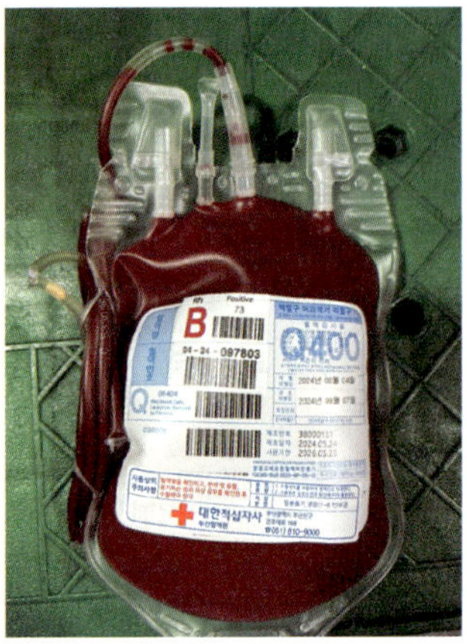

전혈 400ml (사중 채혈백)

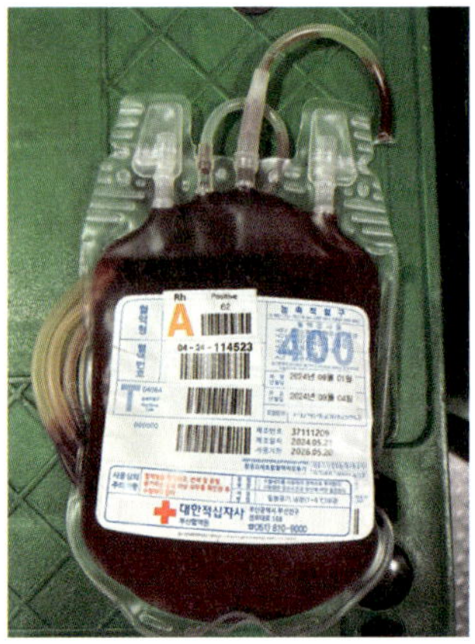

농축적혈구 400ml (삼중 채혈백)

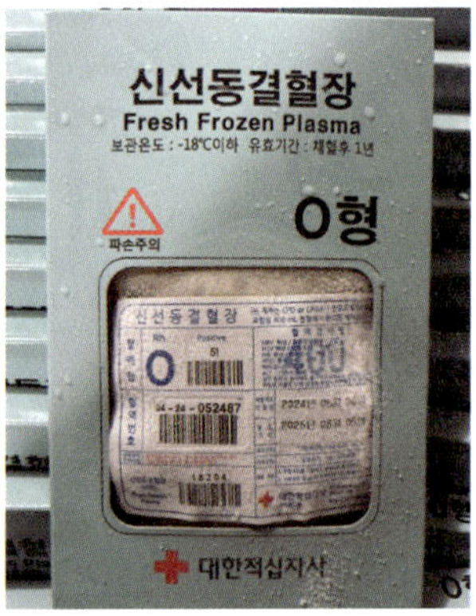

신선동결혈장 (-18℃ 이하, 1년 보관)

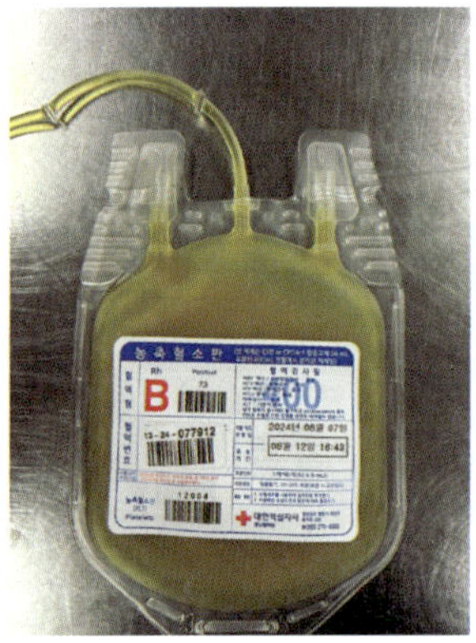

농축혈소판 (22℃, 교반기에 120시간 보관)

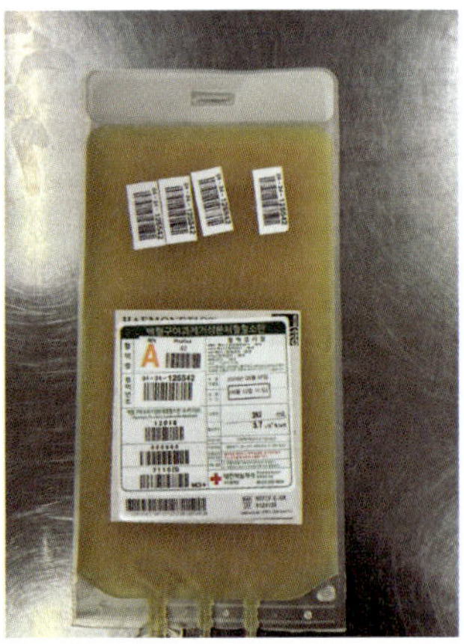

백혈구여과제거성분혈소판(LRSDP)
(22℃, 교반기에 120시간 보관)

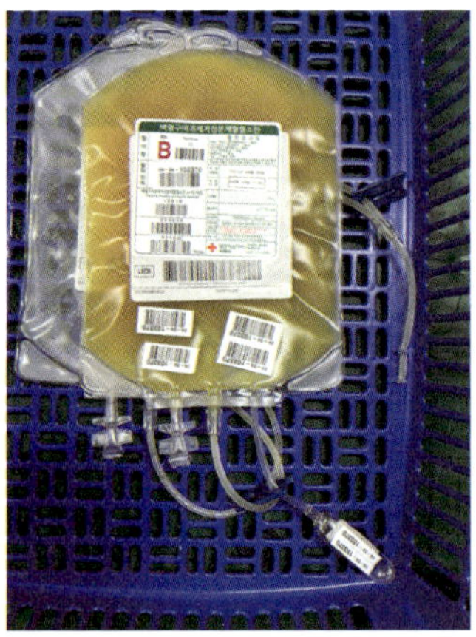

백혈구여과제거성분혈소판(LRSDP)
(22℃, 교반기에 120시간 보관)

혈액학 및 수혈 검사학
HEMATOLOGY AND BLOOD TRANSFUSION TESTING

CHAPTER 02

헌혈자의 선택과 채혈 핵심 문제

헌혈자 선별기준

01 헌혈자로서 적격인 사람은?

① 남성으로 체중이 50kg 이상인 자
② 말라리아 병력자로 치유 후 3년이 경과하지 아니한 자
③ 광견병 예방접종 후 1년이 경과하지 아니한 자
④ 감염병 환자 및 간염, 후천성 면역 결핍환자
⑤ 콜레라, 장티푸스, 렙토스피라증 예방접종 후 24시간이 경과되지 아니한 자

02 400mL 전혈을 하기 위한 혈액비중(SG)은?

① 1.045 이상 ② 1.048 이상
③ 1.050 이상 ④ 1.052 이상
⑤ 1.053 이상

03 헌혈자의 건강진단관련 요인 중 옳은 것은?

① 체중 : 여자 43kg
② 맥박수 : 40회
③ 체온 : 37.8℃
④ 수축기 혈압 : 80mmHg
⑤ 이완기 혈압 : 110mmHg

04 혈장성분채혈을 하기 위한 혈청단백량의 기준은?

① 5g/dL 미만 ② 6g/dL 미만
③ 7g/dL 미만 ④ 8g/dL 미만
⑤ 9g/dL 미만

05 전혈채혈을 위한 혈색소량의 기준은?

① 10.5g/dL 미만
② 11.0g/dL 미만
③ 11.5g/dL 미만
④ 12.0g/dL 미만
⑤ 12.5g/dL 미만

06 400mL 전혈 채혈 시 준수해야 할 채혈금지 개별기준은?

① 혈액비중 1.052 미만
② 혈색소량이 12.0g/dL 미만
③ 16세 미만이거나 65세 이하
④ 17세 미만이거나 65세 이상
⑤ 전혈 채혈 후 1개월, 성분채혈 후 2주가 경과 되지 않은 경우

정답

01	02	03	04	05	06
①	⑤	④	②	⑤	④

헌혈 혈액 검사

07 우리나라에서 헌혈 혈액의 적합성 판정을 위한 검사는?

① HBsAb ② Rubella
③ FTA-Abs ④ anti-HIV
⑤ anti-HBcAg

08 혈액관리법상 헌혈 혈액에 대하여 검사하는 것은?

① HAV ② HBV
③ CRP ④ HEV
⑤ ANA

09 삼중채혈백(Triple bag)의 사용 목적이 아닌 것은?

① 전혈 ② 혈장
③ 혈소판 ④ 농축적혈구
⑤ 동결해동적혈구

10 전혈로부터 농축 혈소판을 분리하기 위한 채혈백은?

① Single bag
② Double bag
③ Triple bag
④ Quadruple bag
⑤ Pheresis

11 채혈백에 부착되는 O형 라벨의 색깔은?

① Blue ② Red
③ Black ④ White
⑤ Yellow

항응고보존액

12 CPDA-1 액 중에 포함하지 않는 성분은?

① Dextrose ② Dextran
③ Citric acid ④ Adenine
⑤ Phosphate

13 적혈구 농축액 보존을 위한 항응고제로 가장 좋은 것은?

① ACD ② CPD
③ CPDA-1 ④ Heparin
⑤ Alsever

14 헌혈 혈액을 가장 오랫동안 보존할 수 있는 항응고제는?

① ACD-A ② ACD-B
③ CPD ④ CPDA-1
⑤ Heparin

15 CPDA-1 의 혈액 보존 유효기간은?

① 7일 ② 20일
③ 25일 ④ 30일
⑤ 35일

정답

07	08	09	10	11	12	13	14	15
④	②	①	③	①	②	③	④	⑤

저장혈액의 변화

16 신설전혈이 유효기간이 얼마 남지 않은 저장 혈액과 다른 점은?

① 2, 3-DPG의 농도가 낮음
② Potassium의 농도가 낮음
③ ATP의 농도가 높음
④ pH가 낮음
⑤ Sodium의 농도가 높음

17 보관된 혈액의 보존 기간 동안 일어나는 생화학적 변화 중 "손상" 의 결과로 맞는 것은?

① pH의 상승
② 헤모글로빈의 감소
③ 혈장 K 이온의 증가
④ 혈장 Na이온의 증가
⑤ 혈장 헤모글로빈의 감소

18 ACD 채혈백의 채혈 직후의 pH는?

① 4.0　② 5.0
③ 7.0　④ 7.4
⑤ 8.0

정답

16	17	18
③	③	④

Chapter

03 혈액형 및 검사

01 ABO식 혈액형

1) 인간의 혈액형 유전자는 A, B, O 세 가지

2) 유전자의 우열관계 : A = B 〉 O

3) 혈액형 대립유전자 : X, Y 성염색체를 제외한 22쌍의 체염색체(상염색체) 속에 자리 잡고 있음

4) 혈청학적으로 동형접합체인 AA, BB, OO와 이형접합체인 AO, BO, AB와의 특성을 구분하지 못함

5) 적혈구막에는 ABO 혈액형을 나타내는 적혈구 항원 결정기를 갖고 있음

이 항원 결정기는 다당체 (Polysaccharide)이며, 다당체의 말단에 결합되어 있는 당(sugar)에 의해 혈액형이 결정

(1) H 형질(O형) : L-fucose ★

(2) A 형질(A형) : N-Acetyl-galactosamine ★

(3) B 형질(B형) : D-galatose ★

▶ A형과 B형 결정기는 H형질 로부터 합성

▶ ABH 항원은 glycolipid이며, Rh항원은 lipoprotein

[표 4-3-1] ABO 유전자형과 표현형

ABO 유전자형	AA	AO	OO	BO	BB	AB	6가지
ABO 표현형	A		O	B		AB	4가지

[표 4-3-2] ABO 항원과 구성

항원 종류	구성성분
A, B, H 항원	Glycolipid(당지질)
Rh	Lipoprotein(지단백)
M, N, S, s, Duffy, Kidd, Diego, 등	Glycoprotein(당단백)

02 ABO 아형★

1) A, B, AB형의 항원성이 양적 혹은 질적으로 이상이 있어서 정상과 비교하여 약한 혈청학적 반응을 보이는 혈액형을 아형(subgroup) 또는 변이형 (variants)라고 함

2) 수혈과 관계가 깊은 A형, AB형들의 아형에는 A_1, A_2, A_1B, A_2B 이들 네 가지들이 중요

3) anti-A로 검사했을 때 강한 응집반응을 나타내는 혈구는 A_1형 또는 A_1B형

4) anti-A로 검사했을 때 약하게 또는 부분적인 응집을 보이거나 응집이 더딘 것은 A_2형, A_2B형일 가능성이 있으므로 anti-A1 lectin, anti-H lectin으로 확인

5) 응집력 : A1 > A_1B > A_2> A_2B > A_3

2019년 국가고시) 항-A1 렉틴에 응집되고 항-H에 비응집 되는 아형은? A_1

point

1) Ig G –anti Rh γ-globulin
2) Ig M –anti A, anti B, anti P, anti M, anti Le, β_2-globulin
3) Ig A : anti A, anti B, anti Rho 등에서도 나타나고 있지만 모유(母乳)의 anti-A, anti-B가 대부분 이것에 속함. β_2-globulin

▶ 항 Rho-(D)는 지적 pH가 6.5~7.0이고, 항-M 항체는 지적 pH가 5.5

▶ 항원항체 비율(antigen-antibody ratio) : 대체로 항원에 비해 항체량을 증가시키면 예민도 상승

▶ Heparin, EDTA 등은 항보체 작용이 있으므로 plasma는 혈청반응에 쓸 수 없음

03 분비형과 비분비형

⇒ 분비형인 사람은 분비물(타액, 정액, 양수, 눈물, 위액, 땀 등)에서 수용성 상태로 존재

⇒ A 형 – H 물질과 A형 물질을 분비

B 형 – H 물질과 B형 물질을 분비

AB형 – H 물질, A형 물질과 B형 물질을 분비

⇒ 분비형(Secretor)의 Gene(인자)은 Se ; 비분비형(Non-secretor)의 Gene(인자)은 se

⇒ 수혈검사에서 분비형과 비분비형 검사는 일반적으로 시행 하지 않는다.

⇒ 타액 중의 형물질을 검사할 때는 분비형 타액으로 검사한다.

예) anti-Le^a-Le^b로 검사

분 비 형 – Le^{a-b+}와 대부분의 Le^{a-b-}

비분비형 – Le^{a+b-}와 일부의 Le^{a-b-}

1) Lewis 식 혈액형 Le^{a+}의 사람은 모두 비분비형, Le^{b+}의 사람은 분비형에 속함

2) Cis AB 형 유전법칙에 따르지 않는 변이형으로 ABO 혈구형 검사와 혈청형 검사 불일치로 발견

3) Bombay(Oh)형

① anti-A, B, H가 있음

② A, B, H 항원이 없음

③ Bombay형 만 수혈

Bombay혈구 + anti-A = 비응집 Bombay혈구 + anti-B = 비응집 Bombay혈구 + anti-H = 비응집	Bombay혈청 + A cell = 응집(Cell typing에서 O형과 동일) Bombay혈청 + B cell = 응집(Cell typing에서 O형과 동일) Bombay혈청 + O cell = 응집(Cell typing에서 O형과 동일)

4) Rh-Hr식 혈액형

① Geno type : Rh 인자 – C, D, E Hr 인자 – c, d, e (★ gel card 2018년 국시 실기)

② Pheno type : 8 가지 (CDE, CDe, cDE, cDe, CdE, Cde, cdE, cde)

③ Rh 양성은 Rh 음성에 대하여 우성으로 유전

④ 항혈청 : anti – D, C, E, c, e (5가지)★

Rh 항원의 면역원성이 높은 순서 : D 〉c 〉 E 〉e 〉C

D(Rho) C(rh') E(rh") d(Hro) c(hr') e(hr")

Fisher – Race 부호 : D C E d c e

Wiener 부호 : Rho, rh'......

⑤ anti–Rh(D) serum의 종류

- Slide test(rapid test tube)용 – Monoclonal anti–D 시약 (IgM, IgG 항체 혼합형, 4~8% 단백 농도 함유)
- Anti–D(IgM) 항체 시약 – 6% bovine albumin

ⓐ control test시 양성 반응이 있거나 연전 형성 혈구가 있을 경우 사용

ⓑ DAT 양성, 혈구에서 Rh(D) 음성 유무 검사 → 4% 단백 함유한 것으로 위양성이 없음

- View box내의 온도는 45~50℃, View box위의 온도는 37~39℃에서 Rh항체는 반응이 잘 됨

5) Rh varient

(1) Weak D 형 : Rh(D)의 변종으로서 간접 쿰스 검사에서 양성으로 나옴

(2) Rh 양성이면서, Rh 양성 혈액을 수혈 받을 수 없음

⇒ 항 글로불린 검사 시 주의점

① IgG는 37℃에서 잘 반응

② 적혈구 부유를 위한 매질은 식염수나 알부민, 항글로불린 검사 시에는 식염수를 사용

③ 반응시간은 37℃ 에서 15~30분간 방치

④ 혈구 세척은 신속히 함→ 지연되면 피복항체들이 유리되어 없어지기 때문

혈액학 및 수혈 검사학
HEMATOLOGY AND BLOOD TRANSFUSION TESTING

CHAPTER 03

혈액형 및 검사 핵심 문제

01 ABO 유전형에 관해 옳은 것은?

① B/O 유전형은 homozygous이다.
② B/B 유전형은 homozygous이다.
③ O/O 유전형은 heterozygous이다.
④ A/B 유전형은 homozygous이다.
⑤ A/O 유전형은 homozygous이다.

02 정상인의 anti-A, anti-B 항체는?

① IgA ② IgG
③ IgM ④ IgE
⑤ IgD

03 부모 모두가 AB형일 때 태어날 수 있는 자녀의 혈액형은?

① AB, A, B형
② AB형
③ B, AB형
④ A, B형
⑤ AB, A, B, O형

04 O형 혈구가 가지고 있는 항원은?

① A ② B
③ O ④ H
⑤ O와 H

05 A형 혈구 와는 응집을 하고, B형 혈구와는 응집하지 않을 때, 이 환자의 혈청 내에 존재하는 응집소는?

① anti-A
② anti-B
③ anti-A와 anti-B
④ anti-Rh(D)
⑤ anti-H

06 Anti-H lectin은 어떤 식물에서 추출하는가?

① Ulex europaeus
② Vicia praminae
③ Dolichos biflorus
④ Iberis amara
⑤ Abrus preactorius

07 Dolichos biflorous 추출액이 반응하는 적혈구는?

① O형 ② A1형
③ A2형 ④ B형
⑤ Oh형(bombay)

정답

01	02	03	04	05	06	07
②	③	①	④	①	①	②

08 Bombay 유전형은?

① H/H만 ② H/H와 h/h
③ H/H와 H/h ④ h/h만
⑤ H/h만

09 A형 혈액형을 결정하는 항원결정기는?

① N-acetylgalactosamine
② D-galactose
③ D-lactose
④ L-fucose
⑤ N-acetylglucosamine

10 B형 혈액형을 결정하는 항원결정기는?

① L-fucose
② N-Acetyl-galactosamine
③ D-galactose
④ Acetylcholamine
⑤ N-Acetyl-glucosamine

11 ABO typing에서 부분응집반응을 일으키는 것은?

① A1 ② A2
③ A3 ④ B
⑤ O

12 A2 혈구와는 응집하고 A1 혈구와는 응집을 보이지 않는 항체는?

① Anti-A ② Anti-B
③ Anti-D ④ Anti-H
⑤ Anti-I

13 Anti-A1 Letin을 추출할 수 있는 식물은?

① Ulex europaeus
② Vicia graminae
③ Dolichos biflorus
④ Iberis amara
⑤ Concanavalia ensiformis

14 anti-H와의 반응성이 거의 없는 혈액형은?

① A_1형
② Am형
③ A_3형
④ Ax형
⑤ A_2B형

15 표현형이 Rh 음성인 유전형은?

① cde/cde
② CDe/cde
③ cDE/cDE
④ cDE/cde
⑤ CDe/cDE

16 Rh 음성 혈액의 설명으로 맞는것은?

① 적혈구의 C인자가 음성인 혈액이다.
② 적혈구의 D인자가 음성인 혈액이다.
③ Rh 혈액형 항원을 전혀 갖지 않는 혈액이다.
④ 혈청 중에 anti-D가 존재하는 혈액이다.
⑤ 간접 Coombs 시험에 의해서만 항원이 검출되는 혈액이다.

정답

08	09	10	11	12	13	14	15	16
④	①	③	③	④	③	①	①	②

17 사람의 혈청 중에 나타나는 anti-D 항체는?

① 정상 자연항체
② 정상 이종항체
③ 면역 동종항체
④ 면역 이종항체
⑤ 한랭 자가항체

18 혈청 중의 불완전항체 anti-D를 검출하는 데 가장 적당한 혈구는?

① O형 cde/cde
② A형 cde/cde
③ O형 CDe/CDe
④ B형 CDe/CDe
⑤ O형 cdE/cde

19 Rh 음성으로 판단되는 유전자의 조합은?

① cDe/cDe
② cDe/cde
③ cDE/cDE
④ Cde/Cde
⑤ CDe/CDE

20 Le, Se, H 유전자를 가지고 있는 Lewis 혈액형은?

① Le(a−b−)
② Le(a−b−)와 Le(a−b+)
③ Le(a−b+)
④ Le(a−b+)와 Le(a+b−)
⑤ Le(a+b−)와 Le(a−b−)

21 항원성분이 혈장에서 혈구로 흡착되어 혈액형이 발현되는 것은?

① MN ② P
③ Lewis ④ Lutheran
⑤ Duffy

22 ABO 혈액형 검사에서 위양성으로 나타나는 경우는?

① 용혈을 양성으로 판정하지 못한 경우
② 시약과 기구 등이 오염된 경우
③ 원심침전이 너무 약한 경우
④ anti-A나 anti-B를 첨가하지 않은 경우
⑤ 혈청과 혈구의 비율이 적절하지 않을 경우

23 응집이 연전현상에 의한 것인지를 판별하기 위한 방법은?

① 알부민 첨가
② 항글로불린 첨가
③ 생리식염수 첨가
④ 임산부 혈청 첨가
⑤ antiserum 첨가

24 Weak D 검사의 원리로 맞는 것은?

① 효소법
② 용출법
③ 흡착법
④ 간접쿰스검사법
⑤ 직접쿰스검사법

정답

17	18	19	20	21	22	23	24
③	③	④	③	③	②	③	④

Chapter

04 혈액성분제제와 수혈요법

1. 혈액성분제제의 제조과정
2. 혈액성분제제 보관관리 기준
3. 수혈의 목적과 수혈 기준치

01 혈액성분제제의 제조과정

전 혈 ─┬ 적혈구 농축
　　　└ 혈소판 풍부혈장 ─┬ 혈소판 농축
　　　　　　　　　　　　└ 신선혈장 ──── 동결혈장

02 혈액성분제제 보관관리 기준★

제 제 명	보존 온도	유효기간	관리 사용 기준
전혈, 농축적혈구	1~6 ℃	CPDA-1 35 일	유효기간은 채혈일 기준
신선동결혈장	-18℃ 이하	1 년	채혈 후 6시간 이내에 분리 동결 해동 후 3시간 이내에 사용 1~6℃ 보관 24시간까지 사용 가능
동결해동적혈구	-65℃ 이하 동결, 해동 후 1~6℃	10 년	제조 후 10년 개방형은 세척 후 24시간 폐쇄형은 세척 후 10일
동결침전제제	-18℃ 이하	1 년	해동 후 1시간 이내에 사용 20~24℃ 보관 6시간까지 사용 가능
농축혈소판, 성분채혈혈소판	20~24℃(실온)	120 시간	보관 시 교반 필요★(교반기 실기 시험)
백혈구제거 혈소판	20~24℃(실온)	120 시간, 개방형 여과는 24시간	보관 시 교반 필요 (★유효기간 2019년 실기)
백혈구제거 적혈구	1~6℃	24시간	채혈 후 10일 이내에 분리

point

국가고시 문제 관련

2018년 국시 실기 용혈성수혈부작용 예방, Hct 70±10%,

혼합시야 반응 : B_3,

한냉응혈소응집 (tube 희석 문제 1:4시작으로 두 번 희석(4배) : 1:16)

혈액제제에서 특정 성분 제거에 사용하는 필터? Sepacell★

03 수혈의 목적과 수혈 기준치

1) 수혈의 목적 적혈구의 산소 운반 능력을 보충, 혈액의 양을 유지, 혈액응고 인자의 보충

2) 수혈을 고려해야 할 기준치

(1) 적혈구(Hct 25% 이하, Hb 8gm/dℓ 이하)

(2) 혈소판수 2만/㎣

(3) 백혈구수 1,000개/㎣

(4) 혈청 총단백량 5.2gm/dℓ

(5) 신선동결혈장(FFP) : PT 〉 16sec, aPTT 〉 60sec의 응고 부전증 또는 응고인자 결핍증

3) 질병의 종류 및 환자의 상태(혈압, 신기능, 요량, 심전도, 폐기능)를 감안하여 주치의에 의해 결정

4) 혈액 관리법

(1) 혈액 = 전혈(혈구 + 혈장)

(2) 혈액 제제는 의약품

(3) 혈액원 업무기록은 기록일로부터 3년간 보존

(4) 혈액원 개설 종합병원, 병원, 대한적십자사가 없는 시군에 소재하는 의원

혈액학 및 수혈 검사학
HEMATOLOGY AND BLOOD TRANSFUSION TESTING

CHAPTER 04

혈액성분제제와 수혈요법 핵심 문제

01 전혈의 적절한 저장 온도는?

① −20℃ ② −12℃
③ 4℃ ④ 12℃
⑤ 22℃

02 혈소판의 적절한 저장 온도는?

① −20℃ ② −12℃
③ 4℃ ④ 12℃
⑤ 22℃

03 다음 제제 중 저장 기간이 가장 짧은 제제는?

① 전혈
② 농축적혈구
③ 신선동결혈장
④ 동결침전제제
⑤ 성분채집혈소판

04 혈액 성분제제 중 보관기간이 가장 짧은 것은?

① 전혈
② 농축적혈구
③ 신선동결혈장
④ 농축혈소판
⑤ 동결침전제제

05 혈액 성분제제 중 보관기간이 가장 긴 것은?

① 전혈
② 농축적혈구
③ 신선동결혈장
④ 농축혈소판
⑤ 동결적혈구

06 수혈용으로 적합한 혈액제제는?

① −18℃ 이하에서 보관된 혈장
② 20~24℃에서 보관된 혈장
③ 1~6℃에서 보관된 농축혈소판
④ 20~24℃에서 보관된 세척적혈구
⑤ 20~24℃에서 보관된 신선동결혈장

정답

01	02	03	04	05	06
④	⑤	⑤	④	⑤	①

Chapter

05 성분채혈 및 수혈 부작용

01 성분채혈

1) 성분채혈 필요한 혈액 성분만 채집하고 다시 몸속으로 넣는 방식

2) 종류 성분채혈혈소판(Pheresis), 백혈구여과제거혈소판(LRSDP)

02 수혈부작용(Adverse effects of blood transfusion)

1) 조기반응

① 용혈성 수혈부작용
② 세균오염
③ Pyrogen부작용 및 발열 부작용
④ 알러지성 부작용
⑤ 순환계 과잉부담현상
⑥ 대량 수혈의 부작용
⑦ Citrate의 중독
⑧ 공기 전색

2) 후기반응

① 질병의 전파(transmission disease)
② 동종감작 (iso-sensitization)
③ 주요 장기와 혈액 내의 철분 침착증(hemosiderosis)

혈액학 및 수혈 검사학
HEMATOLOGY AND BLOOD TRANSFUSION TESTING

CHAPTER 05

성분채혈 및 수혈 부작용 핵심 문제

01 성분채혈혈소판의 보존기간은?

① 24시간 ② 120 시간
③ 7일 ④ 21일
⑤ 35일

02 혈우병 환자에게 적합한 성분제제는?

① packed cell
② Fresh Frozen Plasma
③ Platelet concentrate
④ Washed RBC
⑤ Cryoprecipitate

03 백혈구제거적혈구를 제조할 때 가장 효과적인 백혈구제거방법은?

① 응고법 ② 세척법
③ 여과법 ④ 원심침전법
⑤ 주초단파법

04 수혈 도중 환자의 체온이 2℃ 상승하였다. 수혈부작용의 원인으로 의심되는 것은?

① 철과잉
② 세균오염
③ 혈액량 과다
④ 구연산중독
⑤ 수혈 후 자색반

05 다음 중 가장 흔한 수혈부작용은?

① 급용혈수혈부작용
② 동종면역
③ 비용혈발열수혈부작용
④ 이식편대숙주병
⑤ 아나필락시스 수혈부작용

06 수혈부작용 중 anaphylactic reaction을 옳게 설명한 것은?

① 발생빈도는 1:1000 정도
② 예방책은 anti-histamin 투여
③ 수혈된 혈장 단백질에 대한 항체가 원인
④ 증상은 심한 고열, 호흡곤란, 피부반점
⑤ 진단을 위한 검사는 Anti-IgE와 IgE 정량

07 혈장제제와 그 적응증을 알맞게 연결된 것은?

① 신선전혈-자가수혈
② 농축적혈구-신생아교환수혈
③ 백혈구제거적혈구-발열수혈부작용
④ 동결해동적혈구-아나필락시스 반응 환자
⑤ 세척적혈구-산소결핍성 빈혈 환자

정답

01	02	03	04	05	06	07
②	⑤	③	②	③	⑤	③

08 다음 중 이식편대숙주병을 예방할 수 있는 경우는?

① 신선전혈을 사용할 때
② 세척적혈구제제를 사용할 때
③ 형제자매간의 혈액을 사용할 때
④ 수혈하기 전 방사선조사를 할 때
⑤ 수혈 전 항글로불린 검사를 할 때

09 수혈 후 발열이나 기타 수혈부작용을 줄이기 위해 사용하는 제제는?

① 전혈
② 농축적혈구
③ 세척적혈구
④ 동결적혈구
⑤ 백혈구제거적혈구

10 환자에게 수혈 시 가장 위험한 수혈 부작용은?

① 동종면역
② 급성용혈성
③ 비용혈발열성
④ 아나필락시스
⑤ 이식편대숙주병

11 혈색소뇨 및 저혈압의 증상은 어떤 수혈 부작용의 결과인가?

① 과민성
② 용혈성
③ 알레르기성
④ 발열성 부적합
⑤ 순환혈액의 과부하

12 수혈로 인해 말라리아가 전파될 수 없는 제제는?

① 알부민
② 농축적혈구
③ 신선동결혈장
④ 농축혈소판제제
⑤ 백혈구성분헌혈제제

13 수혈부작용 중 아나필락시스 반응(anaphylactic reaction)을 옳게 설명한 것은?

① 수혈된 혈장 단백질에 대한 항체가 원인
② 증상은 심한 고열, 호흡곤란, 피부반점
③ 발생빈도는 1:1000 정도
④ 예방책은 anti-histamin 투여
⑤ 진단을 위한 검사는 Anti-IgE와 IgE 정량

14 수혈부작용과 원인의 연결이 잘못된 것은?

① Allergy - 혈장단백항체
② 비심장성 부종 - Rh 항체
③ Fever - Granulocyte 항체
④ Anaphylaxis - IgA 항체
⑤ 급성 혈관내 용혈 - ABO 항체

정답

08	09	10	11	12	13	14
④	⑤	②	③	①	⑤	④

Chapter

06 수혈의학 실험

01 혈구형 검사 Cell typing Vs. 혈청형 검사 Serum typing

1) Cell typing(front typing) ; Tube method

(1) 5% 혈구부유액(cell suspension) 1방울(drop) + 항혈청(anti serum) 1 방울(drop)씩

(2) serofuge – 3400rpm에서 15초간 원심분리(centrifuge)

(3) 판독 Reading

2) Serum typing(back typing)

(1) 환자의 serum 2drop + 2~5% A cell, B cell, 1drop

(2) serofuge – 3400rpm에서 15초간 centrifuge

(3) 판독 Reading

[표 4-6-1] ABO 혈액형검사

혈액형	혈구형 검사(cell typing)		혈청형 검사(serum typing)	
	anti-A시약	anti-B시약	A1 혈구	B 혈구
A	+	−	−	+
B	−	+	+	−
O	−	−	+	+
AB	+	+	−	−

02 ABO식 혈액형 검사 ABO grouping

1) Cell typing

(1) Plate 법

① Plate(A,B,D 표시) 또는 Slide 위에 anti-A, anti-B 혈청을 1 방울(drop) 씩 적하시킨다.

② 소량의 피검혈액(항혈청의 1/2량)을 항혈청에 각각 적하 후 나무막대(applicator)로 섞는다

③ plate 또는 Slide를 전후좌우로 기울여 반응을 촉진 시킨 후 2분 이내에 판독

(2) Tube법

① 시험관(tube)에 anti-A, anti-B 혈청을 1 drop씩 적하

② 2~5% 혈구부유액을 각각에 1 drop씩 적하

③ 응집력을 높이기 위해 3,400 rpm에서 15초간 원심분리

④ 시험관(tube)를 tapping(가볍게 두드리기)시켜 솟아오르는 혈구의 응집 여부 관찰

2) Serum(Back) typing

(1) 가검 혈청 2 drop씩을 각각의 tube에 적하

(2) 2~5%(3%) A1 cell, 2~5%(3%) B cell을 각각 1 drop씩 적하

(3) 3,400 rpm에서 15초 동안 원심분리★(국가고시 여러 번 출제)

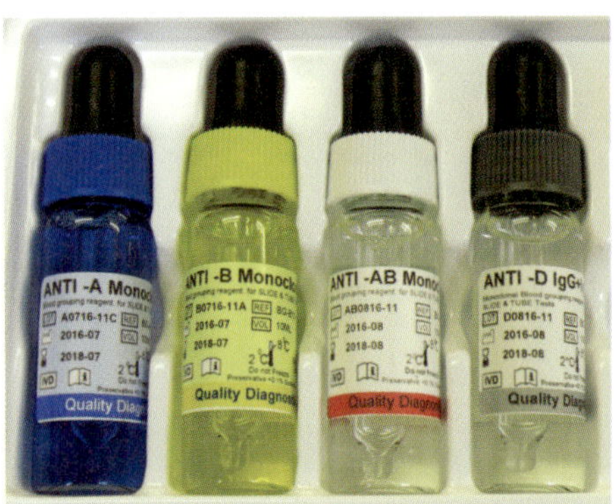

ABO 및 Rh 시약

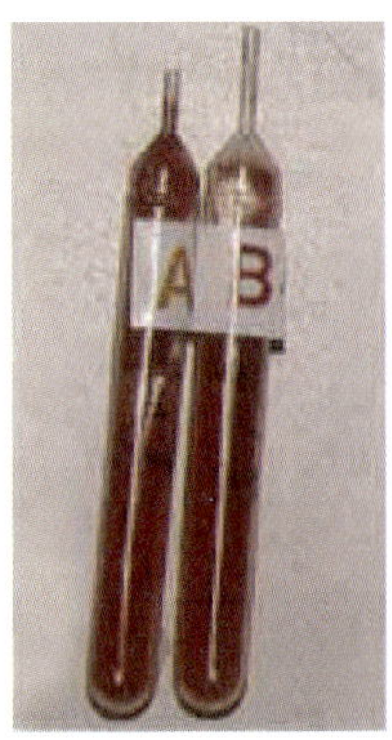

자가 제조한 Acell, B cell

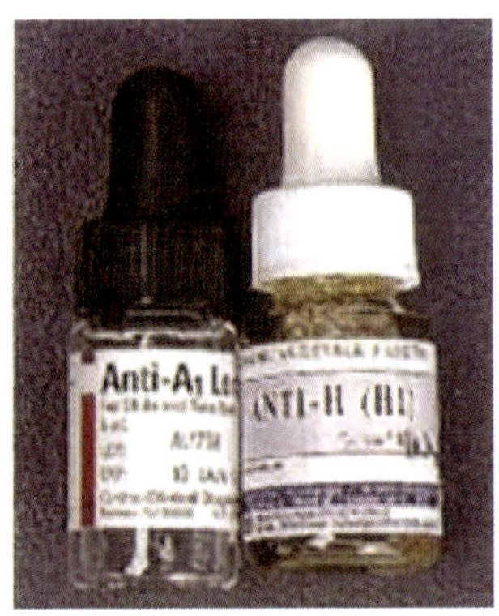

아형검사 시 필요한 Anti – H Lectin과 Anti–A, Lecl

〈그림 4-6-1〉 혈액형 검사 시약

3) 위양성의 원인

(1) 연전형성(rouleaux formation)

(2) 한랭 응집 반응(cold agglutination) 4℃ 일 때

(3) 범응집 반응(pan agglutination) 세균이 항혈청 또는 혈장, 혈구에 작용, 적혈구 표면의 성상이 변화하는 응집반응

(4) 장시간 방치 후 가성응집반응

(5) 후천성 용혈성 빈혈 환자, 이형 폐렴 환자, 전신성 홍반성 낭창증 환자는 강한 자가 응집 반응(autoagglutination)을 일으킴

4) 위음성의 원인

(1) 응집소가 저하에 의한 음성 반응

(2) 적혈구 부유액의 농도가 너무 진할 때

(3) 조급히 검사할 때

(4) 현미경으로 재검사하지 않았을 때

5) 검사 시 주의할 점

① 판독은 2분 이내(단, Variant 또는 항원성이 약해진 경우가 있으므로 3~5분 후 다시 한번 관찰)

② 검사는 실온에서 실시. 가열하면 반응이 약하게 될 수 있음

③ 판독 시 용혈현상이 있으면 양성으로 취급하고, 이를 확인하기 위하여 Serum을 56℃에서 15분간 비동화(Complement incubation)하여 검사

④ 혈구형 검사(Cell typing)과 혈청형 검사(Serum typing)이 일치하지 않는 경우 우선 혈구(Cell)를 warm saline으로 세척하여 재검. 계속 해결되지 않으면 아형, 변종, 불규칙 항체 등의 가능성이 있으므로 선임, 주임기사와 의논하여 정밀검사 실시 함

6) ABO Typing 시 혈구 측 검사와 혈청 측 검사 불일치의 원인

(1) 혈구측 원인

① ABO 변이형으로 항원성이 약한 경우

② 항원성이 감약 됐을 경우(백혈병 등)

③ 자가 항체에 감작됐을 경우

④ 연전현상

⑤ T, Tn, Tk, Th 등 Polyagglutination을 일으키는 경우

(2) 혈청측 원인

① 혈청 중에 불규칙 항체를 갖고 있을 경우(항 A1, 항 P1, 항 La, 항 Lab 등)

② 신생아에서 항A, 항B가 생기지 않았을 경우

③ 저-γ-globulin혈증 또는 혈청 중의 외형물질들의 이상 증가

④ 항체가 너무 높아 지대현상을 일으키는 경우

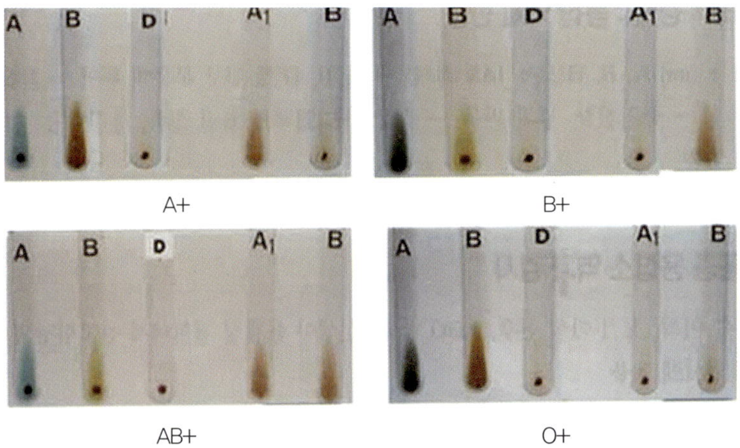

ABO & Rh 혈액형 혈구형, 혈청형 검사의 실례(Tube법)

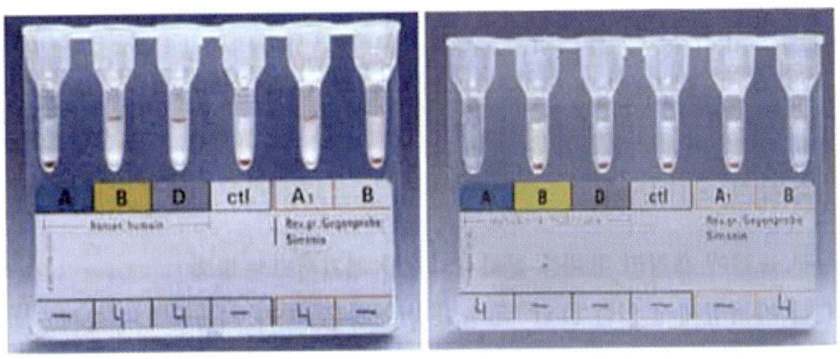

원주응집법을 이용한 ABO & Rh 혈액형 검사
(좌: B형 Rh 양성, 우: A형 Rh 음성)

03 Rh-Hr식 혈액형 검사 Rh-Hr grouping

1) Slide glass 법

① 깨끗한 Slide glass위에 anti-Rh(anti-D) 한 방울(drop)을 놓는다.

② 두 방울의 전혈을 떨어뜨린다.

③ 깨끗한 applicator로 고루 퍼지게 한다.

④ 40~50℃ view box위에 slide glass를 올려놓고 앞뒤로 기울이면서 2분 이내에 판독

2) Weak D test ⇒ Rh typing 음성일 경우 실시

① 가검 혈액을 시험관에 따르고 생리식염수로 3회 세척 후 3% 혈구 부유액 제조

② 2~5% 혈구 부유액 1~2 방울을 시험관에 따른다.

③ Anti-D 1 drop을 넣는다.

④ 혼합 후 37℃ 항온수조(water bath) 상에서 15~30분 가온 시킨다.

⑤ 생리식염수로 3회 세척 후 상층액 제거

⑥ 쿰스 혈청(Coomb's serum, AHG)을 1~2 방울(drop) 적하

⑦ 혼합 후 3400rpm/15초 원심분리 후 tapping시켜 판정

▶ 양성 : Rh(−), Weak D 판정

▶ 음성 : 진정한 Rh(−) 판정

즉, 시험관Ⅰ 응집, 시험관Ⅱ 비응집시 Weak D(+)

양쪽 다 비응집 시 Rh(D)(−)로, 양쪽 다 응집 시 판정을 보류하고 재검사한다.

⇒ 똑같이 검사하되 37℃에 넣지 않고 실온 방치 후 판독하는 control tube를 반드시 실시

[표 4-6-2] 판독 방법

	Anti-D (항혈청)	Bovine Albumin
양성	+	−
음성	−	−
보류	+	+

04 항 글로불린 검사

1) 직접 쿰스 검사(Direct coomb's test)

(1) 생체 내에서 이미 불완전항체에 의해 적혈구가 감작 되었나를 보는 검사

(2) 적용 범위

① 산모와 태아간 Rh형 부적합에 의해 신생아 용혈성질환을 일으켰을 때(★2019년 실기)

② 부적합 수혈(incompatible transfusion)의 의심이 있을 때, 수혈자의 적혈구로 검사

③ 태아적혈모구증(erythroblastosis fetalis)을 의심하는 신생아의 제대혈구(cord blood)

④ 자가면역성 용혈성빈혈(autoimmune hemolytic anemia) 환자일 때의 적혈구로 검사

⑤ 어떠한 약물에 의하여 적혈구가 감작 되었는지를 검사

(3) 튜브(Tube)법

① 환자혈액 소량(5~10 drop)을 시험관에 0.85% saline으로 3~4회 혈구 세척 하여 3% 혈구 부유액 제조

② 다른 tube에 3% 혈구 부유액 1 drop과 anti-human globulin(AHG) 혈청 1~2 drop을 넣고 혼합한 뒤 실온에 3초 방치

③ 3,400rpm/15초 원심분리 후 관찰

2) 간접 쿰스 검사(Indirect coomb's test)

(1) 환자의 혈청 속에 있는 불완전 항체의 존재여부 검사

(2) 혈청 속의 불완전 항체 혈청 속의 불완전 항체를 기지의 O형 적혈구와 적용시켜 감작시킨 후 감작된 적혈구에 항글로불린 혈청을 첨가하여 응집 유무를 확인하는 2단계를 거쳐 간접 쿰스 시험이라 함

(3) 적용 범위

① D, S, Kell, Duffy, Kidd등 혈청 중의 항체 검출

② 수혈을 위한 교차시험의 정밀검사를 함으로서 항체를 검출코자 할 때

③ 태아적아구증을 의심할 때 임산부 혈청 중에서 항체를 검출하려고 할 때

④ 면역 anti-A 및 anti-B 등 불규칙항체의 검출

⑤ 비예기항체(unexpected antibody)의 검출 및 동정

(4) 검사방법

① O형 적혈구를 0.85% saline으로 세척 후 3% 혈구 부유액 제조

② 시험관에 피검혈청 2 drop과 O형의 3% 혈구 부유액 2 drop을 넣고 혼합

③ 37℃ water bath에 30~60분 반응시켜 감작

④ Saline으로 3~4회 세척 후 Coomb's 혈청 2 drop을 넣고 3' 방치 후 3,400rpm/15초 원심분리

⑤ tapping 시켜 응집 유무 관찰

(5) 결과 용혈이나 응집현상을 보인다면 면역항체의 존재를 나타낸 것으로 수혈 불가

3) 위양성 반응의 원 인

① 불완전 한랭항체(incomplete cold agglutinin)가 자연적으로 환자 또는 공혈자의 혈청에 존재할 때

② 검사할 혈구가 세균오염이 되었거나 패혈증 환자의 경우 항글로불린 검사에서 위양성

③ 지나친 원심침전

④ 적절하지 못하게 만든 항글로불린 혈청이 소량의 비특이종 항체를 갖고 있을 때

⑤ 그물적혈구 증가증(reticulocytosis)일 때

★ 2020년 국가고시 : 간접 항글로불린 검사에서 위양성을 보이는 경우는? 과도한 원심 침전

4) 위음성 반응의 원인

① 불충분한 혈구 세척 시

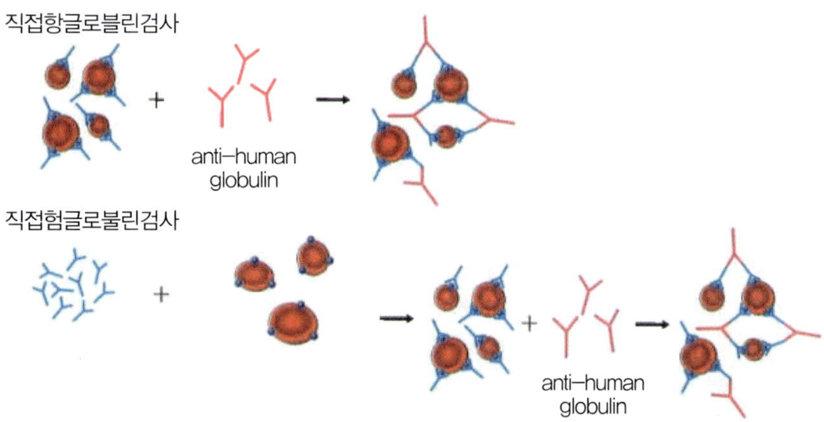

직 · 간접 항글로불린검사(양성)

② 오래된 혈구 부유액 사용 시

③ 항글로불린의 역가가 저하됐을 때

④ 부정확한 항온방치 시간일 때

⑤ 항글로불린 혈청을 넣는 것을 빼먹었을 때

⑥ 혈구 세척과정 중이거나 또는 검사과정 중에 일이 지연되거나 중단하여 방치 하면 적혈구로부터 항체가 용출되기 때문

5) 항글로불린 검사에 영향을 미치는 요인들

(1) 감작과정(sensitization phase in vitro)

① 온도

② 매질

③ 항혈청과 혈구와의 비율 = 2 : 1

④ 반응시간

(2) 혈구세척과정 (cell washing phase)

① 혈구세척은 빨라야 한다.

② 세척 시 식염수를 완전히 따라버려야 한다.

③ 시험관에 식염수를 3/4정도 채운다.

④ 세척 후 곧바로 항글로불린 혈청을 가하는 것

⑤ 혼합 시에는 반드시 parafilm 마개를 해야 한다.

05 적합성 검사 Determination of compatibility

환자에게 안전한 수혈을 위해 혈액은행에서 실시하는 모든 것

1) ABO typing

2) Rh typing → 음성일 경우 Weak D 검사 실시

3) 교차적합시험(Cross matching)

① 시험관에 주시험관(major), 부시험관(minor)을 각각 표시

② 주시험관 : 환자 혈청(수혈될, RS, PS) 2 방울(drop)과 3% 공혈자 혈구(헌혈자적혈구, DC) 부유액 1 방울(drop)을 넣는다.

③ 부시험관 2~5% 혈구부유액(RC, PC) 부유액 1 방울(drop)과 공혈자혈청(헌혈자혈청, DS) 2 방울(drop)을 넣는다.

④ 3,400rpm/15초 원심침전 후 판독

⑤ 22% serological(bovine) albumin 2 방울(drop)을 넣고 3,400rpm/15'초 원심침전 후 판독

⑥ 37℃ water bath에 15분 가온(incubation) 후 3,400rpm/15초 원심침전 후 판독

→ 여기에서 응집이 생기면 온(Warm)항체에 의한 수혈부적합

⑦ 응집이 없었다면 주교차 시험관만을 선택하여 생리식염수(0.85% Normal Saline) 로 3회 세척 후 상층액 제거

⑧ 남은 혈구에 항사람글로불린(AHG) 2 drop을 가하여 3,400rpm/15초 원심침전 후 판독

4) 진행 과정에 의한 검출항체

① 생리식염수(0.85% Normal Saline)에 의한 과정에서 검출되는 항체는 ABO 부적합일 때와 anti-M, anti-N, anti-Lewis 등과 같은 저온에서 잘 반응하는 항체

② 고단백법에 의한 37℃ 가온(Warm) 과정에서 검출되는 항체는 anti-Rh-Hr 계통의 항체, anti-Lewis 항체의 90% 정도가 검출

③ 쿰스 검사(Coomb's test) 과정에서 검출이 잘되는 항체는 anti-Rh-Hr항체, anti-Fy, anti-K, anti-JK, anti-Diego 등을 포함한 불완전 항체의 검출

5) 교차시험 부적합의 원인

(1) ABO형의 불일치

① 아형이거나 그 혈청 속에 불규칙 항체가 있을경우 또는 변이형(variant)일 때

② 이형 수혈을 받은 적이 있거나 또는 태아-모체간 출혈 등으로 적혈구가 한 가지 이상이 혼재 시

③ 세균에 의해 혈액형 항원이 변화되었을 경우

④ 면역결핍증과 같이 IgM 항체의 생산이 결핍되었을 경우

⑤ 급성백혈병 또는 임신 등으로 A항원 또는 B항원이 약해졌을 경우

(2) 특이 또는 비특이 항체 문제

① 비특이 한랭항체(non-specific cold antibody)의 존재

② 자가 항체의 존재

③ Anti-M-P1과 같은 특이 한랭 항체(Cold antibody)의 존재

④ 온난항체의 존재

⑤ 혈액응고에 장애가 있는 경우

⑥ 기술상의 오차 등이 있는 경우

6) 수혈여부의 판정

(1) 주시험 불일치 절대 수혈을 해서는 안 된다.

(2) 부시험 불일치 미량이므로 별문제는 없으나 감작을 일으킬 수 있다.

2023년 국가고시 : 발작성한냉혈색소뇨증(PCH), 도나스란드스테이너 항체? Anti-P

06 불규칙 항체의 추정과 동정 검사

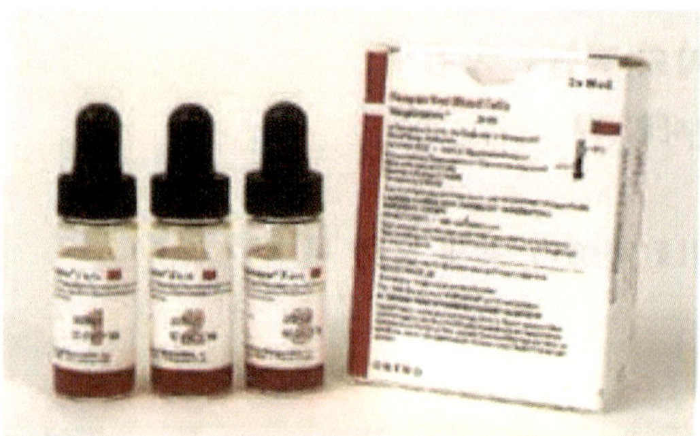

항체 선별용 혈구

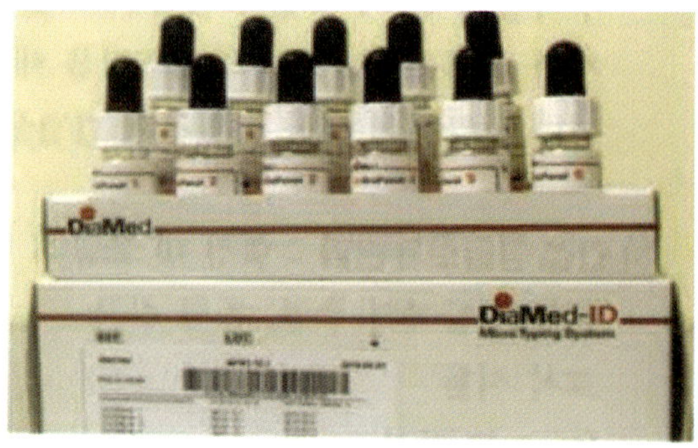

항체 동정용 혈구

1) 의의 수혈 전 환자의 혈청 내 존재하는 불규칙 항체를 선별하여 수혈 부작용을 예방, 안전한 수혈을 실시

2) 시약 보편 항원을 가진 O형 혈구를 조합

3) 검사법

1단계 실온식염수법 → 2단계 37℃ 고단백(알부빈)법 → 3단계 Anti human globulin 법

① 항체선별검사의 예

[표 4-6-3] 항체선별검사의 예

	Rh-hr					KELL		DUFFY		KIDD		MNS				LEWIS		Test Result		
선별혈구	D	C	E	c	e	K	k	Fy^a	Fy^b	JK^a	JK^b	M	N	S	s	Le^a	Le^b	RT	37℃	AHG
1	+	+	0	0	+	+	+	0	+	+	+	+	0	+	+	0	+	0	0	+
2	+	0	+	+	0	0	+	+	0	+	+	0	+	0	+	+	0	0	0	0
3	0	0	0	0	0	0	+	+	0	0	0	0	0	0	0	+	0	0	0	0

해석) 1~3번 선별혈구의 결과 중 AHG의 결과 1번 양성, 2번 음성, 3번 음성과 왼쪽의 불규칙 항체와 결과가 같은 것을 찾는다.

→ C, e, K, Fy^b, M, S, Le^b

② 항체동정검사의 예

[표 4-6-4] 항체동정검사결과의 예

	Rh-hr					KELL		DUFFY		KIDD		MNS				LEWIS		Test Result		
동정혈구	D	C	E	c	e	K	k	Fy^a	Fy^b	JK^a	JK^b	M	N	S	s	Le^a	Le^b	RT	37℃	AHG
1	+	+	0	0	+	0	+	0	+	+	0	+	+	+	+	0	+	0	0	+
2	+	+	0	0	+	+	+	+	+	+	+	+	+	0	+	0	0	0	0	+
3	+	+	+	+	0	0	+	+	0	+	+	+	+	0	+	0	+	0	0	0
4	+	0	0	+	+	0	+	0	0	+	0	+	+	0	+	0	0	0	0	0
5	0	+	0	+	+	0	+	+	+	0	+	0	+	0	+	0	+	0	0	+
6	0	0	+	+	+	0	+	0	+	+	0	+	+	0	+	+	0	0	0	+
7	0	0	0	+	+	+	+	0	+	+	0	+	+	+	+	0	+	0	0	+
8	0	0	0	+	+	0	+	0	+	0	+	+	0	+	0	0	+	0	0	+
9	0	0	0	+	+	0	+	+	0	0	+	+	+	+	0	+	0	0	0	0
10	0	0	0	+	+	0	+	0	+	0	+	0	+	0	+	0	+	0	0	+
11	+	+	0	0	+	0	+	0	+	+	+	+	0	+	0	0	+	0	0	+

해석) 1~11번 동정혈구의 결과 중 AHG의 결과 1번 양성, 2번 양성, 3번 음성, 4번 음성, 5번 양성, 6번 양성, 7번 양성, 8번 양성, 9번 음성, 10번 양성, 11번 양성과 왼쪽의 불규칙 항체와 결과가 같은 것을 찾는다.

→ Fy^b

CHAPTER 06

수혈의학 실험 핵심 문제

ABO 혈액형 검사

01 ABO 혈액형검사의 시험관법에 대해 맞는 것은?

① 혈구농도는 30%가 적당하다.
② 혈청형 검사는 37℃에서 한다.
③ 혈구형 검사에서 anti-A 혈청에만 응집하면 A형이라고 판정한다.
④ 혈구형 검사와 혈청형 검사가 다르면 아형일 수 있다.
⑤ anti-H lectin에 응집하지 않는 혈구는 Bombay형이라고 판정한다.

02 ABO 혈액형 검사에서 위양성으로 나타나는 경우는?

① 용혈을 양성으로 판정하지 못한 경우
② 혈청과 혈구의 비율이 적절하지 않을 경우
③ 원심침전이 너무 약한 경우
④ anti-A나 anti-B를 첨가하지 않은 경우
⑤ 시약과 기구 등이 오염된 경우

03 혈액형 판정을 위한 원심침전 조건으로서 가장 좋은 것은?

① 1,000rpm 15초간
② 1,000rpm 15분간
③ 2,000rpm 5분간
④ 3,000rpm 5분간
⑤ 3,400rpm 15초간

04 ABO 판정용 항혈청 anti-A가 A1cell과 반응하는 최소 응집소가는?

① 64배　② 128배
③ 256배　④ 512배
⑤ 1024배

05 Serum typing에서 기지 A형 혈구에만 응집되면 혈액형은?

① A형　② B형
③ A2형　④ AB형
⑤ O형

06 ABO 혈액형검사의 시험관법에 사용되는 혈구부유액의 농도는?

① 2~5%　② 5~10%
③ 10~15%　④ 15~20%
⑤ 40~50%

정답

01	02	03	04	05	06
③	⑤	⑤	③	②	①

07 혈액형 판정에 관해서 옳은 것은?

① ABO식 혈구형 검사결과가 anti-A(+), anti-B(+)라면 AB형이다.
② ABO식 혈청형 검사결과가 A혈구(-), B혈구(+), O혈구(-)라면 B형이다.
③ ABO식 혈청형 검사결과가 A혈구(+), B혈구(+), O혈구(+)라면 O형이다.
④ Rh 신속 시험관법에서 anti-D(-), Albumin 대조(-)라면 Rho(D) 음성이다.
⑤ ABO식 혈구형 검사결과가 anti-A(-), anti-B(-), anti-H(+)라면 Bombay형(Oh)이다.

08 anti-A, anti-D에 응집하고 anti-B에 비응집이면 혈액형은?

① A형 Rh(+) ② A형 Rh(-)
③ B형 Rh(-) ④ O형 Rh(+)
⑤ O형 Rh(-)

09. 혈구형 검사에서 anti-A, anti-B에 모두 응집하는 것은?

① A형 ② B형
③ AB형 ④ O형
⑤ 약 D형

10 환자혈청이 기지의 A혈구와는 응집하지 않고, 기지의 B혈구와는 응집하는 경우 환자의 혈액형은?

① A형 ② B형
③ O형 ④ AB형
⑤ Bombay형

11 ABO 혈액형검사 에서 위음성의 원인은?

① 역전현상의 경우
② 판독시간을 지연한 경우
③ 고역가 한랭응집소가 있는 경우
④ 세균에 의한 범응집반응의 경우
⑤ 적혈구부유액의 농도가 너무 진한 경우

12 A형의 아형을 판단하는 데 필요한 시약은?

① anti-B, O cell, B cell
② A1 cell, anti-A, B cell
③ A2 cell, anti-A1 lectin, anti-H lectin
④ anti-H, anti-AB, anti-B
⑤ A cell, B cell, AB cell

13 응집이 연전현상에 의한 것인지를 판별하기 위한 방법은?

① 알부민 첨가
② 항글로불린 첨가
③ 생리식염수 첨가
④ 임산부 혈청 첨가
⑤ antiserum 첨가

14 응집결과가 연전현상일 경우 가장 좋은 해결법은?

① 열을 가한다.
② 자가흡착을 한다.
③ 항체동정검사를 한다.
④ 항체용출검사를 한다.
⑤ 적혈구를 세척하고 혈청을 희석한다.

정답

07	08	09	10	11	12	13	14
①	①	③	①	⑤	③	③	⑤

15 Weak-D 검사에 해당 되는 것은?

① Saline + 22℃ 가온
② Albumin + 37℃ 가온
③ Saline + 37℃ 가온
④ 37℃ 가온 + IAT
⑤ 37℃ 가온 + LISS

16 혈액형 검사결과 혈구형과 혈청형이 불일치 할 때 혈구의 원인은?

① ABO 변이형
② 이상단백질 증가
③ 자가항체의 존재
④ Anti-A의 과량 존재
⑤ 자가항체의 존재

교차시험(cross matching)

17 주교차 시험으로 맞는 조합은?

① 환자혈구 + 공혈자 혈청
② 환자혈구 + 항글로불린 혈청
③ 공자혈구 + 환자혈청
④ 공혈자혈구 + 항글로불린 혈청
⑤ 환자혈구 + 환자혈청

18. 주교차 시험에 대한 맞는 설명은?

① 수혈자의 혈청과 공혈자의 혈구를 반응시켜 공혈자의 항체 유무를 검사한다.
② 수혈자의 혈장과 공혈자의 혈구를 반응시켜 수혈자의 항체 유무를 검사한다.
③ 수혈자의 혈청과 공혈자의 혈구를 반응시켜 수혈자의 항체 유무를 검사한다.
④ 공혈자의 혈장과 수혈자의 혈구를 반응시켜 수혈자의 항체 유무를 검사한다.
⑤ 공혈자의 혈청과 수혈자의 혈구를 반응시켜 공혈자의 항체 유무를 검사한다.

19 교차시험의 모든 단계에서 강하게 반응하고, 항체선별검사 및 동정검사에서 양성반응을 보였으나 제대혈과는 응집하지 않는 경우 의심되는 항체는?

① anti-i ② anti-I
③ anti-H ④ anti-p
⑤ anti-M

20 한랭항체의 검출이나 ABO 적합성의 확인을 위한 교차시험법은?

① 효소법
② 37℃ 식염수법
③ Albumin 법
④ 실온 식염수법
⑤ 항글로불린법

21 주교차 시험에서 B형 혈액형 환자에게 적합한 공혈자 혈액형은?

① B와 O형
② A와 O형
③ AB와 O형
④ A와 AB형
⑤ AB와 B형

정답

15	16	17	18	19	20	21
④	①	③	③	②	④	①

22 직접항글로불린(DAT) 검사와 간접항글로불린(IAT) 검사에서 위 음성의 결과를 보이는 것은?

① 혈청과 혈구의 혼합물을 과도한 세척
② 환자의 혈액 검체가 세균으로 오염되었을 때
③ 환자의 혈액 검체가 실리콘 젤을 포함하고 있는 tube 속으로 수집이 되었을 때
④ 혈청과 혈구의 혼합물을 식염수를 이용해서 세척한 후 유리 용기에 보관하였을 때
⑤ AHG의 첨가가 40분 동안 지연되었거나 혈청과 혈구의 혼합물을 세척 한 후에 더 첨가를 하였을 때

23 부적합성에 의한 가장 심각한 수혈 부작용은 다음 중 어떤 혈액형 체계에 의한 것인가?

① ABO ② Rh
③ MN ④ Duffy
⑤ Kidd

24 응급한 상황에서 Rh 음성인 적혈구의 유전형이 CDe/CDe인 Rh 양성인 환자에게 수혈 되었때, 가장 발견 가능성이 높은 첫 번째 항체는?

① anti–c ② anti–d
③ anti–e ④ anti–E
⑤ anti–D

25 HLA항원 검사가 중요한 이유는?

① 장기이식
② 가족수혈
③ 혈액제공자
④ Rh 혈액형 부적합
⑤ ABO 혈액형 부적합

26 헌혈한 혈액에서 백혈구를 제거할 때 가장 효과적인 제거 방법은?

① 세척법
② 원심침전법
③ 페리시스법
④ 방사선조사법
⑤ 필터를 이용한 여과법

27 아래 내용 중에 anti–i에 대한 특징은?

① 일반적으로 IgG이다
② 한냉응집소 이다
③ 37℃에서 가장 잘 반응한다
④ 신생아 용혈성 질환과 관련이 있다
⑤ 지연성 수혈부작용과 관련 있다

28 수혈 후에 과민성 반응이 발생하는 환자는 대부분 무엇을 가지고 있는 환자인가?

① 백혈구 항체 ② 적혈구 항체
③ IgA 결핍 ④ factor8 결핍
⑤ IgG 결핍

29 아래의 항원 중에, 신생아의 용혈성 질환과 가장 연관이 있는 것은?

① Lea ② P1
③ M ④ Kell ⑤ Duffy

30 교차적합시험 시 헌혈 혈액 관분절의 보존기간은?

① 24시간 ② 48시간
③ 3일 ④ 5일 ⑤ 7일

정답

22	23	24	25	26	27	28	29	30
⑤	①	①	①	⑤	②	③	④	⑤

Chapter

07 수혈의학 정도관리

01 혈액은행 필요 장비

혈액은행 냉장고, 냉동고, 혈구응집관찰용 원심분리기, 성분제제용 원심분리기, 자동 혈구세척기, 수조, Heat block, 항온기, 혈소판 보존기, 혈액 방사선 조사기

02 혈액은행 냉장고, 냉동고, 원심분리기 정도관리

1) 온도유지 점검 : 매일, 냉장고 1~6℃, 냉동고 : –18℃ 이하

2) 냉장고 안의 수은 온도계와 냉장고 밖의 디지털 온도계 일치 여부 확인

3) 온도기록지 주 1회 교체, 교체자 서명 필

4) 온도 경보장치가 정확하게 작동하는지 관찰

5) 헌혈기록지 10년 보관

6) 원심 분리기 최소 년 2회 회전수를 체크(타코미터)

CHAPTER 07

수혈의학 정도관리 핵심 문제

01 다음 중 매일 정도관리 해야 하는 것은?

① 혈압계
② 냉장 온도계
③ 항혈청 시약
④ 원심분리기
⑤ 혈액전용냉장고 보관 전혈

02 혈액은행 검사 장비 중 원심분리기의 속도를 확인하는 것은?

① centrifuge
② tachometer
③ nephelometer
④ PH meter
⑤ urinometer

03 혈액전용 냉장고에 내부정도관리용으로 온도를 측정하는 것은?

① thawer
② centrifuge
③ waterbath
④ tacometer
⑤ thermometer

04 헌혈기록지의 보관 기간은?

① 1년 ② 3년
③ 5년 ④ 10년 ⑤ 20년

정답

01	02	03	04
③	②	⑤	④

HEMATOLOGY
AND BLOOD
TRANSFUSION
TESTING

Part

05

수혈의학 실기

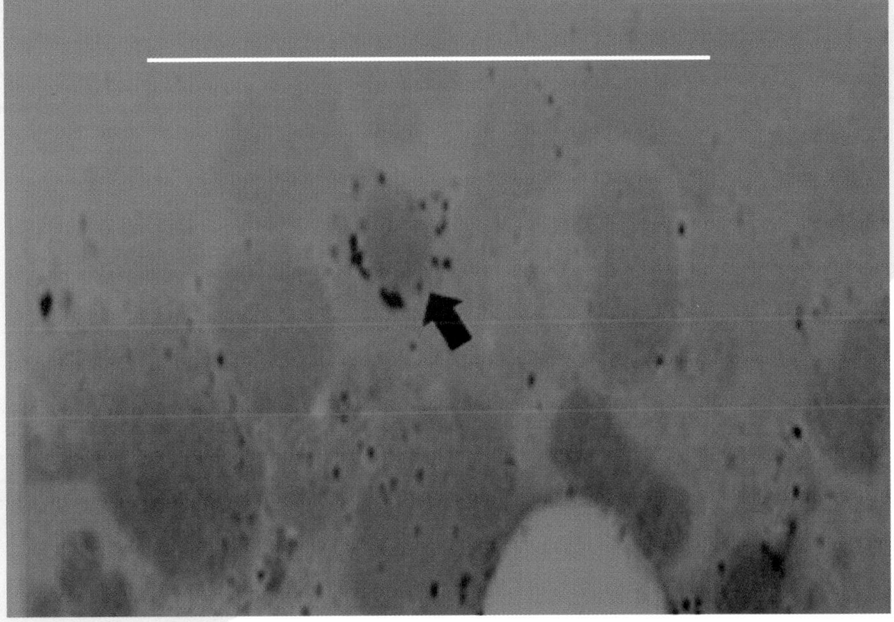

01 혈액 전용 냉장고의 보관 온도는?

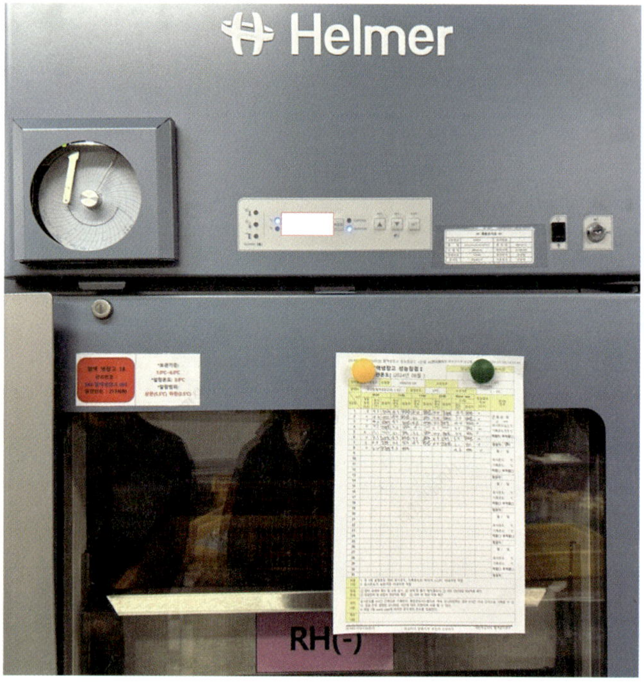

① 4℃ ② 10℃ ③ −20℃ ④ 20℃ ⑤ 37℃

정답
①

02 아래 사진에 보이는 시약은 어떤 검사에 사용하는가?

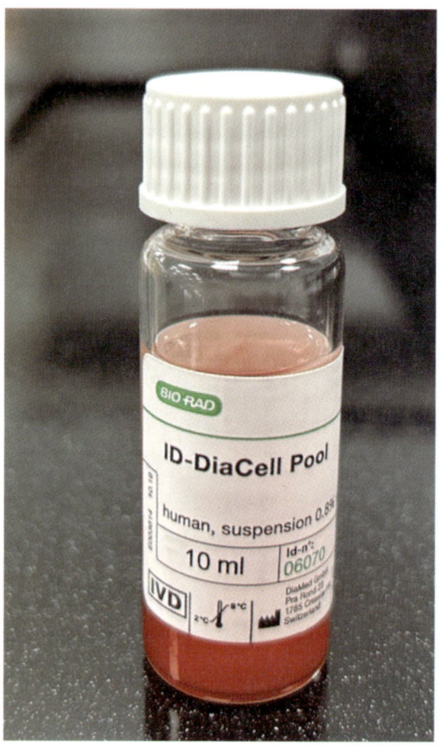

① 혈액형검사
② 효소검사
③ 항체선별검사
④ 항체동정검사
⑤ 교차적합검사

정답
③

03 아래 사진에 보이는 시약은 어떤 검사에 사용하는가?

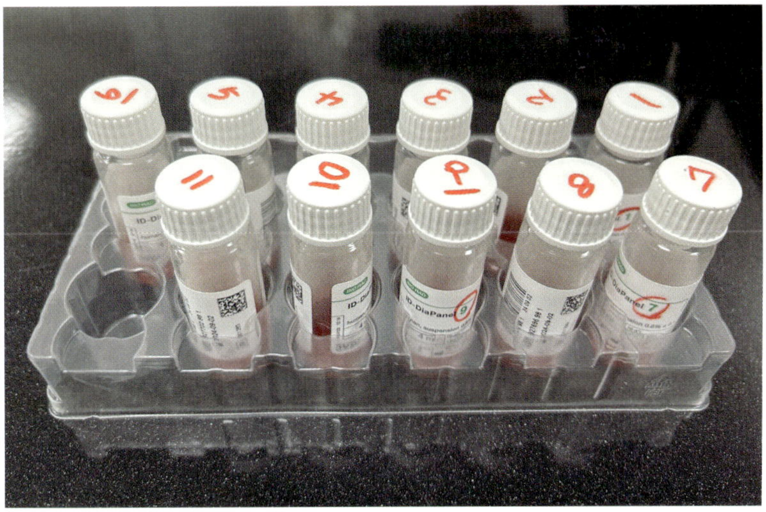

① 혈액형검사
② 효소검사
③ 항체선별검사
④ 항체동정검사
⑤ 교차적합검사

정답
④

04 아래 사진에 보이는 것은 어떤 성분을 분리하기 위해 사용하는가?

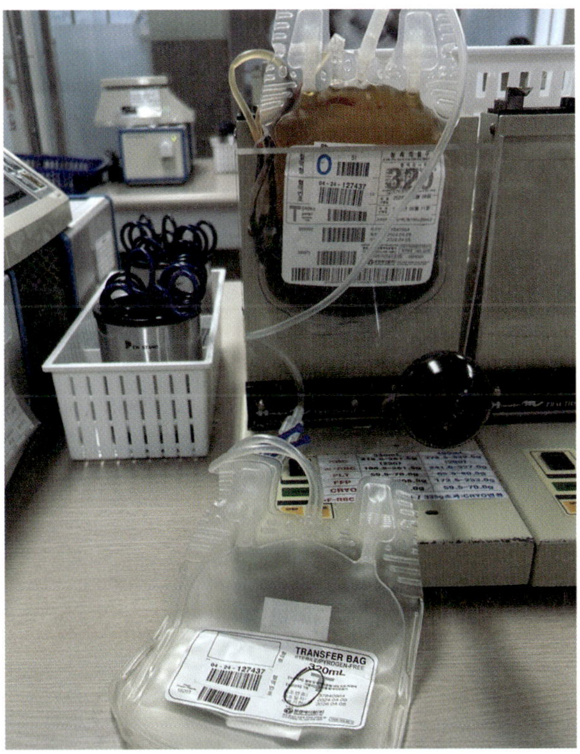

① 혈소판+적혈구
② 혈소판+백혈구
③ 혈소판+혈장
④ 적혈구+혈장
⑤ 전혈

정답
④

05 아래 사진은 어떤 검사를 하기 위한 시약인가?

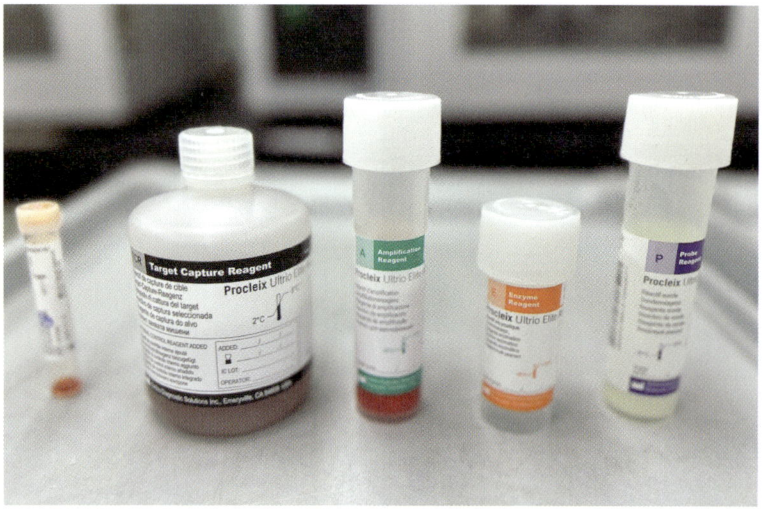

① RPR
② HBsAg
③ HTLV
④ NAT
⑤ ABO-Rh

정답
④

06 아래 사진에서 보이는 검사 장비는 어떤 검사를 하는 것인가?

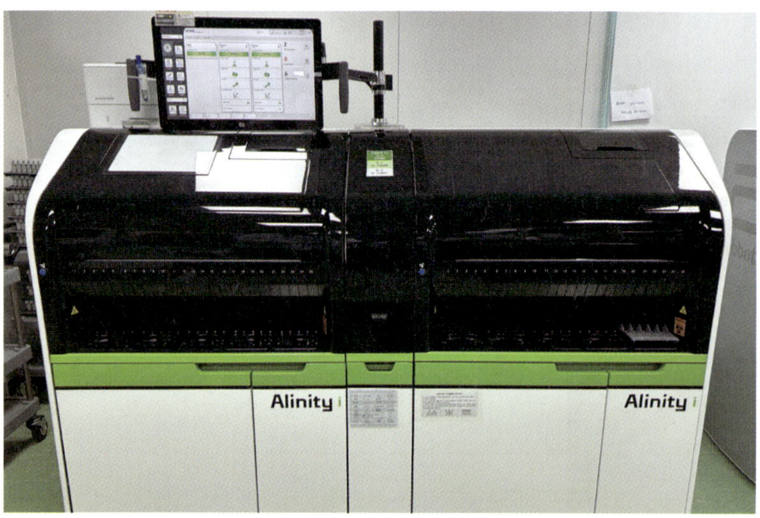

① RPR
② HBsAg
③ HTLV
④ NAT
⑤ ABO-Rh

정답
⑤

07 아래 사진의 장비로 보관할 수 있는 혈액제제는?

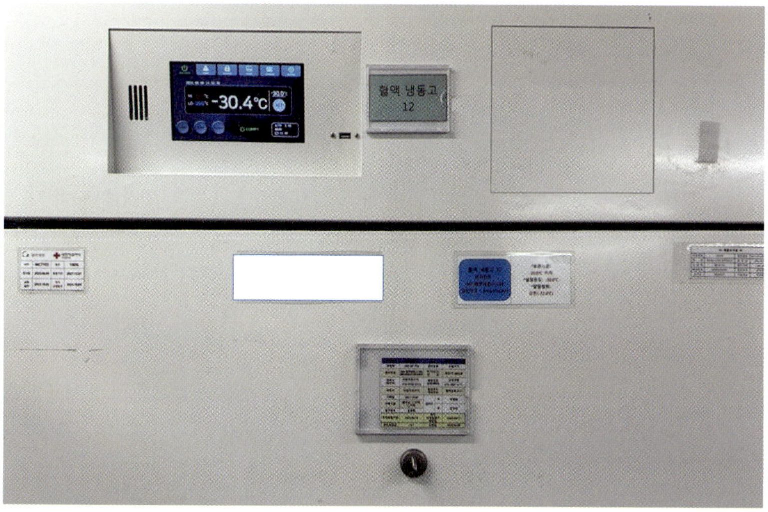

① 혈장제제
② 혈소판제제
③ 농축적혈구
④ 세척적혈구
⑤ 백혈구제제

정답 ①

08 아래 사진에서 보이는 것은 어떤 검사를 하기 위한 것인가?

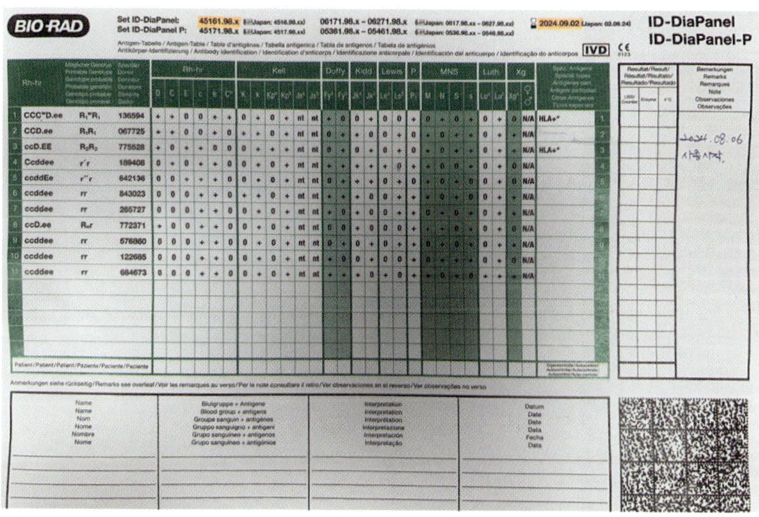

① 혈액형검사
② 효소검사
③ 항체선별검사
④ 항체동정검사
⑤ 교차적합검사

정답 ④

09 아래 사진에서 보이는 것은 어떤 검사를 하기 위한 것인가?

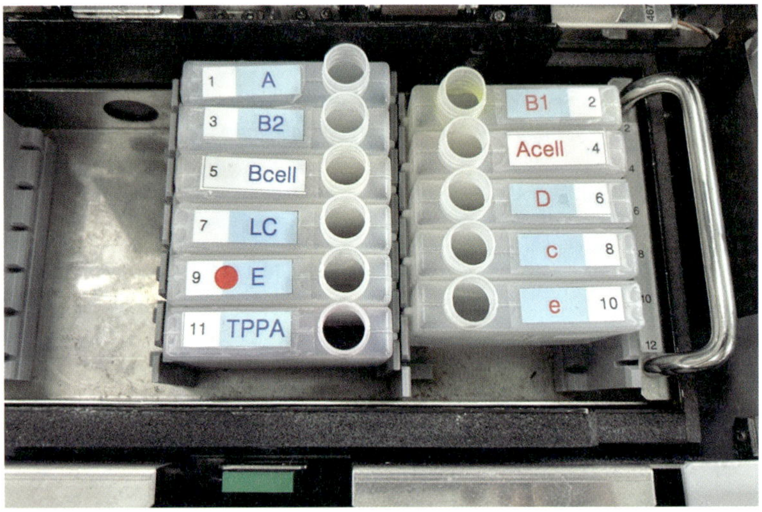

① 혈액형검사
② 효소검사
③ 타액검사
④ 항체동정검사
⑤ 교차적합검사

정답
①

10 아래 사진에서 보관이 가능한 혈액제제는?

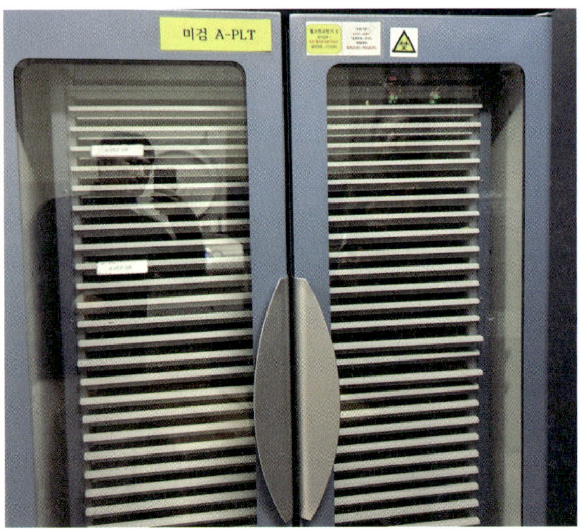

① 혈장제제
② 혈소판제제
③ 농축적혈구
④ 세척적혈구
⑤ 백혈구제제

정답
②

11 아래 사진은 혈액제제를 만들기 위한 것인가?

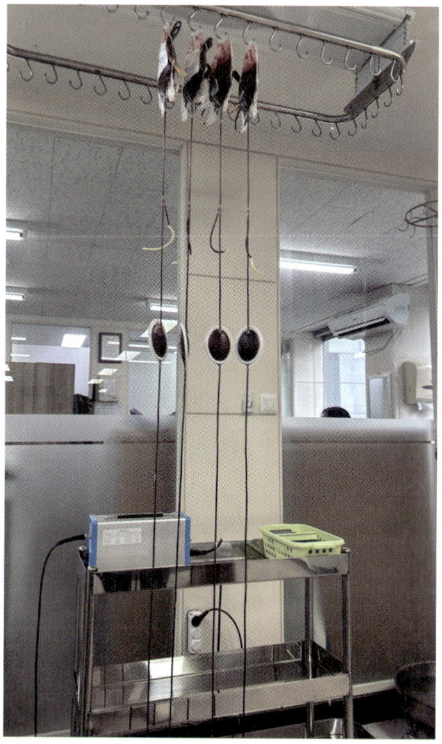

① 혈장제제
② 혈소판제제
③ 농축적혈구
④ 세척적혈구
⑤ 백혈구여과적혈구

정답
⑤

12 아래 사진에서 보이는 장비로 할 수 있는 것은?

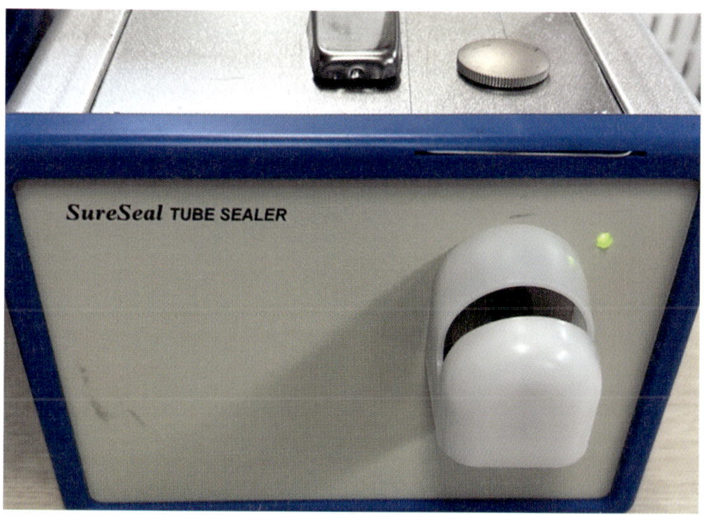

① 여과
② 침전
③ 원심
④ 관분절
⑤ 혈구세척

정답
④

13 아래 사진에서 보이는 냉매제로 보관이 가능한 혈액제제는?

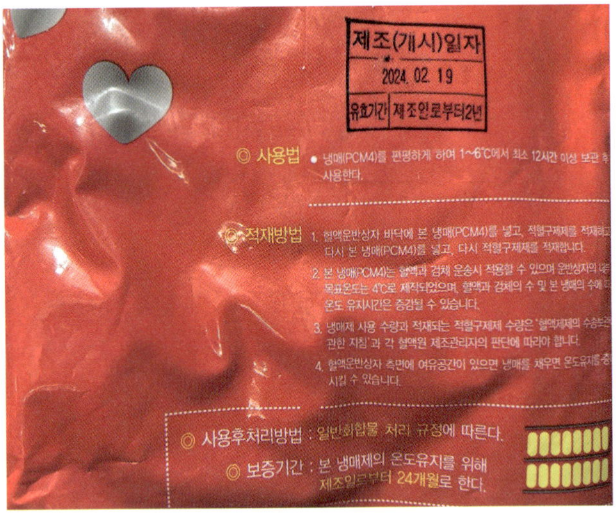

① 혈장제제
② 혈소판제제
③ 적혈구제제
④ 세척적혈구
⑤ 백혈구제제

정답
③

14 혈소판 농축액의 보관 온도는?

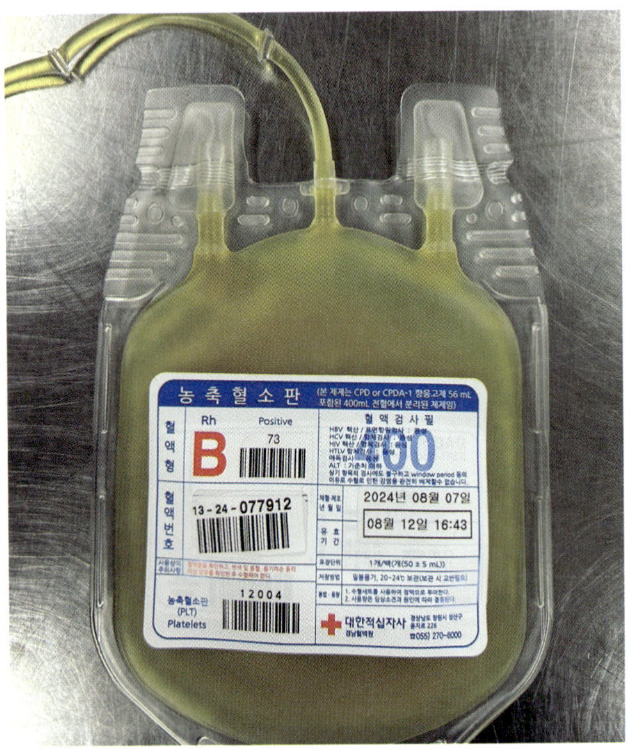

① 4℃
② 10℃
③ −20℃
④ 22℃
⑤ 37℃

정답
④

15 혈소판 농축액의 보관 기간은?

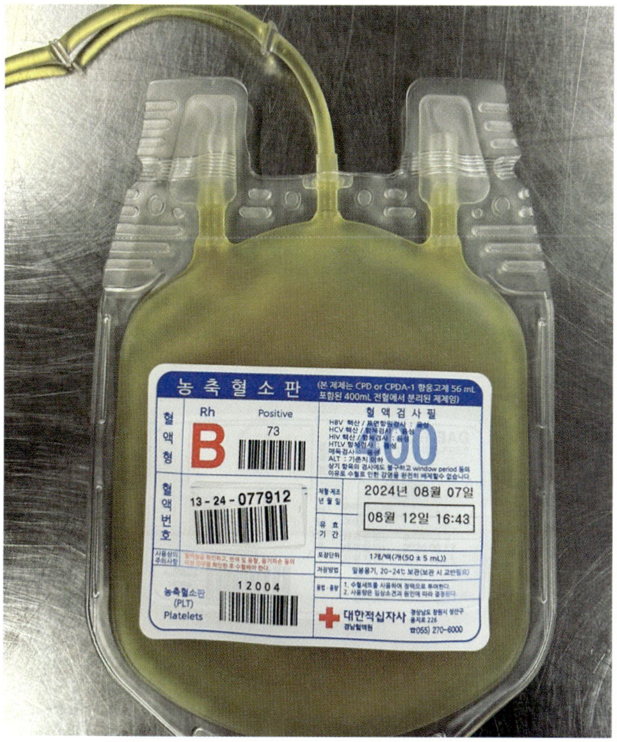

① 12시간
② 24시간
③ 72시간
④ 96시간
⑤ 120시간

정답
⑤

16 아래 사진의 네모 박스는 무엇인가?

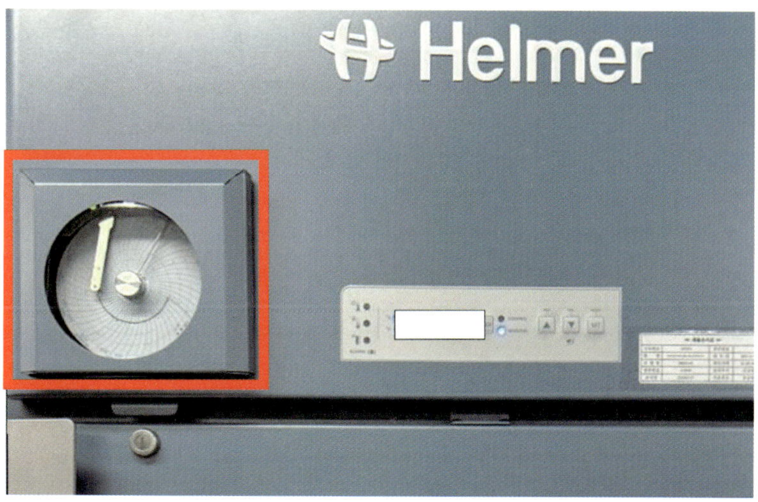

① 풍향기록
② 온도기록
③ 습도기록
④ 전기기록
⑤ 전압기록

정답
②

17 아래 사진의 검사장비로 할 수 있는 검사는?

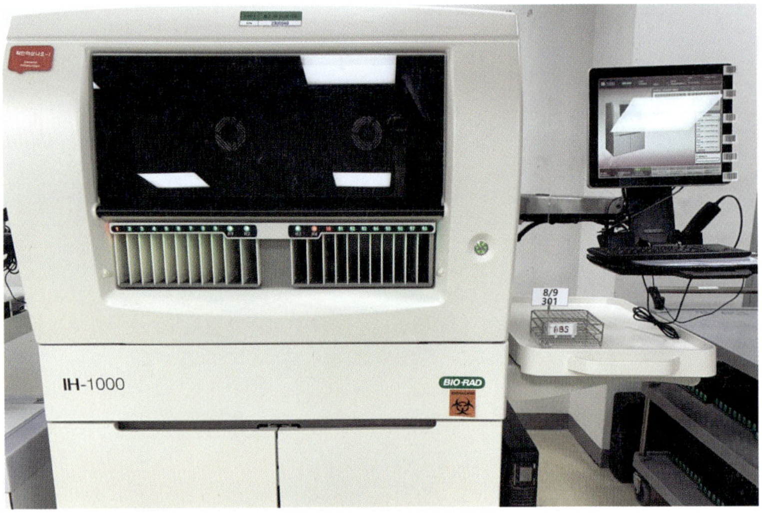

① 혈액형검사
② 효소검사
③ 비예기항체선별검사
④ 바이러스검사
⑤ 교차적합검사

정답
③

18 아래 사진의 원주응집법 겔카드(gel card)의 혈액형 판독 결과는?

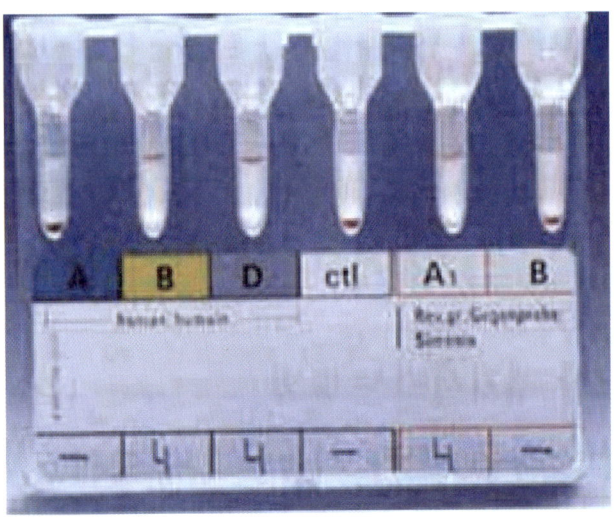

① A형 Rh(+)
② A형 Rh(−)
③ B형 Rh(+)
④ B Rh(−)
⑤ AB Rh(+)

정답
③

19 아래 사진은 원주응집법을 이용한 Rh 표현형 결과이다. 표현형은?

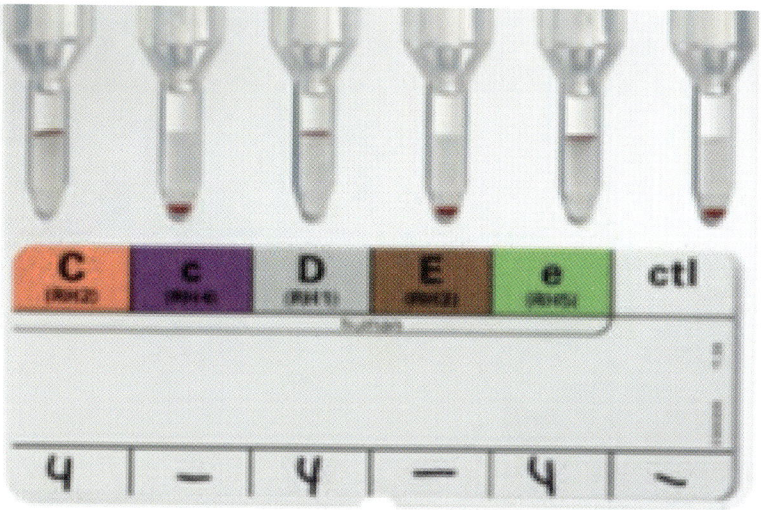

① CDE
② CDe
③ cDE
④ CdE
⑤ cde

정답
②

20 혈액은행 원심분리기(sero fuge)의 조건은?

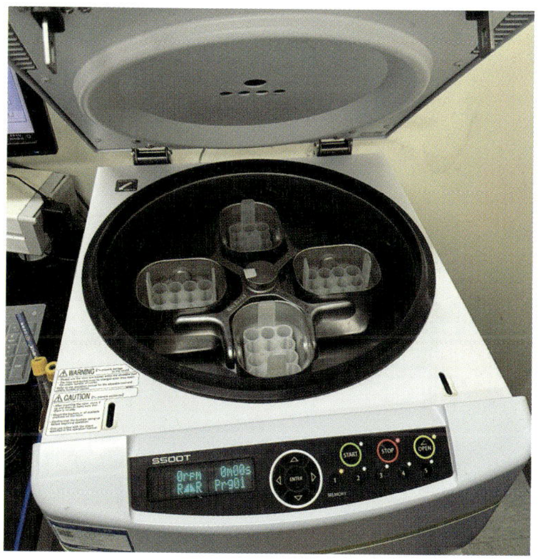

① 3,000rpm 15sec
② 3,000rpm 15min
③ 3,400rpm 15sec
④ 3,400rpm 15min
⑤ 3,400rpm 20min

정답
③

21 아래 사진에 보이는 시약은 어떤 검사에 사용하는가?

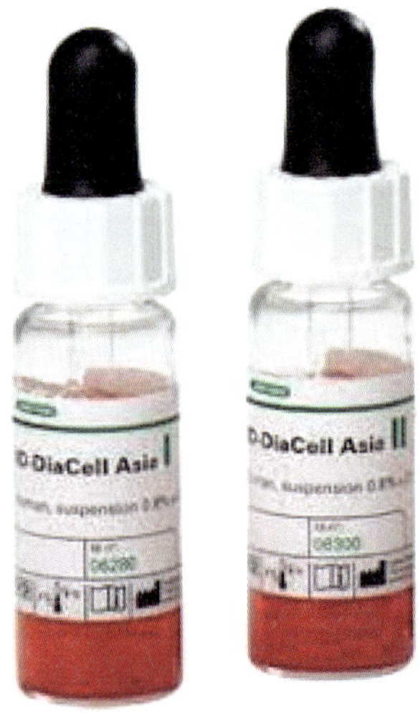

① 혈액형검사
② 효소검사
③ 비예기항체선별검사
④ 비예기항체동정검사
⑤ 교차적합검사

정답
③

22 혈액은행 전용냉장고에서 관분절 보관 기간은?

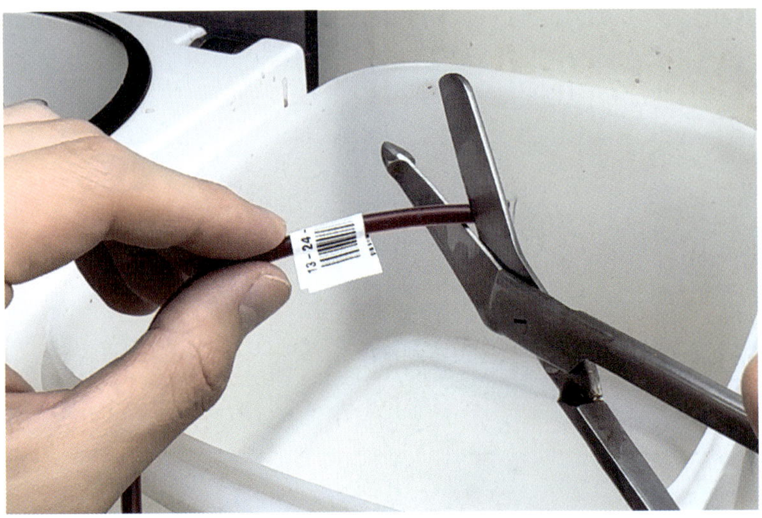

① 1일
② 3일
③ 5일
④ 7일
⑤ 10일

정답
④

23 아래 사진에 보이는 장비의 용도는?

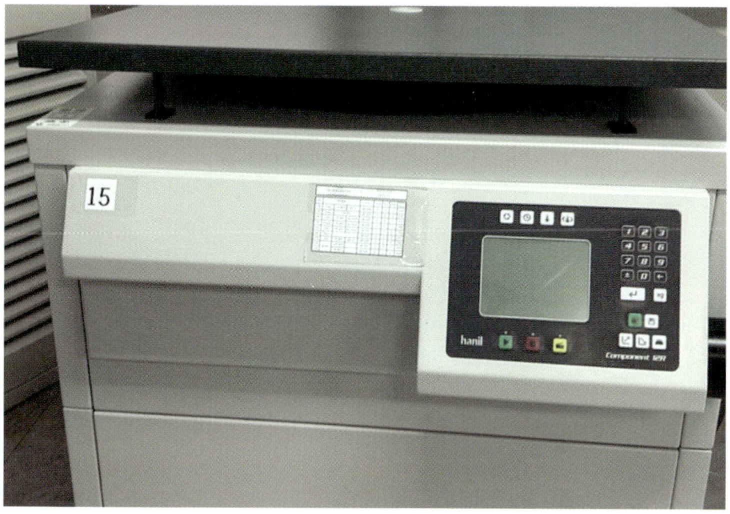

① 헌혈혈액 원심분리
② 방사선 조사기
③ 항온수조
④ 혈장교환기
⑤ 성분채혈기

정답
①

24 아래 사진에서 보이는 검체(EDTA)는 어느 검사에 사용하기 위한 것인가?

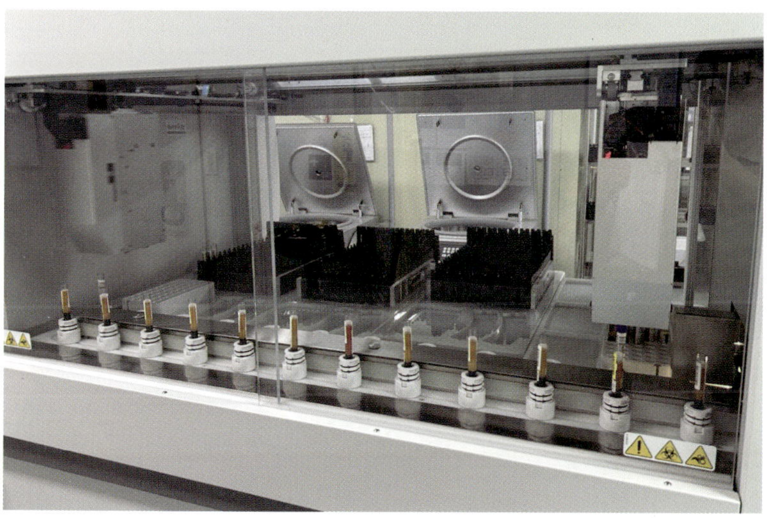

① ABO-Rh
② NAT
③ ALT
④ Type&Screening
⑤ 비예기항체선별검사

정답
②

25 혈액형 검사를 위한 검체 분리 시 원심분리기의 조건은?

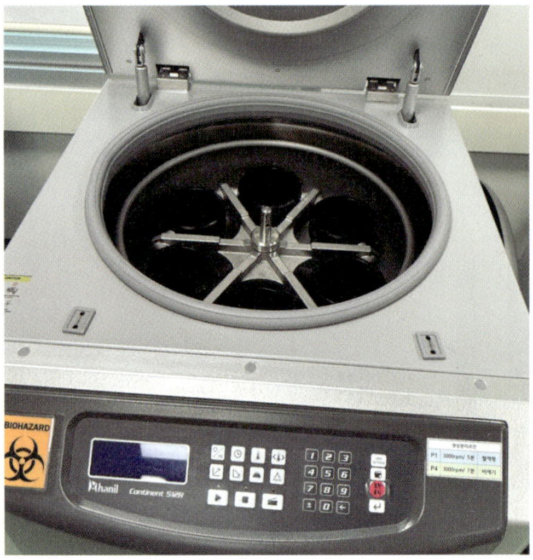

① 2,500rpm 15초
② 2,500rpm 5분
③ 3,000rpm 15초
④ 3,000rpm 5분
⑤ 3,000rpm 15분

정답
④

26 아래 사진은 고농도알부민으로 어느 검사에 사용하는가?

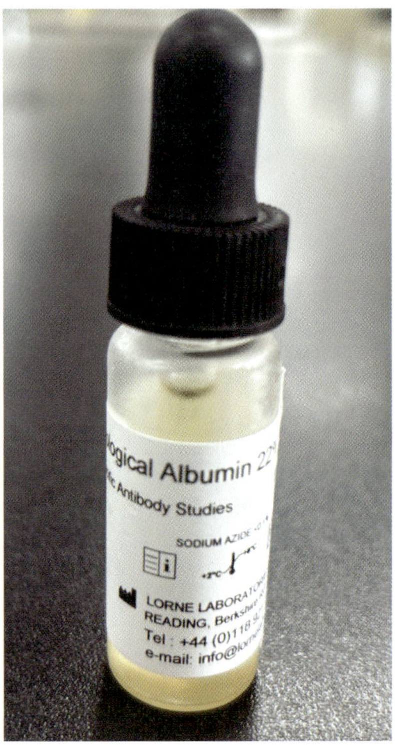

① 혈액형검사
② 효소검사
③ 타액검사
④ 비예기항체동정검사
⑤ 교차적합검사

정답
⑤

27 아래 사진의 시약은 어떤 검사 시 사용하는가?

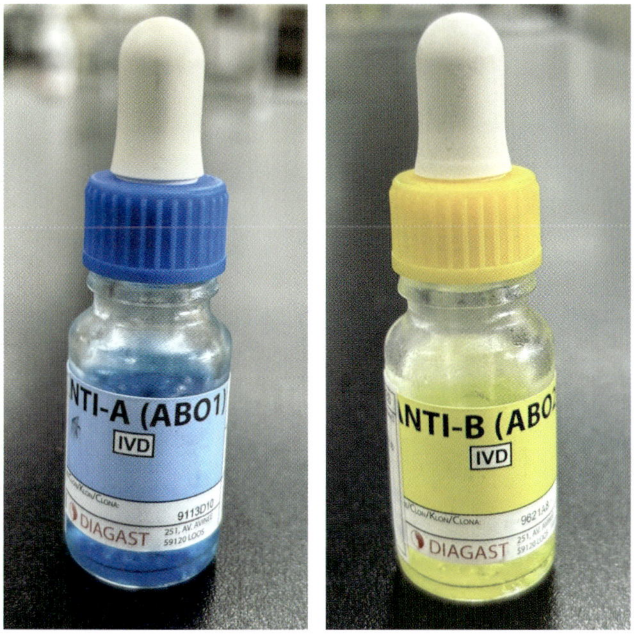

① 혈액형검사
② 효소검사
③ 타액검사
④ 비예기항체동정검사
⑤ 비예기항체선별검사

정답
①

28 아래 사진의 혈액은행 장비의 용도는?

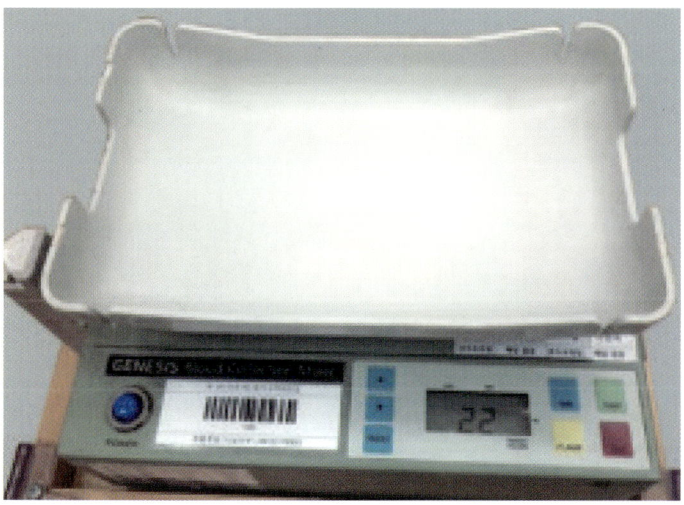

① 혈액비중
② 혈액검사
③ 헌혈무게측정
④ 헌혈온도측정
⑤ 혈액세척

정답
③

29 아래 시약은 어떤 검사 시 사용하는가?

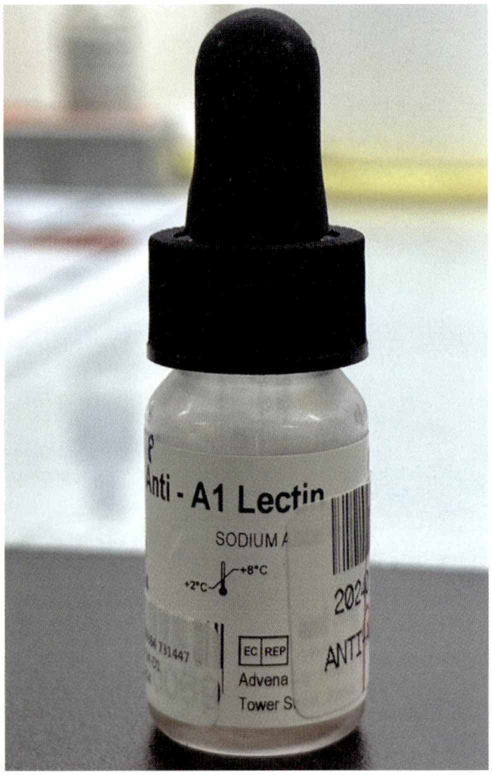

① 효소검사
② 바이러스검사
③ 비예기항체선별검사
④ 교차적합검사
⑤ 혈액형 아형검사

정답
⑤

30 아래 사진의 혈액은행 장비의 용도는?

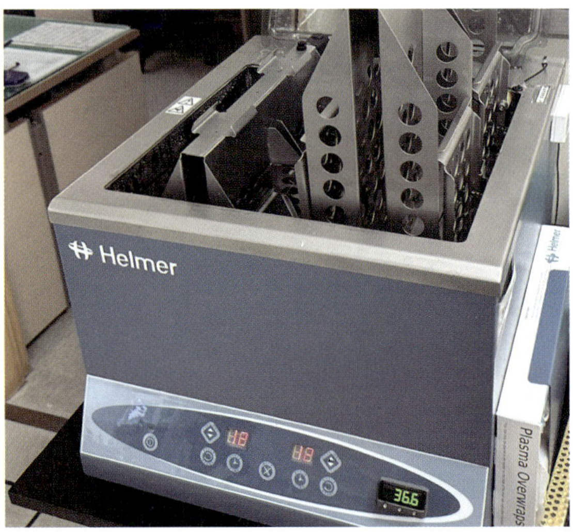

① FFP 해동
② FFP 제조
③ washing RBC 해동
④ washing RBC 제조
⑤ RBC 해동

정답
①

31 아래 사진의 혈액은행 장비의 용도는?

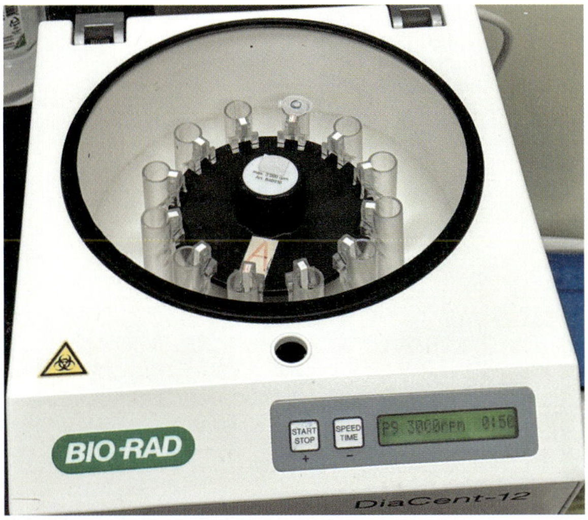

① 혈구세척
② 혈구부유액제조
③ 혈구가온
④ 혈청희석
⑤ 혈청해동

정답
①

32 아래 사진의 검사장비로 할 수 있는 검사는?

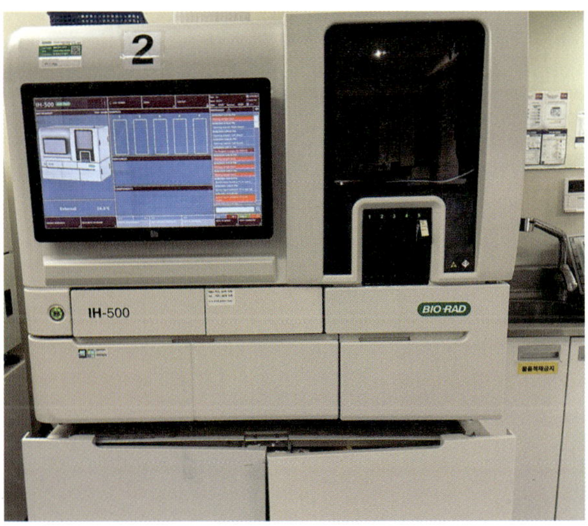

① 혈액형검사
② 효소검사
③ 비예기항체선별검사
④ 바이러스검사
⑤ 교차적합검사

정답
①

33 아래 사진의 검사장비는 어떤 성분을 제거하기 위해 사용하는가?

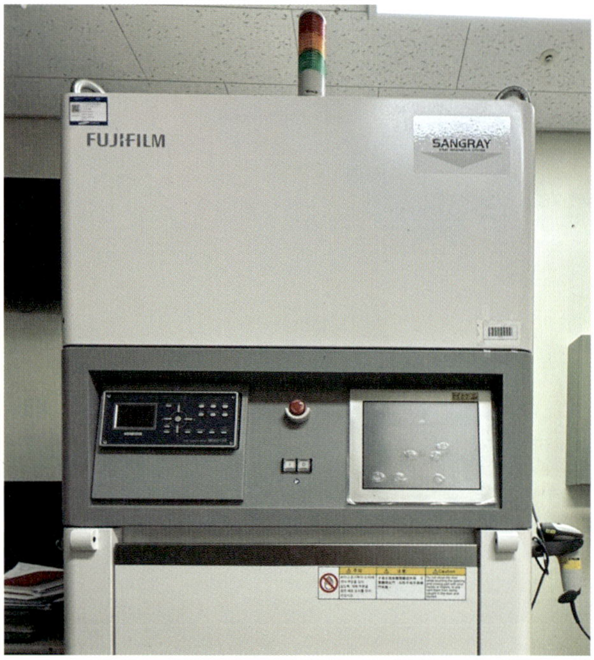

① 적혈구 ② 혈소판 ③ 백혈구 ④ 혈장 ⑤ 바이러스

정답 ③

34 아래 사진에서 보이는 혈액은행 장비의 용도는?

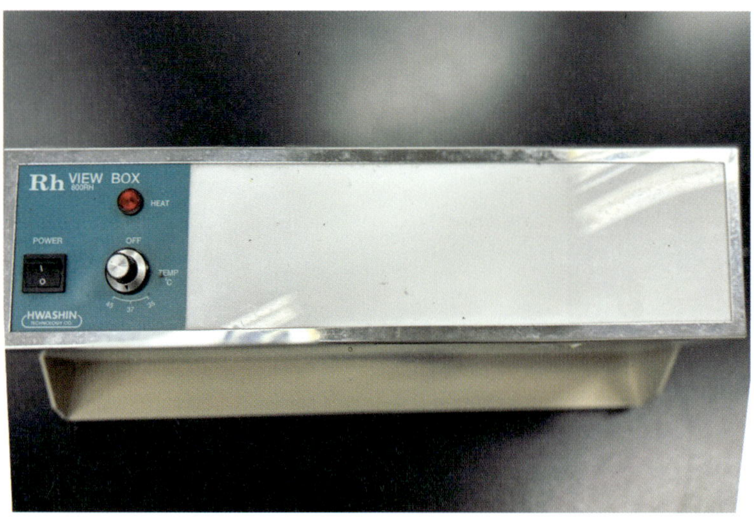

① 혈액형판독
② 혈액형검사
③ 효소검사
④ 타액검사
⑤ 비예기항체선별검사

정답 ①

35 아래 사진에서 보이는 시약의 최소 역가는?

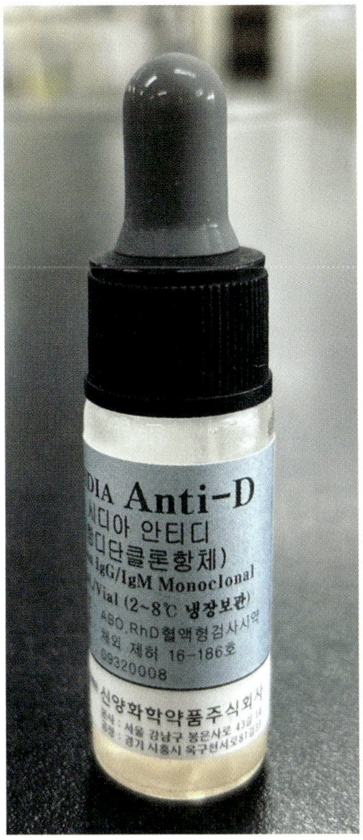

① 16배
② 32배
③ 64배
④ 128배
⑤ 256배

정답
②

36 아래 사진의 혈액형 검사 결과는?

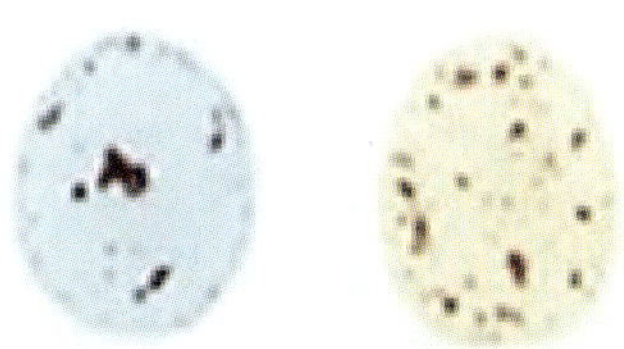

슬라이드법

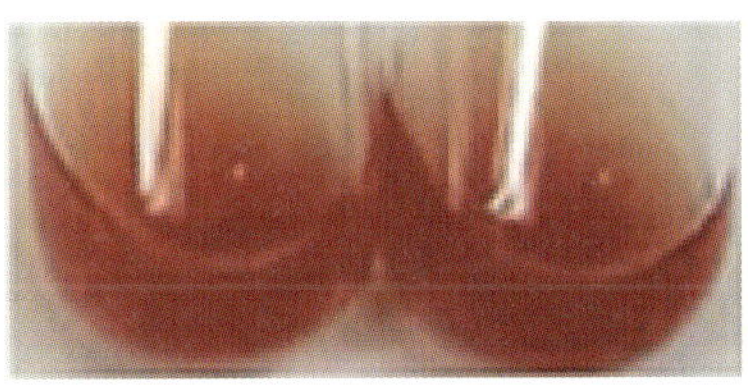

튜브법

① A
② B
③ O
④ AB
⑤ H

정답
④

37 아래 사진에서 보이는 혈액은행 장비의 온도는?

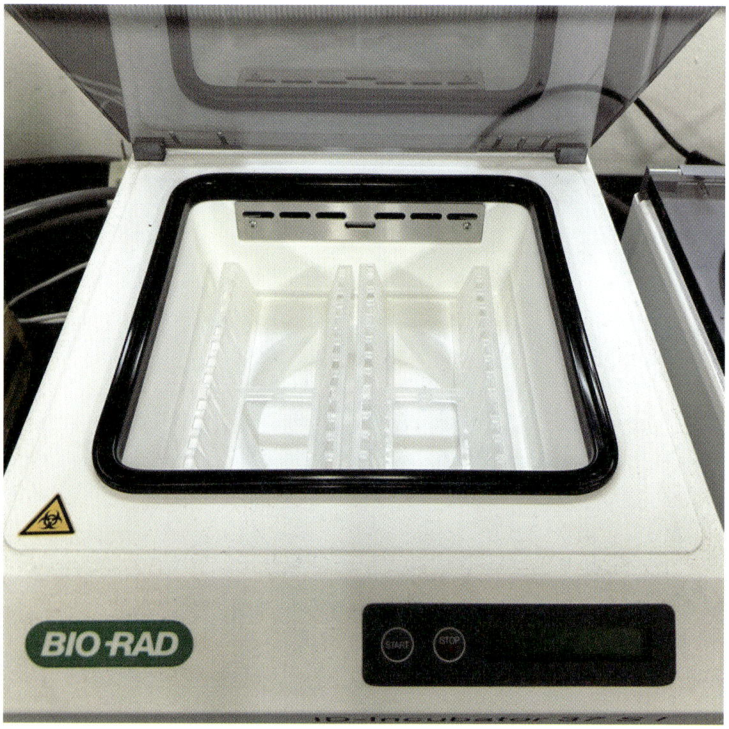

① −4℃
② 4℃
③ 22℃
④ 37℃
⑤ 56℃

정답
④

38 아래 사진에서 적혈구 사이의 반응증강을 높이기 위해 사용하는 것은?

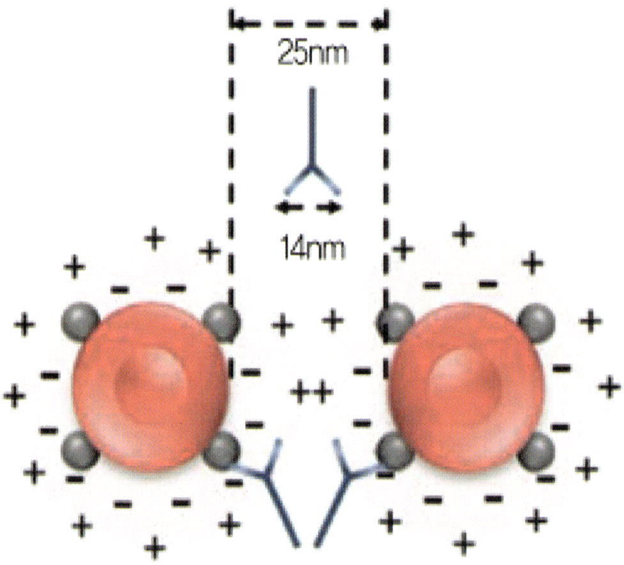

① 증류수 ② 알부민 ③ 생리식염수 ④ 항혈청시약 ⑤ 혈구부유액

정답
②

39 아래 사진과 같이 연전현상이 발생하였을 때 해결 방법은?

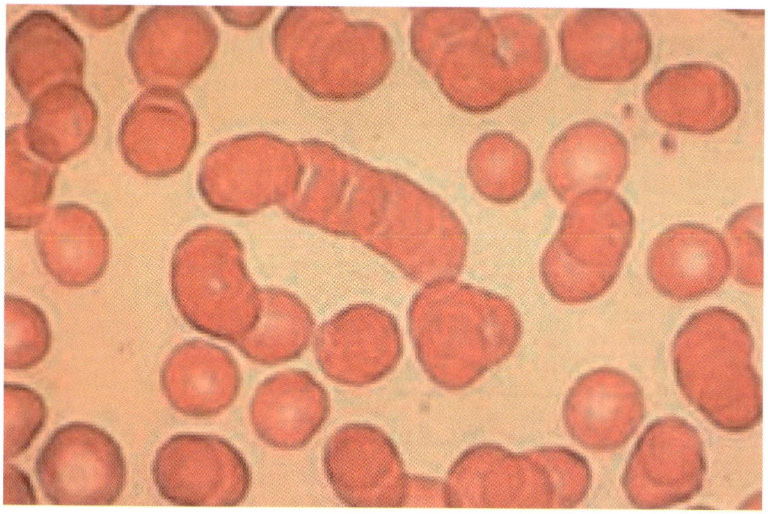

① 증류수
② 알부민
③ 생리식염수
④ 항혈청시약
⑤ 혈구부유액

정답
③

40 아래 사진 장비의 용도는?

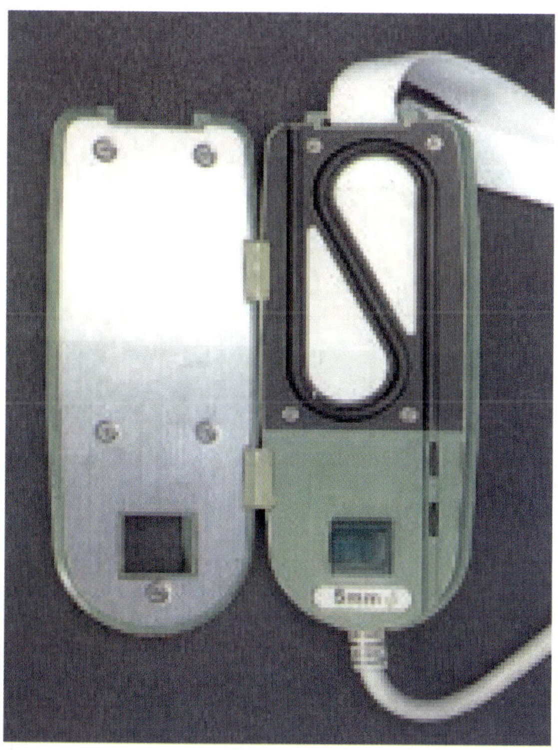

① 가온
② 해동
③ 세척
④ 희석
⑤ 방사선조사

정답
①

41 아래 사진의 혈액형 검사 결과의 판독은?

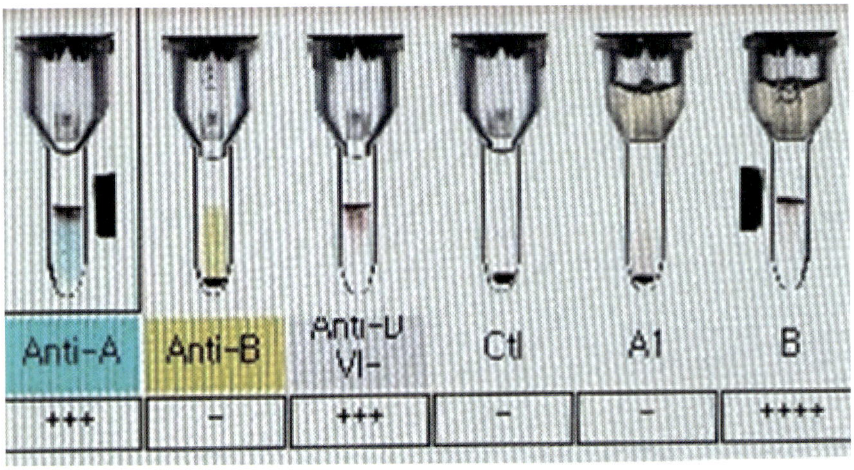

① A^+
② B^+
③ O^+
④ AB^+
⑤ A^-

정답
①

42 아래 사진의 혈액형 판독은?

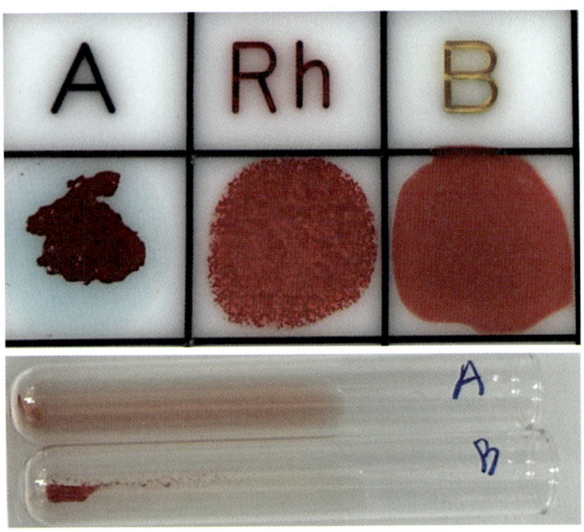

① A Rh^+
② B Rh^+
③ O Rh^+
④ AB Rh^+
⑤ A Rh^-

정답
①

43 헌혈 후 농축적혈구의 안전성을 확인하기 위한 검사종목이 아닌 것은?

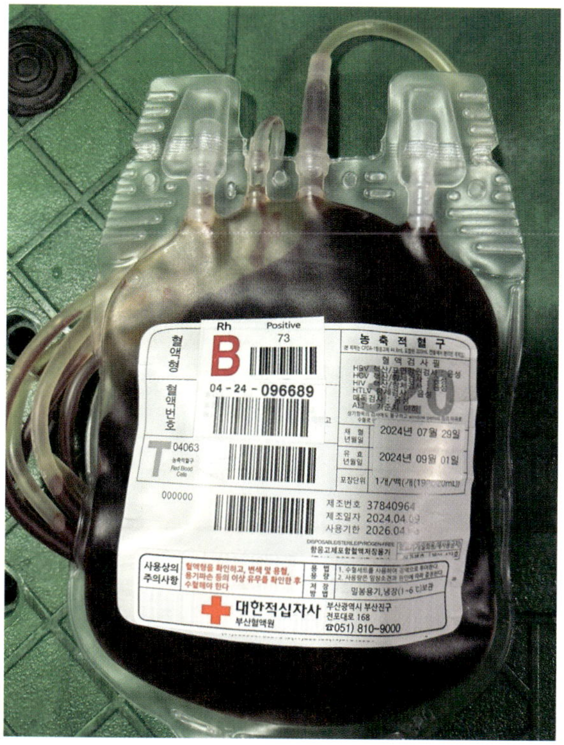

① ALT
② HBsAg
③ Anti-HCV
④ Anti-HiV
⑤ HLA typing

정답
⑤

44 삼중백으로 헌혈 후 원심분리 하기 전 전혈의 보관 온도는?

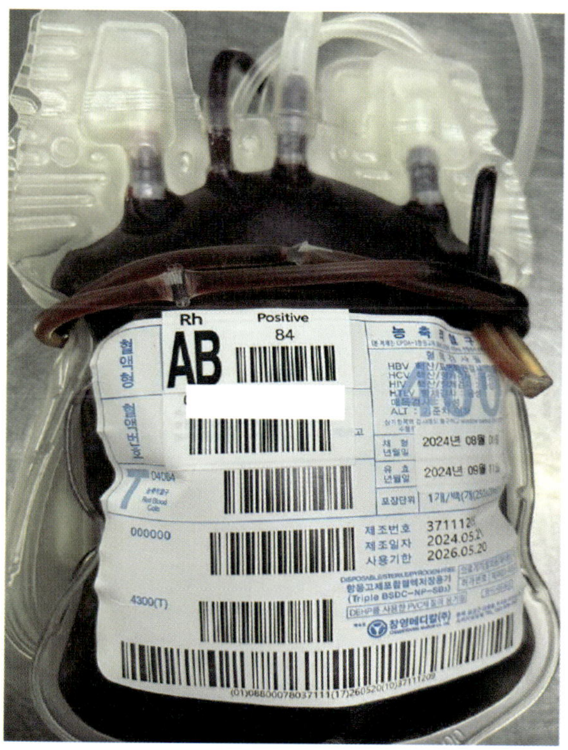

① −4℃
② 4℃
③ 22℃
④ 37℃
⑤ 56℃

정답
③

45 신선동결혈장의 보관온도는?

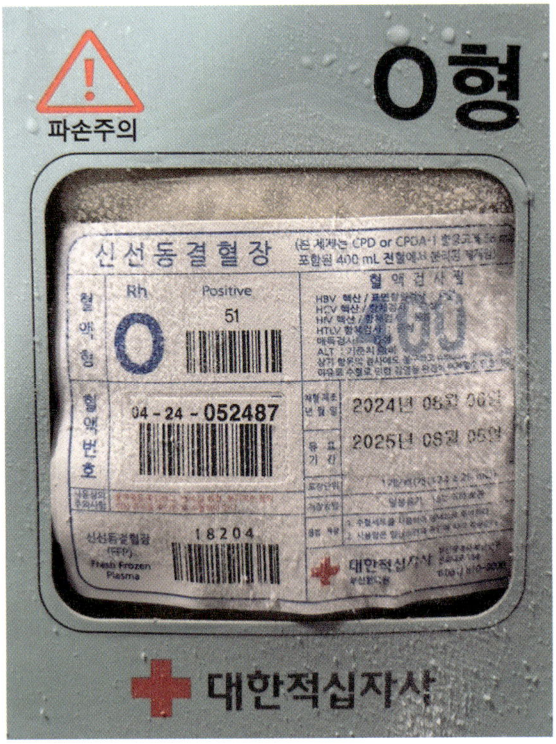

① −18℃이하
② −4℃이하
③ −4℃이상
④ 22℃이하
⑤ 37℃

정답
①

46 신선동결혈장의 보존 기간은?

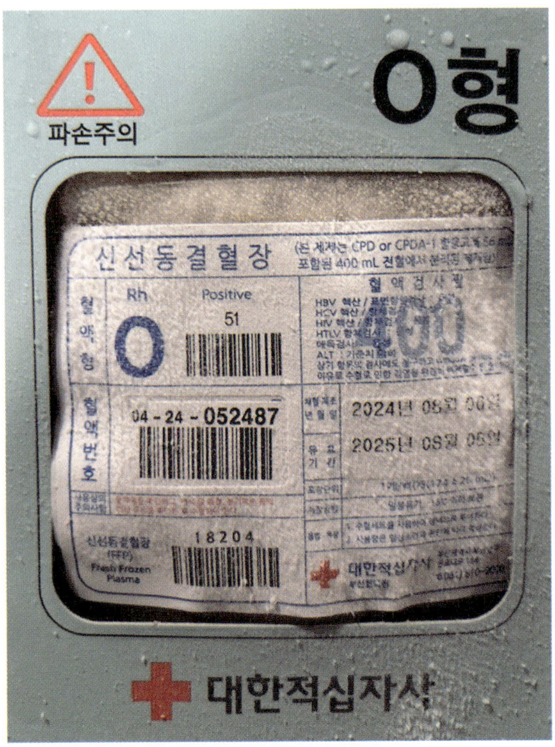

① 3개월
② 6개월
③ 9개월
④ 1년
⑤ 2년

정답
④

47 백혈구여과제거 성분혈소판의 보관온도는?

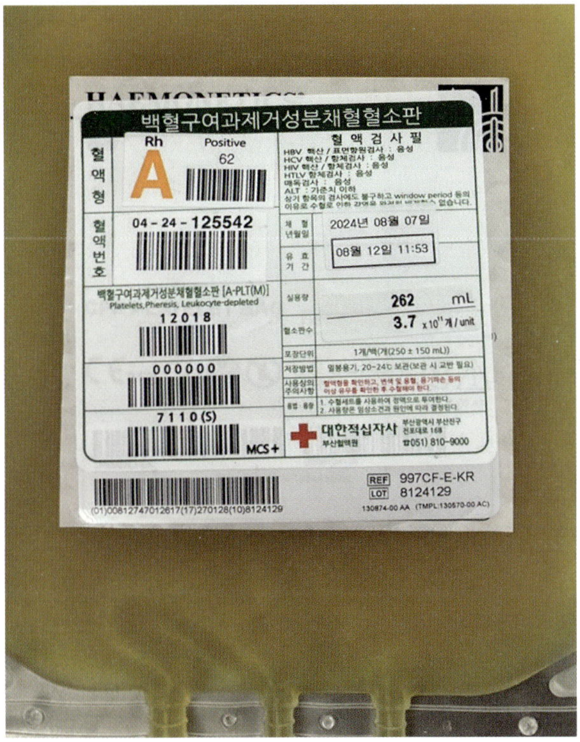

① −40℃
② −18℃
③ −4℃
④ 22℃
⑤ 37℃

정답
④

48 아래 사진의 네모 박스 기록지의 교체 주기는?

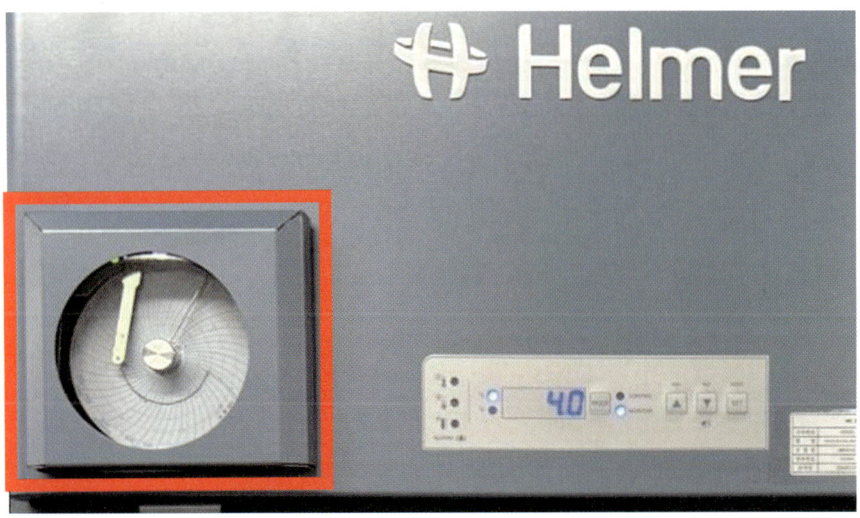

① 1일
② 3일
③ 5일
④ 7일
⑤ 10일

정답
④

49 전혈 헌혈 시 1년에 몇 회 까지 가능한가?

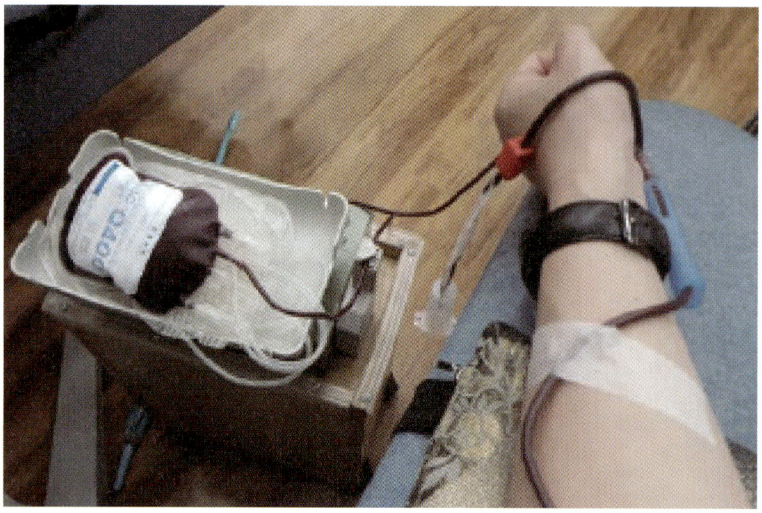

① 1회
② 3회
③ 5회
④ 7회
⑤ 10회

정답

③

50 아래 사진의 기기로 동결침전제제를 해동 할 때 온도는?

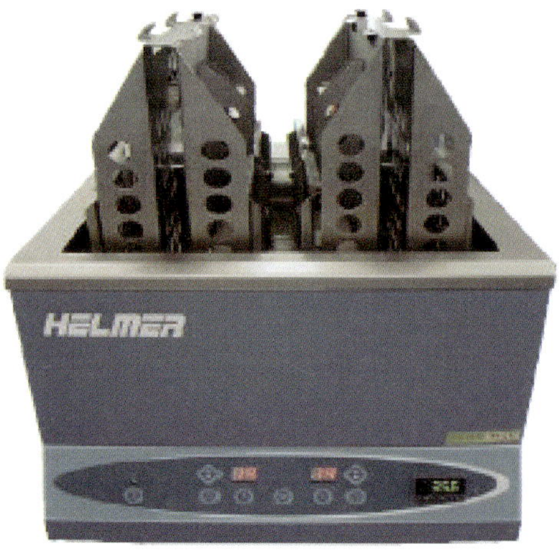

① −40℃
② −18℃
③ −4℃
④ 22℃
⑤ 37℃

정답

⑤

51 아래 사진은 소아의 백혈구제거적혈구를 만들 때 사용하는데 장비 명은?

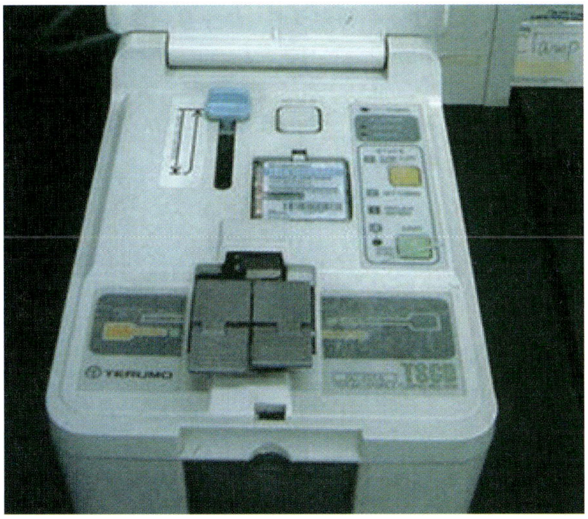

① 온도기록장치
② 혈구세척장비
③ 무균연결장치
④ 혈구부유장치
⑤ 혈액가온장치

정답

③

52 아래 사진은 사중채혈백으로 다른 헌혈백과의 차이점은?

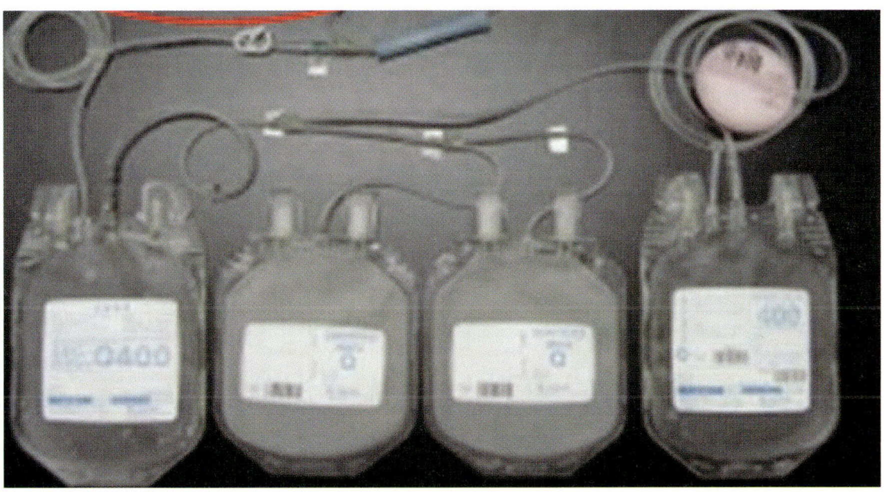

① 전혈
② 동결침전제제
③ 농축혈소판
④ 농축적혈구
⑤ 신선동결혈장

정답

②

53 아래 사진의 혈액은행 장비의 용도는?

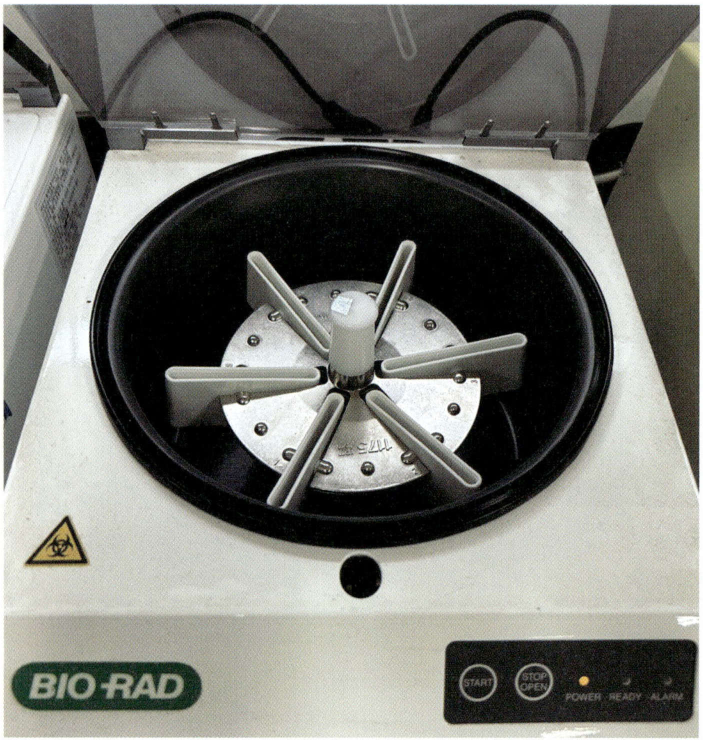

① 혈구세척
② 원심분리
③ 효소검사
④ 타액검사
⑤ 교차적합검사

정답 ②

54 아래 사진의 시약으로 검사할 수 있는 것은?

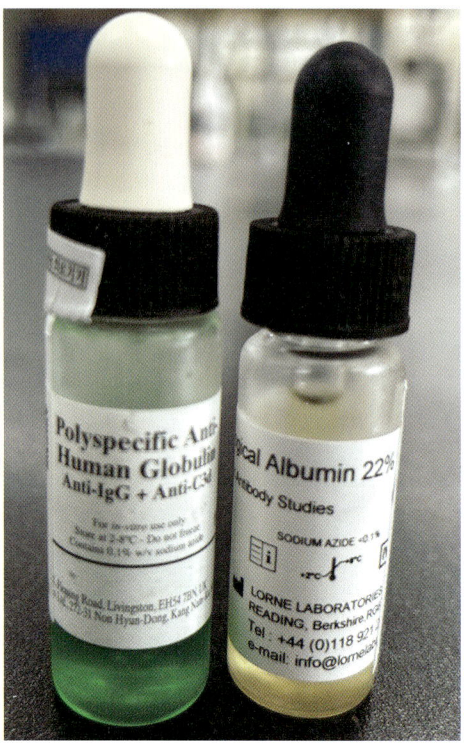

① ABO-Rh검사
② 타액검사
③ 효소검사
④ 교차적합검사
⑤ ABO 아형검사

정답 ④

55 원주응집법의 gel에 포함되어 있는 것은?

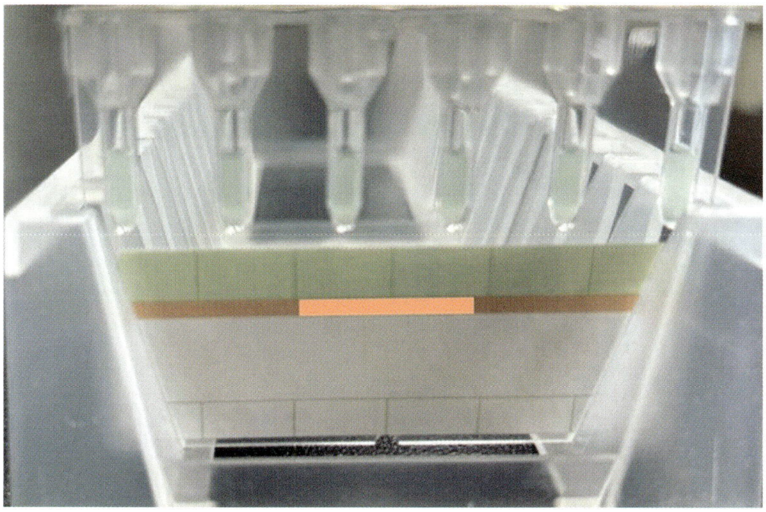

① IgG+C3d
② IgM+C3d
③ IgG+AHG
④ IgM+AHG
⑤ IgG+HLA

정답
①

56 Anti-A1 lectin은 어떤 식물에서 추출하는가?

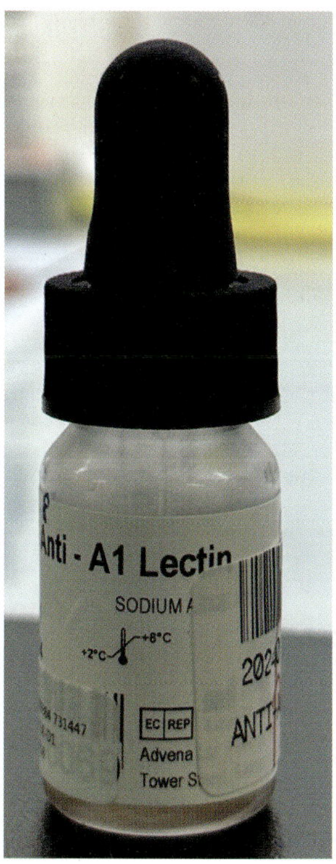

① *Abrus preactorius*
② *Vicia praminae*
③ *Dolichos biflorus*
④ *Iberis amara*
⑤ *Ulex europaeus*

정답
③

57 Anti-H lectin은 어떤 식물에서 추출하는가?

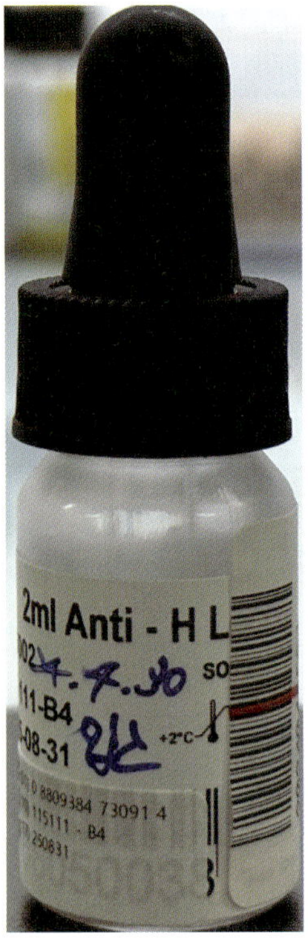

① *Abrus preactorius*
② *Vicia praminae*
③ *Dolichos biflorus*
④ *Iberis amara*
⑤ *Ulex europaeus*

정답
⑤

58 아래 사진에서 보이는 응집 강도는?

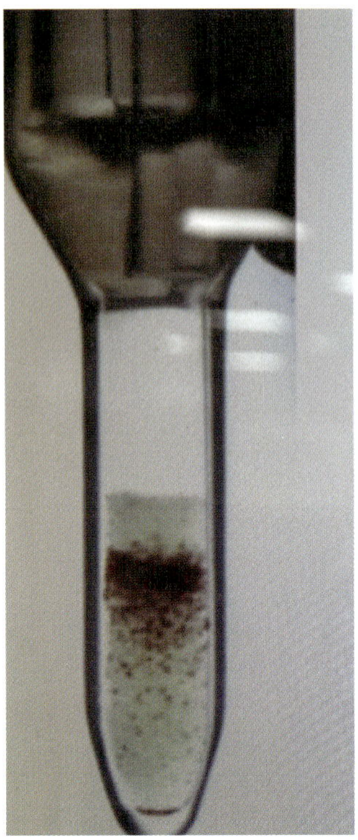

① −
② +
③ ++
④ +++
⑤ ++++

정답
③

59 아래 사진에서 보이는 응집 강도는?

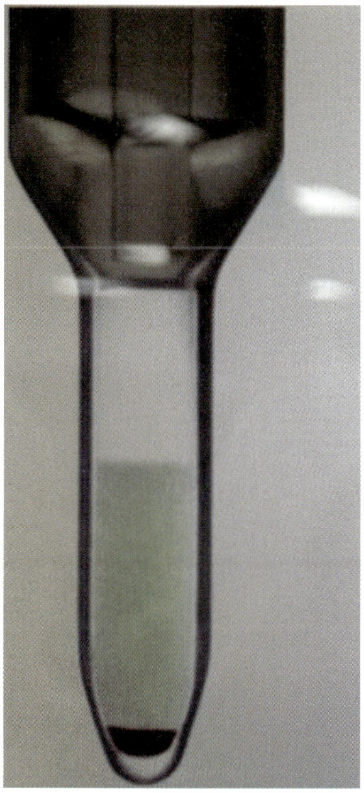

① −
② +
③ ++
④ +++
⑤ ++++

정답
①

60 아래 사진의 알부민 농도로 옳은 것은?

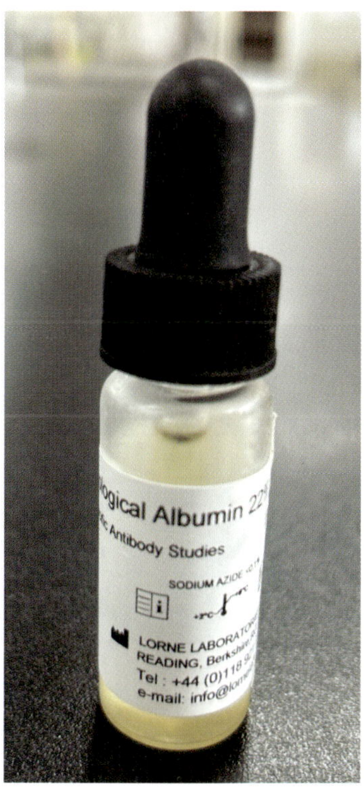

① 3%
② 5%
③ 10%
④ 15%
⑤ 22%

정답
⑤

61 아래 사진의 장비 용도는?

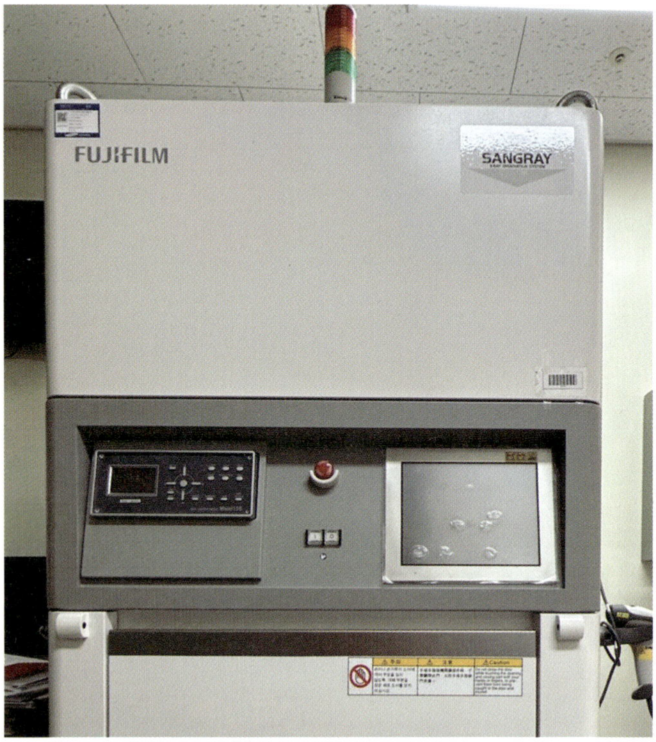

① Dilution
② Washing
③ Irradiation
④ Detection
⑤ Centrifuge

정답
③

62 아래 사진으로 가능한 검사는?

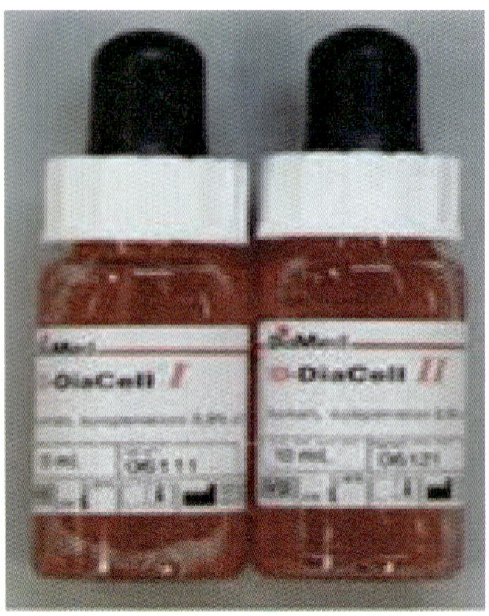

① 혈액형검사
② 효소검사
③ 항체선별검사
④ 항체동정검사
⑤ 교차적합검사

정답
③

63 아래 사진으로 가능한 검사는?

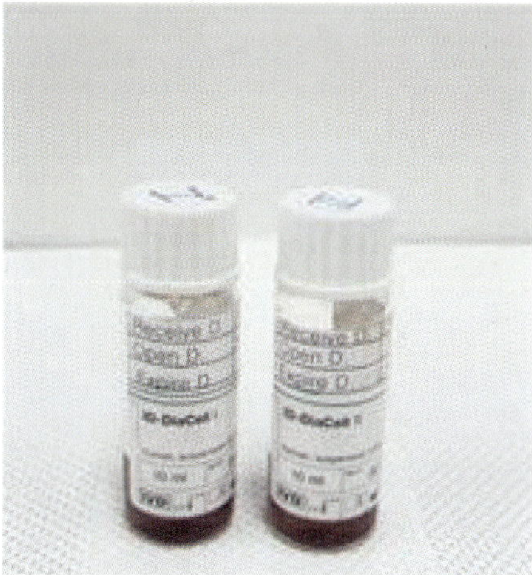

① 혈액형검사
② 효소검사
③ 비예기항체선별검사
④ 비예기항체동정검사
⑤ 교차적합검사

정답
③

64 아래 사진으로 가능한 검사는?

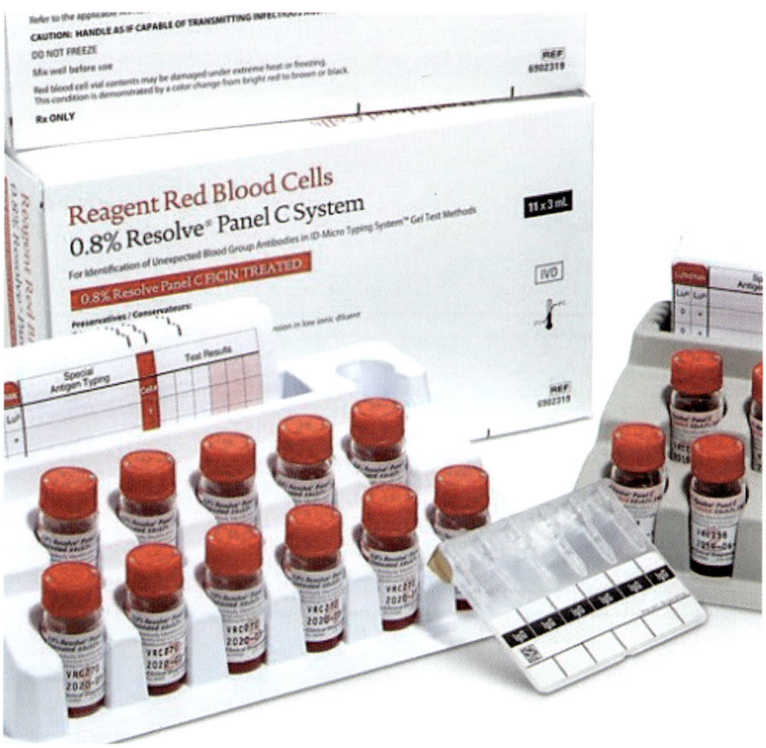

① 혈액형검사
② 효소검사
③ 비예기항체선별검사
④ 비예기항체동정검사
⑤ 교차적합검사

정답
④

65 직접항글로불린(DAT) 검사가 필요한 경우는?

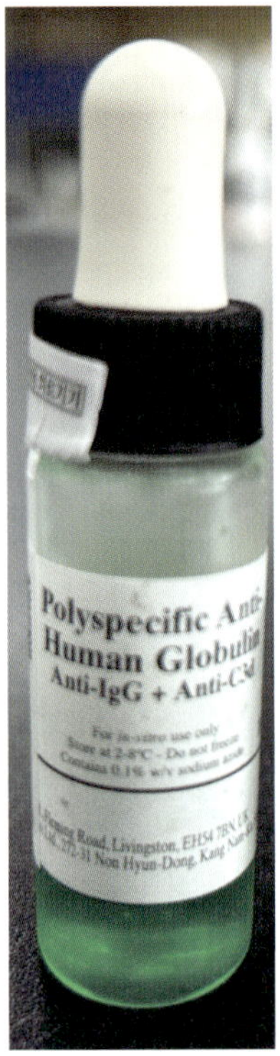

① 혈액형검사 결과가 다른 경우
② 효소검사 결과가 다른 경우
③ 교차적합검사가 다른 경우
④ 항체동정검사가 다른 경우
⑤ 부적합 수혈로 인한 수혈부작용 의심의 경우

정답 ⑤

66 아래 사진의 장비로 얻을 수 있는 혈액제제는?

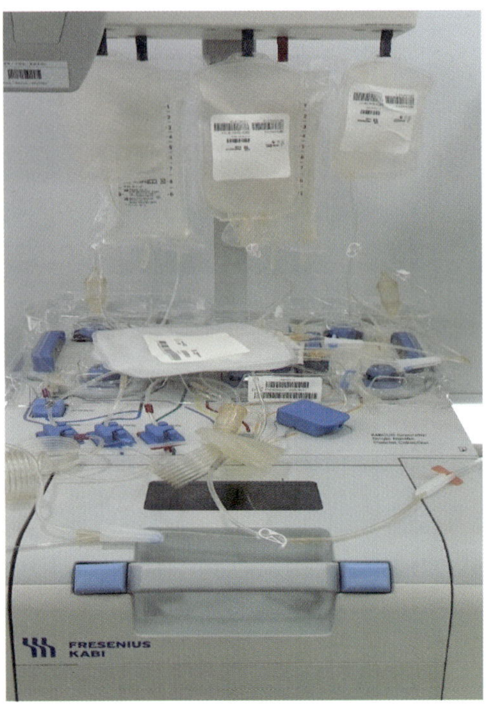

① 전혈
② 동결침전제제
③ 농축혈소판
④ 농축적혈구
⑤ 백혈구제거혈소판

정답 ⑤

67 아래 사진의 장비는 무엇을 할 때 사용하는가?

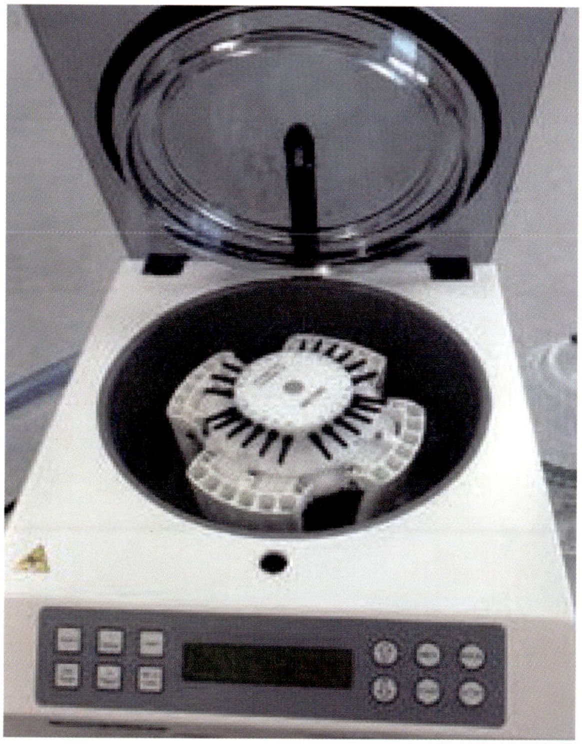

① 혈구세척
② 혈구부유액제조
③ 혈구가온
④ 혈청희석
⑤ 혈청해동

정답
①

68 아래 사진은 삼중채혈백으로 헌혈 후 어떤 제제를 분리하는가?

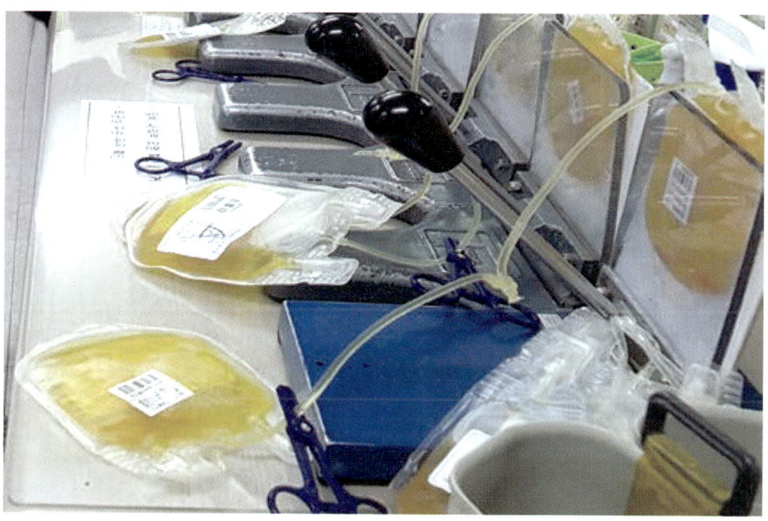

① 전혈
② 동결침전제제
③ 농축혈소판
④ 농축적혈구
⑤ 백혈구제거혈소판

정답
③

69 아래 사진은 Rh 혈액형 D항원 음성인 산모가 Rh 혈액형 D항원 양성인 태아를 임신한 상태이며 산모는 과거 수혈을 통해 혈액에 anti-D 항체가 할 때 발생하는 질환은?

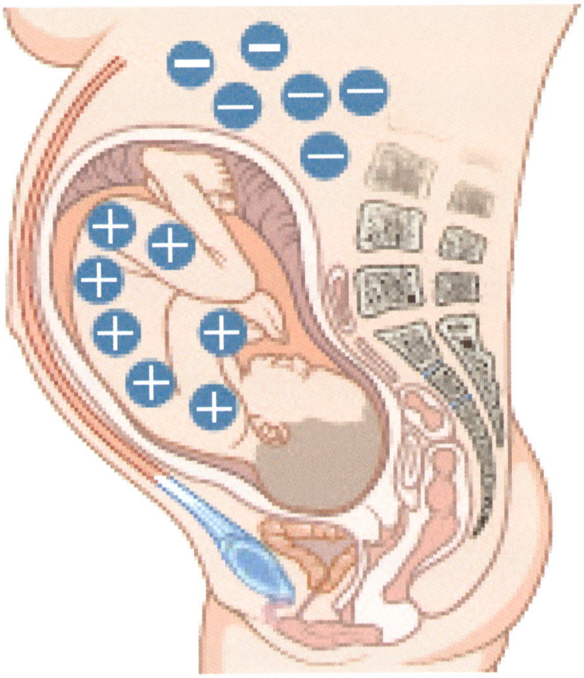

① 비용혈성질환
② 태아신생아용혈질환
③ 약제유발용혈질환
④ 비면역용혈질환
⑤ 발열성용혈질환

정답
②

70. 아래 사진의 비예기항체동정검사 결과로 확인 가능한 것은?

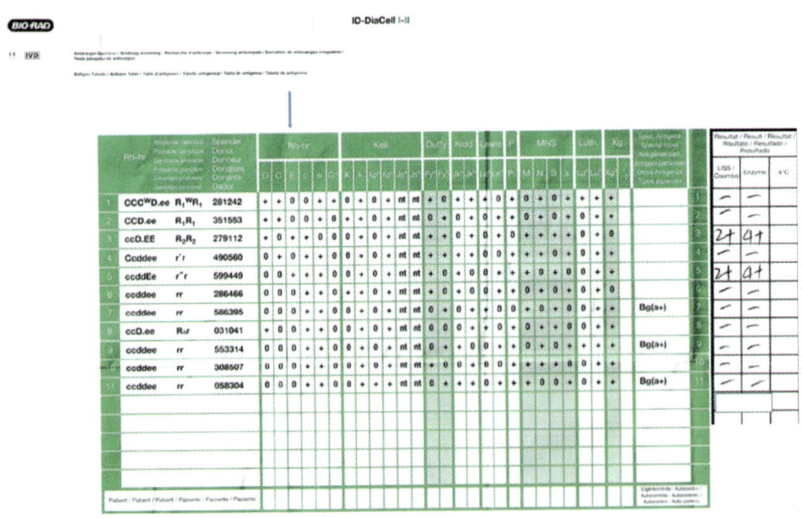

BIO-RAD

ID-DiaCell I-II

#	Rh-hr		Donor	D	C	E	c	e	C^w	K	k	Kp^a	Kp^b	Js^a	Js^b	Fy^a	Fy^b	Jk^a	Jk^b	Le^a	Le^b	P_1	M	N	S	s	Lu^a	Lu^b	Xg^a	Spec. Antigens	#	LISS / Coombs	Enzyme	4°C
1	$CCC^WD.ee$	$R_1{}^WR_1$	281242	+	+	0	0	+	+	0	+	0	+	nt	nt	+	0	+	+	+	0	+	0	+	0	+	+	+	+		1	–	–	
2	CCD.ee	R_1R_1	351553	+	+	0	0	+	0	+	+	0	+	nt	nt	0	+	0	+	0	+	+	0	+	0	+	0	+	+		2	–	–	
3	ccD.EE	R_2R_2	279112	+	0	+	+	0	0	0	+	0	+	nt	nt	+	+	0	+	0	+	0	+	+	+	+	0	+	0		3	2+	4+	
4	Ccddee	r'r	490560	0	+	0	+	+	0	0	+	0	+	nt	nt	+	+	+	+	0	0	+	+	+	0	+	0	+	+		4	–	–	
5	ccddEe	r''r	599449	0	0	+	+	+	0	0	+	0	+	nt	nt	+	0	+	0	0	+	+	+	0	+	0	0	+	+		5	2+	4+	
6	ccddee	rr	286466	0	0	0	+	+	0	+	+	0	+	nt	nt	+	0	+	0	0	+	+	0	+	0	+	0	+	0		6	–	–	
7	ccddee	rr	586395	0	0	0	+	+	0	0	+	0	+	nt	nt	0	+	0	+	+	0	0	+	0	+	0	0	+	+	Bg(a+)	7	–	–	
8	ccD.ee	R_0r	031041	+	0	0	+	+	0	0	+	0	+	nt	nt	0	0	0	+	+	0	+	0	+	+	0	0	+	+		8	–	–	
9	ccddee	rr	553314	0	0	0	+	+	0	0	+	0	+	nt	nt	0	+	+	0	0	+	+	0	+	0	+	+	+	+	Bg(a+)	9	–	–	
10	ccddee	rr	308507	0	0	0	+	+	0	0	+	0	+	nt	nt	+	0	0	+	0	0	+	+	+	+	0	0	+	+		10	–	–	
11	ccddee	rr	058304	0	0	0	+	+	0	0	+	+	+	nt	nt	0	+	+	+	0	+	+	+	0	0	+	0	+	+	Bg(a+)	11	–	–	

① D
② e
③ Fy_b
④ E
⑤ K

정답
④

저자소개

김동혁	마산대학교	서충원	동의과학대학교
김정현	경복대학교	송창섭	송호대학교
박미숙	김해대학교	이미란	중원대학교
박미영	수원과학대학교	이민정	서영대학교
박인원	경동대학교	조장은	대구보건대학교

저자와의
협의로
인지생략

혈액학 및 수혈 검사학

발 행 일 2025년 1월 3일 1쇄 인쇄
2025년 1월 15일 1쇄 발행

저 자 김동혁 • 김정현 • 박미숙 • 박미영 • 박인원
서충원 • 송창섭 • 이미란 • 이민정 • 조장은

발 행 인 김재민

발 행 처 정문각 JMK
서울특별시 마포구 백범로 104, 봉화빌딩 4층

출판등록 2011년 1월 19일 제2011–000035호

전 화 02)713–0421~3

팩 스 02)704–6265

전자우편 jmk@jmkp.co.kr

홈페이지 www.jmkp.co.kr

정 가 **39,000원**

ISBN 979-11-6260-408-3 93510